高职高专护理专业工学结合规划教材
国家高职高专示范专业建设成果

U0689284

社区护理

主　编　泮昱钦

主　审　冯正仪　陈国伶

副主编　冯小君

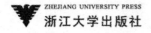

ZHEJIANG UNIVERSITY PRESS
浙江大学出版社

图书在版编目(CIP)数据

社区护理/泮昱钦主编. —杭州：浙江大学出版社，
2011.2(2022.1重印)
ISBN 978-7-308-08382-9

Ⅰ. ①社… Ⅱ. ①泮… Ⅲ. ①社区－护理学－高等学
校：技术学校－教材 Ⅳ. ①R473.2

中国版本图书馆 CIP 数据核字(2011)第 013605 号

社区护理

泮昱钦 主编

丛书策划	孙秀丽
责任编辑	孙秀丽 徐 霞
文字编辑	胡 畔
封面设计	联合视务
出版发行	浙江大学出版社
	（杭州市天目山路 148 号 邮政编码 310007）
	（网址：http://www.zjupress.com）
排 版	杭州大漠照排印刷有限公司
印 刷	杭州杭新印务有限公司
开 本	787mm×1092mm 1/16
印 张	16.25
字 数	386 千
版 印 次	2011 年 2 月第 1 版 2022 年 1 月第 5 次印刷
书 号	ISBN 978-7-308-08382-9
定 价	42.00 元

内容简介

　　本书全面体现"工学结合 学做一体"的高职高专办学理念,编写团队吸收了社区护理一线实践人员参与;项目设计和编排按照工作过程进行;社区日常护理案例的引入让学生体验真实的社区护理工作场景;知识和技能渗透在社区护理案例的演绎过程中,增强了教材的趣味性。另外,本书还特别注重培养学生自主学习能力,每一任务都安排了知识/技能目标、背景知识、工作过程、练习题,某些任务按具体情况增加知识链接、知识拓展、能力训练等,提供了以学生为中心的自主学习平台,增强了教材的实用性。

　　全书共分为 10 个项目 21 个任务,每一任务均以社区护理案例导入,演绎社区护理案例的解决过程。包括:① 社区护理描述,介绍社区护理的发展、相关概念和社区护士岗位的要求。② 健康档案建立,介绍建立和管理个人、家庭、社区健康档案的方法。③ 社区健康教育,介绍社区健康教育的内容、程序和方法。④ 社区护理问题评估,介绍应用护理程序解决社区护理问题。⑤ 家庭护理问题评估,介绍按护理程序通过家庭访视解决家庭护理问题。⑥ 社区慢性病人群健康管理,介绍如何进行高血压、冠心病、糖尿病、癌症、脑卒中等慢性病人群的社区护理管理。⑦ 社区重点人群管理,介绍如何进行社区重点人群,如妇女、儿童青少年、老人的社区护理管理。⑧ 社区急性事件处理,介绍如何处理社区常见急症(心跳骤停、气道异物、高热)、常见急性中毒(食物中毒、急性一氧化碳中毒、有机磷农药中毒)和常见社区意外伤害(溺水、电击伤、烫伤)等急性事件的护理方法。⑨ 社区传染病预防,介绍传染病的社区护理管理。⑩ 社区临终护理,介绍社区临终者及其家庭的护理方法。

前　言

　　《社区护理》为高职高专护理专业工学结合规划教材之一。本课程以基础护理、成人护理、儿童护理、妇婴护理、老年护理为基础，使学生学会社区护理服务的基本知识和技能，养成符合社区护理服务岗位的职业态度，为学生毕业实习做好准备。

　　为全面推进"工学结合，学做一体"的高职办学理念，编写符合高职护理人才认知和职业发展规律的教科书，本书邀请了多位参与一线社区护理实践和社区护理培训的老师共同参编。全书共分为10个项目21个任务（与课程标准一致，本教材中部分项目只选取了与社区护理工学结合密切相关的任务作为教学内容），项目包括社区护理描述、健康档案建立、社区健康教育、社区护理问题评估、家庭护理问题评估、社区慢性病人群健康管理、社区重点人群健康管理、社区急性事件处理、社区传染病预防和社区临终护理。本教材按照工作过程进行内容设计，突出学做一体。通过引入社区日常护理案例，演绎社区护理案例的解决过程，逐渐渗透社区护理相关的知识、技能和态度，使学生真实体验社区护士如何帮助社区解决常见护理问题。每一项目根据涉及的内容分为几个任务，并在起始处设置知识/学习目标，在末尾处设置项目小节；在每一任务中有背景知识、知识链接和拓展知识；在项目小节前安排能力训练，且在项目小结后配有相应的练习题，练习题与护士执业资格考试形式一致。这样既增强了教材的实用性和趣味性，又保证了学生知识和技能的巩固，并在工作过程中逐渐培养护理职业态度。

　　在该教材的使用过程中，教师应更新理念，以实际社区护理问题为基础，合理应用教材中的案例和练习题资源，培养学生解决护理问题的方法和技能。而学生在学习过程中，则应注重书中的知识和技能目标，敢于挑战教材中的能力训练，坚持认真做完练习题，并在学习中善于查找相关信息，发展自主学习和发散思维能力，努力成为符合社区护理服务要求的优秀人才。

　　本教材在编写过程得到金华职业技术学院领导的大力支持，以及冯正仪教授和陈国伶老师的严谨指导，还有来自学校和社区的各位编者的通力合作，在此表示最诚挚的感谢！由于时间仓促，经验有限，书中定有许多不妥之处，希望使用者提出宝贵建议并给予批评指正。

编　者

2011.1

目　　录

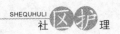

项目一 社区护理描述

任务 1 描述社区护理

 背景知识

一、社区护理概述

(一)社区

1. 社区的概念。社区是构成社会的基本元素,在经济社会发展中的地位日趋重要。早在 1881 年德国学者腾尼斯(F. Tonnies)在《社区与社会》一书中就提出了"社区"的概念,他认为社区是由共同生活在一个区域的一群人组成,这些人关系密切,守望相助,富有人情味;社区是以家庭为基础的共同体,是血缘共同体和地缘共同体的结合。世界卫生组织(WHO)于 1978 年在阿拉木图举行的基层保健医疗国际会议中,将社区定义为"以某种形式之社会组织或团体结合在一起的一群人"。并提出一个有代表性的社区,人口数量约在 10 万~30 万之间,面积在0.5 万~5 万平方公里范围。我国著名学者费孝通先生在 20 世纪 30 年代把"社区"一词引入我国,他认为,社区是若干社会群体(家庭、氏族)或社会组织(机关、团体)聚集在某一地域所形成的一个生活上相互关联的大集体。随着社会的发展与进步,社区的定

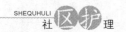

义和概念将被不断赋予新的内涵。

2. 社区的要素。 构成社区的要素包括五个方面：人口、地域、生活服务设施、文化背景与归属感、生活制度及管理制度。其中一定数量的人口和相对固定的地域是构成社区的最基本要素，是社区存在的基础。

（1）人口。一定数量的人口是构成社区的前提和核心，无人不成社。社区人群是社会生活及其物质基础的创造者，是社区社会关系的承担者。社区人口包括人口的数量、构成及分布。数量指社区的人口的多少。构成指社区内不同类型人口的特点，人口构成分为生物的如性别、年龄、种族等，社会的如阶级、职业、文化水平、宗教等，人口构成反映了社区内部的人口关系，不同的人口关系表现出不同的社区面貌。分布指社区人口及他们的活动在社区范围内的空间分布，同时还包括人口密度等问题。

（2）地域。一定范围的地域空间是社区居民活动的依托。社区具有一定的边界，每个社区都有它特有的地理位置、自然环境、居住环境及人口分布。社区地域的概念并不是纯粹的自然地理区域，它同时也包含一种人文空间，是一种社会空间和地理空间复杂结合的人文区域。

（3）生活、服务系统。成熟社区的生活服务设施是满足人们物质生活和精神生活需要的载体，可以保证人们进行各种个体和群体活动。社区中通常有福利、经济、服务业、文化、教育、政治、娱乐、宗教、医疗卫生保健等其他生活服务系统，以满足社区居民的需要。

（4）文化背景和归属感。社区居民在共同的生活中会形成区别于其他社区的特殊文化，社区文化是一个社区得以存在和发展的内在要素。体现在社区居民的行为方式、生活方式、价值观念、伦理观念、精神面貌、社区制度、风俗习惯、语言特点等方面。归属感是指社区居民对自己所属社区在感情上和心理上产生的认同感、喜爱感和依恋感。

（5）生活制度和管理机构。一定的生活制度和管理机构能起到协调各种社会关系的作用，以保证社区成为一个有序的社会生活共同体。

3. 社区的类型。 关于社区类型的划分，可以采取多种角度、多种方法，下面介绍两种常用的划分方法。

（1）地域型社区。是最常见、最通用的划分法，主要是根据地域条件和特征去比较、划分社区的类型。常见有农村社区、集镇社区和城市社区三大类型。地域性社区有利于社区健康的评估研究，有利于健康教育，并能以社区的需求为导向，组织与动员人群实施预防和干预措施，有时还能得到地域内有权人士的支持，并充分利用现有的资源来开展健康促进活动。

（2）功能型社区。这种划分方法强调社区的某些功能性特征，社区人群具有共同的兴趣和目标，或者具有急需解决的共同问题，他们可以分散在不同区域，在特定的时间聚集在一起，如学会、大学城、商业社区、文化社区、旅游社区等。

1）具有共同兴趣或目标的社区：它强调对该社区某一事项的发展有兴趣的个人或团体，彼此分担或分享生活中相当重要的功能或利益，产生一种认同，进而共同结合形成一个集团或组织。如护理学会、丧失双亲的人、癌症俱乐部等。因为这种社区共同关心同一健康问题，所以可成为改变现状的有用媒介。社区成员是行动中积极的、可调动的力量。

2）解决健康问题的社区：实施社区健康措施时，某一健康问题影响了一组人，这组人组成了一个社区。如河水污染问题影响到地区、市、城镇，为解决这个问题，必须设立机构，配备人员，采用保持源头水的清洁、沿途工业废水的处理、城市净水的供应等具体措施以解决问题。这群人组成了解决问题的社区。

4. 社区的功能。

（1）生产、分配和消费功能。社区居民日常生活需要得以满足，必须依赖人们的分工合作。为了满足社区居民的消费需求，社区可以生产和分配某些物资。由于社区居民生活圈的扩大，所需的生产、分配、消费功能已不局限于由本身的社区来满足。因此社区还可以起到协调和利用物资的作用，如和商业部门协商后，在社区设立蔬果供应站等。

（2）社会化功能。人的社会化功能是指作为生物体的自然人逐步成长为社会人的过程。通过这个过程，社区居民相互影响，个人不断地学习和掌握社会生活的经验、技能和社会规范，扮演与自己成长阶段相适应的社会角色，而社会文化也得以承上启下、延续发展。

（3）社会参与功能。社区内有各种组织、社团活动，设立文化活动中心，如图书室、老人活动站、青少年活动中心等。居民可以参与和民主管理社区的公共事务，得以培养健康的社区意识和公益精神，增进居民相互间的关怀和情感交流。凝聚社区力量，满足自我实现的基本需要。

（4）社会控制功能。是指社区在维护社会秩序、解决社会问题、化解社会矛盾与社会冲突、控制各种非稳定因素等方面，具有自身特色的结构、地位和作用。如设立社区物业管理中心，对外来人口、车辆的管理等。

（5）社会福利与相互支持功能。对社区内老、幼、妇、残等弱势人群，通过多种社会服务，发动和组织本社区的力量，为社区成员提供就地、直接、及时的各种帮助，以解决依靠家庭和个人关系而无法解决的各种困难。如设立养老院、家政服务社、社区卫生服务机构等以满足其需要。

（二）社区护理

社区护理起源于公共卫生护理，20 世纪 70 年代由美国学者露丝·依思曼（Ruth Eastman）首次提出。不同的国家、地区往往使用"公共卫生护理"或"社区护理"两个名词。

1. 社区护理的概念。 社区护理是把护理学和公共卫生学的理论与技术结合起来，借助有组织的社会力量，以社区为基础，以人群为对象，以促进和维护人群健康为中心，对个人、家庭及社区提供医疗、预防、保健、康复、健康教育、计划生育等连续、动态和综合的护理专业服务。其目的是促进健康，预防疾病，维持健康，提高社区人群的健康水平。

2. 社区护理的特点。

（1）以健康为中心。社区护理的核心是促进和维护人群健康。社区护理主要通过三级预防措施，达到促进和维护人群健康、预防疾病、减少并发症和残障、延长寿命以及提高生活质量的目的。因此，社区护士应动员所有居民主动地改变社会环境，建立健康的生活方式，帮助居民学会提高慢性病病人和临终病人生活质量的方法。

（2）以人群为主体。社区护理的服务对象不仅仅是单个的病人及其家庭，而应该是社区的整个人群，包括健康人群、高危人群和患病人群。利用护理程序对社区进行健康评估，用总体测量和分析的公共卫生学研究方法对整个人群作基线调查，分析人群健康水平、环境因素、与健康相关的服务、经济模式、社会政策等，明确社区健康诊断，制订社区健康规划，针

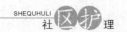

对不同人群的需求提供相应的服务。

（3）综合性。社区护理以健康为中心，针对影响健康的各种因素，在个人、家庭和社区在预防保健、疾病治疗、康复护理、健康管理和社区支持等方面提供综合性服务。

（4）自主权和独立性。社区护理工作内容广泛，护理对象繁杂，而且经常需要社区护士深入社区和家庭进行单独工作，这些都需要社区护士独立判断现存的和潜在的健康问题，善于认识、分析和处理各种健康问题，因此社区护士有较高的自主权和独立性。

（5）协作性。即协调社区内各类人群的关系。社区护理的协作是多方面的，除了与团队内的其他护士、全科医生、防保医生、理疗师等医务人员密切合作外，社区护理工作的开展还有赖于社区各部门和个人（如行政、教育、企业、社团、家庭、个人等）的广泛参与和密切协作，充分开发和利用社区的人、财、物资源，使有限的资源发挥出最大的效益。

（6）连续性和可及性。连续性体现在始于生命的准备阶段直至死亡，覆盖生命的各个周期以及疾病发生、发展的全过程。可及性体现在能从各方面满足社区居民需要的基本医疗照护，如时间、地点、内容及价格等。

3. 社区护理的工作内容。社区护理工作范围广泛灵活，主要包括以下几个方面：

（1）传染病的社区预防控制与护理。20 世纪 70 年代以来人类传染病已得到有效控制，发病率和死亡率一直维持在较低水平。但我国目前部分传染病发病率仍居高不下，如病毒性肝炎、流行性出血热、细菌性痢疾等；部分曾被控制的传染病又死灰复燃，如肺结核、性传播疾病、血吸虫病；一些新发传染病和人畜共患病也在中国呈流行扩散趋势，例如艾滋病、SARS、禽流感、甲型 H1N1 流感。我国正面临新老传染病的双重威胁。传染病具有传播特性，可发生爆发或流行，严重危害人民生命安全和身体健康。因此，传染病的防治与护理迄今仍然是我国公共卫生工作的重要内容。

社区护士必须掌握常见传染病的流行特征、防治策略和措施，做好经常性的预防工作。如对社区人群开展预防传染病知识的健康教育、负责有关传染病疫点或疫区的消毒、管理传染源、做好预防接种、搞好环境卫生、做好传染病的家庭访视工作等，同时还应做好传染病监测工作，一旦出现传染病疫情时，应做到早发现、早诊断、早报告、早隔离、早治疗，按规定及时进行疫情报告。

（2）社区慢性病人的护理与管理。慢性病属常见病、多发病，且与生活方式有密切关系，是致死、致残的首位原因。目前慢性病已成为大多数国家的主要疾病负担。慢性病的管理应该以社区为基础，针对全人群和高危人群，实施三级预防的综合管理防治策略。如积极开展健康教育和健康促进活动，改变不良生活方式，保护环境，对慢性病及其危险因素进行有效的监测，以便及时采取干预措施并评价其效果，延缓或减少慢性病的发生，对慢性病患者提供治疗、护理、咨询、转诊、康复训练、居家护理和长期照护等服务。

（3）社区生活环境和职业环境的维护。环境是人类赖以生存的空间及外部条件。社区的饮水卫生、污水及垃圾处理、食品卫生、家庭环境卫生、空气质量等直接关联社区人群的健康，对生命机体或人类活动直接或间接地产生着现实的或远期的影响。环境污染可以引起公害病、职业病、传染病以及食物中毒。社区护士应重视社区环境对人群健康的影响，积极开展健康教育，提高居民对环境与健康关系的认识水平，培养居民的环境保护意识，促进社区健康。社区护士可应用护理学的知识及原理，评估社区内职业的危险因素，为员工提供职业卫生和防护知识,监测员工的健康状况,策划各种能提高员工健康、安全及福利的活动,以维护各行各业劳动者的健康。

(4)社区保健护理。社区保健服务是指向社区各类不同年龄阶段的人群提供身心保健服务。其重点人群为社区中的妇女、儿童、老年人、慢性病患者、残疾人以及疾病的高危人群。由于他们的特殊生理状况,更容易出现健康问题。社区护士应针对上述人群的特点及经常出现的医疗保健问题提供相应的保健服务,以达到预防疾病、促进康复、维护和促进健康的目的。

(5)社区居民健康档案的建立与管理。居民健康档案是记录居民健康状况的系统化文件,通过建立个人、家庭和社区健康档案,可以详细了解和掌握社区居民的健康状况、家庭问题和社区卫生资源,从而更好地为社区居民和家庭提供医疗保健服务。因此,建立健全社区健康档案,是社区护理工作的重要内容之一。

(6)家庭健康护理。社区护士通过家庭访视和居家护理的形式走进社区居民的家庭,进行健康宣教和保健指导,为病人及其家庭成员提供个性化的护理服务,满足家庭的健康需求。此外,随着越来越多临终患者选择家庭作为自己告别人生的地点,社区护士应为临终患者及其家属提供临终关怀服务,使患者能舒适、安详、有尊严地度过生命的最后阶段。

(7)精神心理卫生保健护理。现代社会对人的素质要求越来越高,竞争越来越激烈,生活压力越来越沉重,导致人们的心理卫生问题越来越突出,机体生理功能发生变化,产生心身疾病。因此,社区护士应运用心理学的理论和技能,对社区居民进行心理健康教育、心理咨询和干预等以消除心理致病因素对人体的影响,同时对社区精神病患者进行妥善的管理和康复指导。

(8)社区救护。急性病症和突发性的伤害事件,可严重威胁人类的健康和生命。如触电、溺水、气管异物、中毒等,当这些急性事件发生时,社区护士往往是最早到达现场,承担现场急救处理和伤病员转运监护的职责,为进一步的救治和减少后遗症打下良好的基础。另外,社区护士应通过社区评估,确认可能导致急性事件的危险因素或潜在安全隐患,采取积极的防范措施,如开展急救知识宣教、普及基本急救技能训练等,提高社区居民对突发性急性事件的自救或他救的技能,最大可能地降低突发性急性事件对居民健康与生命的危害。

4. 社区护理的地位和作用。 社区护理是社区卫生服务的重要组成部分。卫生部在2002年1月9号印发的《社区护理管理的指导意见(试行)》中指出:"社区护理工作是以维护人的健康为中心,家庭为单位,社区为范围,社区护理需求为导向,以妇女、儿童、老年人、慢性病患者、残疾人为重点,在开展社区'预防、保健、健康教育、计划生育和常见病、多发病、诊断明确的慢性病的治疗和康复'工作中,提供相关的护理服务"。上述内容明确阐述了社区护理在社区卫生服务的"六大功能"中所起着的十分重要的作用。社区是社区护理与社区医学进行社会实践的同一舞台,它们具有相同的服务对象、范围和目标,在社区卫生服务中相互协作、相互补充,任何一方的工作都有助于弥补或协作解决对方工作中的问题;在服务的内容上,既有分工,也有重叠。社区护理与社区医学是社区卫生服务工作中的两大支柱,同属于应用医学的范畴。

5. 社区护理发展。 社区护理起源于英国,其发生和发展是与当时的政治、文化、社会背

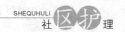

景相联系的。回顾历史,使我们吸取经验,有助于开展社区护理工作,把握社区护理发展趋势,更好地为社区居民提供服务。

(1) 国外社区护理发展。综观国外社区护理的发展历程,可将其大致分为三个阶段:地段访视护理阶段、公共卫生护理阶段和社区护理阶段。

1) 地段访视护理阶段(1859—1900)。早期社区护理的发展与宗教和慈善事业有密切的关系。文艺复兴时期,圣文森·保罗(St. Vinvent De Paul)出于宗教信仰,组织信徒为贫苦患者服务,在巴黎创立了"慈善姐妹社"。他们挨家挨户对患者探视照顾,减轻其痛苦。这是历史上社区访视护士的开始。

自 1854 年起,英国流行病学会在全国部分社区中选择了一些妇女,对她们进行培训后派其为社区贫困人群提供护理服务。1859 年,英国利物浦的企业家威廉·勒斯朋(William Rathbone)的妻子患慢性病在家,需要长期护理,得到地段护士罗宾逊夫人的精心护理。罗宾逊夫人良好的专业护理使勒斯朋深感家庭护理的必要。于是,他与罗宾逊夫人合作,于 1859 年在利物浦成立了第一个地段访视护理机构。后来在南丁格尔女士的支持和帮助下,又在利物浦皇家医院开设了访视护士学校,专门培训地段保健护士,开始了地段护理教育。这一阶段的地段护理主要是对居家的贫困患者的护理,从事地段护理的人员主要是志愿者,少数是专业护士。

2) 公共卫生护理阶段(1900—1970)。20 世纪初,美国护士丽莲·沃德(Lillian Wald)将南丁格尔以往使用的卫生护理前加上"公共"两字,使大家了解这是为人民大众服务的卫生事业,由此拉开了公共卫生护理的序幕。丽莲·沃德早年致力于贫民社会的卫生工作,她和同事们调查贫民家庭,发现住房阴暗、拥挤不堪,居民缺医少药,肺结核、伤寒、脑膜炎等传染病给人民带来极大灾难。1895 年,她正式设立了亨利街社区服务中心,组织护士走访贫病家庭,对传染病病人进行消毒隔离,护理慢性病病人。其主要贡献有:① 深信公共卫生护士有独特的职能;② 学校卫生是她的创举;③ 妇幼卫生得到关注;④ 护理服务对象不再仅限于贫病者,而扩展到一般群众。1912 年,丽莲·沃德及其他公共卫生护士成立了公共卫生护理学会,制定了公共卫生护理服务的原则和标准,提出公共卫生护理教育的课程标准,逐步纳入大学教育中。从此,公共卫生护理进入了快速发展阶段。1950 年后,其服务范围从个人、家庭走入社区,护士角色也在不断扩展。

3) 社区护理阶段(1970—)。进入 20 世纪 70 年代,出现了医疗、护理和公共卫生融为一体的社区卫生服务。1970 年,美国将公共卫生护理与护理整合在一起,并由美国护士露丝·依思曼首次提出了"社区护理"一词。1978 年,社区护理得到了世界卫生组织的肯定和补充,要求其成为社区居民可接近的、可接受的基层卫生服务。至此,社区护理在世界各国蓬勃展开。社区护理专业人才培养体系也日趋完善,一般大学的护理系或护理学院均设立社区护理专业,学历层次包括本科、硕士以及博士研究生。社区护理人员的专业方向呈现多元化趋势。

(2) 国内社区护理发展。

1) 国内社区护理发展历程。我国公共卫生护理起步较晚,始于 1925 年。北京协和医学院在护理学专业课程设置中增加了预防医学课程。为使学生能理论联系实际,在格兰特(Mr. Grant)教授的倡导下,该医学院与北京市卫生科联合,创办了公共卫生教学区,称为

"第一卫生事务所"。1945年,北京协和医学院还设立了以王秀瑛为主任的公共卫生护理系。开设的课程包括公共卫生概念、健康教育、心理卫生、家庭访视与护理技术指导等。

新中国成立后,卫生事务所扩大为各城区卫生局,局内设防疫站、妇幼保健所、结核病防治所、职业病防治所等公共卫生服务机构,部分医院开设地段保健科或家庭病床。1950年,国家取消护理高等教育,大量发展护理中专教育,协和医学院也停办了公共卫生护理专业,各医学院校也取消了公共卫生相关课程的设置。1983年,我国开始恢复高等护理教育,陆续有医学院校在课程设置中增加预防保健知识和技能的课程。1994年,卫生部所属的8所高等医学院校与泰国清迈大学合作开办护理师资硕士班,课程设置中正式纳入了社区护理和家庭护理课程。

1996年5月,中华护理学会在北京召开了"全国首届社区护理学术会议",会议倡导要发展及完善我国的社区护理。国家先后制定了与社区卫生服务有关的政策法规,如《中共中央、国务院关于卫生改革的决定》、卫生部等国务院十部委联合下发的《关于发展城市社区卫生服务的若干意见的通知》等。1997年,《中共中央、国务院关于卫生改革的决定》中指出:"积极发展社区卫生服务,逐渐形成功能合理、方便群众的卫生服务网络。"较好地推动了社区卫生服务工作的进程,社区护理也得到了相应的重视和发展。社区护理体系逐步完善,社区护理教育也得到较大的发展。1997年,首都医科大学设立了社区护理专科,并于同年开始招生,社区护理成为护理专业的必修课程。

2000年,卫生部科教司发出《社区护士岗位培训大纲(试行)》通知,2002年卫生部印发《社区护理管理指导意见》。2004年,高等护理院校启动社区护理硕士研究生教育。2005年在《中国护理事业发展纲要(2005—2010)》中指出,发展社区护理,拓宽护理服务。2006年,国务院发布《发展城市社区卫生服务的指导意见》进一步具体规定了发展社区卫生服务的指导思想、基本原则和工作目标,国家出台的有关社区护理发展的一系列文件,为规范、加强社区护理教育和社区护理实践提供了保证。

2)我国社区护理发展趋势。① 社区护理人才培养体系逐步建立和完善。社区护士岗位培训及继续教育将逐步开展,在护理高等教育中设置社区护理专业;护理院校不同层次社区护理专门化人才的培养体系将逐步建立并不断完善,以培养社区所需要的不同层次的护理人员。社区护理人员的培训及教育将采取多渠道、多形式、多层次的方式进行。努力创造条件,建立社区护理中心,为护士实习提供基地,以满足不断发展的社区护理需要。② 社区护理范围不断完善规范,满足居民健康需求。社区护理人员应该转变观念,岗前培训内容从临床护理向社会、心理、行为医学等学科转变。社区护理势必从以医疗护理为主走向以社区保健护理为主,社区护士将在预防、康复、保健及健康教育、健康促进工作中发挥重要作用,护理模式不断拓展、完善和规范化。③ 社区护理管理体系日渐完善。社区护理的组织管理、质量管理标准将逐步完善,社区护理管理的资料将通过计算机联网,以便为社区服务提供及时、准确、完整的信息,并有利于社区健康资料的及时传递、交流、分析及评价,以达到资源共享和合理应用。④ 社区护理机构多样化。社区护士的角色功能范围不断扩大,专业分工越来越细,相应的护理机构会不断出现,如出现单独开业的社区保健护士、社区治疗护士、妇幼保健护士等。⑤ 社区护士的地位和作用进一步提高。随着在社区卫生服务中职能范围的扩大和受教育水平的相应提高,社区护士将日益成为社区医生的平等合作者,并为社区

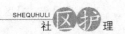

居民所认同。

（三）社区护士

1. 社区护士的定义和任职条件。在 2002 年卫生部《社区护理管理的指导意见（试行）》中,明确规定了社区护士的定义和任职条件。

（1）社区护士的定义。社区护士是指在社区卫生服务机构及其他有关医疗机构从事社区护理工作的护理专业技术人员。

（2）社区护士的任职条件。

1）具有国家护士执业资格并经注册。

2）通过地(市)以上卫生行政部门规定的社区护士岗位培训。

3）独立从事家庭访视护理工作的护士,应具有在医疗机构从事临床护理工作 5 年以上的工作经历。

2. 社区护士的角色。由于社区护理工作内容和范围广泛,因而社区护士的角色必然涉及多个方面。

（1）护理服务者。是社区护士最基本的角色。社区护士不仅要擅长用护理程序对患者进行整体护理,而且还要具备公共卫生学知识和技能,运用总体测量和分析的研究方法,对人群作基线调查,分析人群健康水平、环境因素、健康相关的服务、经济模式、社会政策等,及时发现疾病的危险因素并进行积极的预防。护理服务从照顾个体扩展到照顾群体,从治疗扩展到预防。

（2）教育者与咨询者。即向社区居民提供各种教育指导服务。这就需要社区护士不仅要懂得防病治病的医学专业知识,还需掌握有关心理学、教育学的相关理论和技能,在评估社区健康需求,明确社区诊断的基础上,充分利用社区资源,开展多种形式的健康教育。帮助和唤醒社区人群的健康意识,促使人们积极主动地寻求医疗保健,纠正不良的行为和生活习惯,建立健康的行为方式。

（3）健康代言人。社区护士是社区人群的健康代言人,为其争取所需的健康服务。因此 社区护士应熟悉国际、国内的有关卫生政策和法律法规,及时发现社区内存在的和潜在性的威胁健康的问题,并予以妥善解决。如果社区护士不能解决,应及时上报有关部门,与之协商解决。

（4）协调者与合作者。即协调社区内各类人群的关系。社区居民的卫生服务由社区内不同服务部门和卫生机构协作提供,社区护士在工作中经常需要与医生、康复师、营养师及行政管理部门、民警、环保、居委会等工作人员合作,解决社区健康问题。社区护士需有较好的人际沟通和协调工作的技巧。

（5）组织管理者。社区护士承担组织者与管理者角色。如负责人员、物资和各种活动的安排,组织管理社区不同人群参加健康学习,并对其内容和质量进行监控和管理、社区个案管理、社区健康档案的建立和管理、慢性病的社区管理等。

（6）观察者与研究者。在提供社区护理服务中,社区护士应具备敏锐的观察力,及时发现居民个体、家庭或社区存在的健康问题,如儿童的生长发育问题、药物的不良反应、家庭暴力、社区环境污染等。同时针对所发现的健康问题进行研究探讨,开展流行病学调查,探索护理干预的措施和效果。

总之,社区护士充当多功能的角色。这就要求他们必须掌握基础及临床医学、护理学、流行病学、教育学、心理学等有关知识与方法,并善于观察、分析问题,具有良好人际交往及与人合作共事的能力和技巧,才能做好社区护理工作。

二、社区护理课程及其学习指导

社区护理课程是以基础护理、母婴护理、儿童护理、成人护理、老人护理、流行病护理为基础,以解决社区实践中所遇到的护理问题为主要工作任务的一门护理专业主干课程。通过社区护理课程的学习,护生应全面掌握社区护理的基本知识和技能,通过不断的社区护理实践胜任社区护士的岗位职责。因此,护生在本课程的学习过程中应注意以下几方面:

(一)综合基础课程知识

本课程以基础护理、母婴护理、儿童护理、成人护理、老人护理、流行病护理为基础,解决社区护理实践中所遇到的护理问题往往与上述科目的学习有密切关系,如慢性病管理和妇婴护理中所涉及的健康教育等。因此,护生应学会综合前导课程的内容并能融会贯通。

(二)培养社区护理思维

与临床护理不同,社区护理的服务范畴更注重维持健康和促进健康,防病于未然;另外,社区护理的着眼点是群体健康,护生在学习过程中应掌握社区、家庭和个人的护理评估方法,及时发现潜在的健康危险因素并采取护理措施加以解决。

(三)深入社区护理实践

课程学习过程应重视"学中做、做中学",本书中所采用的案例均为社区护理中的真实情景,由于各个社区的社会文化背景不同,社区护士所面对的服务对象在特点和需求方面也有很大的差异,护生在课程学习中应利用业余时间多接触社区人群,如老年人群和慢性病人群,学习如何建立更有效的沟通,进行实地考察评估他/她们的生活习惯和环境因素,进行有针对性的护理活动。

(四)接轨社区护理岗位培训

本教材中所编入的自测练习题结合社区护理岗位培训内容,并按照护士资格考试的形式,目的是引导护生关注和接轨最新的社区护理发展动态,更了解身为社区护士所肩负的岗位职责和必须掌握的社区护理知识和技能。

ZHI SHI TUO ZHAN

知识拓展

一、初级卫生保健

(一)初级卫生保健的含义

初级卫生保健从狭义上讲,是指主要由基层卫生人员提供居民必需的保健服务。广义概念的含义是指:它是居民最基本的、必不可少的,是居民团体、家庭、个人均能获得的卫生保健;是应用切实可行、可靠的方法与技术的最基层最基础的第一线卫生保健工作;初级卫生保健是各级政府及有关部门的共同职责;初级卫生保健是社会经济总体布局的重要组成部分,必须与社会经济同步发展。

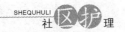

（二）初级卫生保健要素

根据《阿拉木图宣言》，初级卫生保健工作可分为4个方面、8项内容。4个方面分别是：

1. 促进健康。 包括健康教育、保护环境、合理营养、饮用安全卫生水、改善卫生设施、开展体育锻炼、促进心理卫生、养成良好的生活方式等。

2. 预防保健。 在研究社会人群健康和疾病的客观规律以及它们和人群所处的内外环境、人类社会活动的相互关系的基础上，采取积极有效的措施，预防各种疾病的发生、发展和流行。

3. 合理治疗。 及早发现疾病，及时提供医疗服务和有效药品，以避免疾病的发展与恶化，促使病人早日痊愈，防止带菌和向慢性发展。

4. 社区康复。 对丧失了正常功能或功能上有缺陷的残疾者，通过医学的、教育的、职业的以及社会的措施，尽量恢复其功能，使他们重新获得生活、学习和参加社会活动的能力。

8项要素分别是：

对当前主要卫生问题及其预防和控制方法的健康教育；

改善食品供应和合理营养；

供应足够的安全饮用水和基本环境卫生设施；

妇幼保健和计划生育；

主要传染病的预防接种；

预防和控制地方病；

常见病和外伤的合理治疗；

提供基本药物。

1981年，在第34届世界卫生大会上，除上述8项内容外，又增加了"使用一切可能的方法，通过影响生活方式和控制自然、社会、心理环境来预防和控制非传染病和促进精神卫生"一项内容。由此可见，工业发展可能带来的职业性伤病、生活方式改变所致的慢性病、外伤和肿瘤的预防、精神卫生等，都应包括在初级卫生保健内容之中。

二、三级预防观

20世纪60年代，美国哈佛大学教授卡普兰（Kaplan）对预防医学内容提出了三级预防概念的理论。

（一）一级预防

即病因预防。主要针对发病前期，用增强健康和特殊防护措施来预防疾病的发生，建立并维持有益于身心健康的自然条件和社会条件，如讲究卫生、社会卫生教育、保护环境、合理营养、良好的生活方式、体育锻炼、心理卫生以及预防接种，消除病因，减少致病因素，保护高发病人群，提高免疫功能等。

（二）二级预防

即临床前期预防。主要针对发病早期即采取早期发现、早期诊断、早期治疗的措施，以控制疾病的发展和恶化，防止疾病的复发或转为慢性。这就要求普及和健全社区医学卫生服务网，提高医疗服务质量，建立社会高灵敏而可靠的疾病监测系统，组织对居民的定期医疗监护和建立定期的体格检查制度等项措施,来充实发病学预防的内容。

(三)三级预防

即临床期预防或称病残预防。主要针对临床期和康复期进行合理而适当的康复治疗措施,防止病情恶化,使患者病而不残,残而不废,采取功能性康复、调整性康复或心理康复指导。建立社会康复组织,开展家庭护理和社会伤残服务,使患者尽量恢复生活和劳动能力,克服患者的孤立感和社会隔离感,以减少患者身体上和精神上的痛苦。

近几十年来,医院在社会中的地位有了相当的变化。高、精、尖医疗设备和仪器的更新,使得医院的医疗费用不断高涨,昂贵的医疗费用已使一些人对医院望而却步。在卫生资源分配上绝大多数投入到医院中,为少数危重患者的抢救与延长生命服务,却未重视对大多数人的预防保健,忽略了预防性治疗对疾病早期发现、早期诊断、早期治疗的原则。事实上,有些国家注意到用基本医疗费覆盖多数人们,并重视社区卫生及基层医护人员的作用,反而能以较低的卫生资源取得良好的收益。我国目前提倡的社区卫生服务即向这方面发展。

三、社区卫生服务

(一)社区卫生服务的概念

我国卫生部等十部委在 1999 年 7 月发表的《关于发展城市社区卫生服务的若干意见》中对社区卫生服务的定义为:社区卫生服务是社区建设的重要组成部分,是在政府领导、社区参与、上级卫生机构指导下,以基层卫生机构为主体、全科医师为骨干,合理使用社区资源和适宜技术,以人的健康为中心、家庭为单位、社区为范围、需求为导向,以妇女、儿童、老年人、慢性病患者、残疾人等为重点,以解决社区主要卫生问题、满足基本卫生服务需求为目的,融预防、医疗、保健、康复、健康教育、计划生育技术服务等为一体,有效、经济、方便、综合、连续的基层卫生服务。

与医院服务相比较,社区卫生服务具有以下不同点:

1. 以群众为中心,考虑集体和一些人群的健康。社区卫生服务的对象包括个人、家庭、群体、社区,服务重点倾向于集体。

2. 以促进健康和预防疾病为主要任务。需要对社区卫生状况进行测量和分析,分析社区的主要问题及影响因素。

3. 社区卫生服务需要良好的组织管理,社区有许多独立的卫生机构分担不同的任务,需要共同协调才能更好地为社区健康服务。同时要组织社区的力量,共同参与,来促进社区的健康。

(二)社区卫生服务体系

社区卫生服务体系主要是在城镇居民中设立社区卫生服务中心,再根据其社区覆盖面积及人口,在中心下设若干社区卫生服务站,或加强原二、三级医院与新设社区卫生服务中心的联系,以利指导,实施条块结合,提高服务质量。当前社区行政组织一般界定为城市的街道和农村的乡(镇)。所以,社区服务中心一般以街道办事处所辖范围设置,可由基层医院和基层医疗机构改造而成。在当地行政部门指导下,开展服务工作。上级医院及卫生机构对社区卫生服务中心有技术指导责任,并有双转诊的业务联系。

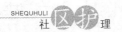
（三）社区卫生服务的工作范围

1. 社区医疗。 社区医疗服务在社区卫生服务中占有重要的地位，以门诊和出诊为主要形式，为社区居民提供高质量、便利的医疗服务。医疗服务的内容包括：为居民诊治常见病、多发病、慢性病；提供出诊、转诊和家庭病房服务；建立居民健康档案，掌握居民和家庭的健康背景资料；开展姑息医疗，为临终病人及家属提供周到、人格化的服务。

2. 社区预防。 社区预防包括传染病和多发病的预防、卫生监督和管理。传染病的预防措施有计划免疫接种、消毒隔离、传染病报告等。慢性非传染性疾病的预防可通过改变人们不良生活方式等进行第一级预防，并进行健康检查等第二级预防。卫生监督和管理就是协助卫生执法部门对发生在社区的卫生问题进行监督，如饮食卫生监督、公共场所的卫生监督等。

3. 健康教育和健康促进。 社区健康教育是应用健康教育的理论和方法，解决和改善社区居民的健康问题的实践活动。健康促进是指促进人们控制和改善自身健康能力的过程，包括健康教育和其他能促使行为与环境向有益于健康改变的一切支持系统。健康促进不仅需要个人行为改变，还要求有政府行为和环境条件的改变。社区健康教育与健康促进相辅相成、密不可分，充分发挥个人、家庭和社区各自的健康潜力。

4. 社区保健。 社区保健是以优生优育、提高人口素质、提高生活质量为目标，对社区脆弱人群婴幼儿、妇女、老人进行保健，包括社区妇女保健、围生期保健、社区儿童保健、社区精神卫生等。

5. 社区康复。 对丧失了正常功能或功能上有缺陷的残疾者，通过设立家庭病床或社区康复点，采取医学和社会的综合措施，尽量恢复患者的功能，使他们重新获得生活、学习和参加社会活动的能力。在社区卫生服务中心开展康复的内容包括：社区残疾人普查、康复训练，由康复人员或医务人员在家或康复中心指导生活自理、步行、家务、语言、心理训练等。

6. 社区计划生育服务。 计划生育是我国的一项基本国策，社区计划生育服务是计划生育的工作基础。落实计划生育措施包括：对育龄妇女进行系统管理，开展计划生育宣传教育和技术指导，落实节育措施如服避孕药、上环、结扎等。

（四）社区护理在社区卫生服务中的地位及作用

社区护理是社区卫生服务的重要组成部分。卫生部在 2002 年 1 月 9 号印发的《社区护理管理的指导意见（试行）》中指出："社区护理工作是以维护人的健康为中心，家庭为单位，社区为范围，社区护理需求为导向，以妇女、儿童、老年人、慢性病患者、残疾人为重点，在开展社区'预防、保健、健康教育、计划生育和常见病、多发病、诊断明确的慢性病的治疗和康复'工作中，提供相关的护理服务"。上述内容明确阐述了社区护理在社区卫生服务的"六大功能"中所起着的十分重要的作用。社区是社区护理与社区医学进行社会实践的同一舞台，它们具有相同的服务对象、范围和目标，在社区卫生服务中相互协作、相互补充，任何一方的工作都有助于弥补或协作解决对方工作中的问题；在服务的内容上，既有分工，也有重叠。社区护理与社区医学是社区卫生服务工作中的两大支柱，同属于应用医学的范畴。

项目小结

　　本项目着重以培养学生社区护理的理念为目标。重点掌握社区的概念类型与功能、社区护理的概念特点与工作内容、社区护士任职的基本条件和职能,使学生对社区护士的岗位责任有详细的了解,并能应用所学的知识对不同的社区进行正确地界定;正确判断社区的类型;并能正确地引导护生对社区护理的正确认识。完成该项目不仅要求护生熟练掌握社区护理课程理论知识,更需要社区卫生服务中心和其他相关部门的通力合作和支持,持之以恒多方配合方能奏效。

自测习题

一、选择题(A1型题)

1. 社区护士的基本条件以下哪项是错的　　　　　　　　　　　　　　　　(　　)
   - A. 有护士执照
   - B. 受过大专以上护理专业教育
   - C. 丰富的专业知识、经验和能力
   - D. 良好的职业道德
   - E. 独立从事家庭访视护理工作的社区护士

2. 对社区居民实施全民高血压防止知识教育属于　　　　　　　　　　　　(　　)
   - A. 健康指导
   - B. 临床前期预防
   - C. 一级预防
   - D. 三级预防
   - E. 二级预防

3. 以下哪一项不属于社区护士的职责　　　　　　　　　　　　　　　　　(　　)
   - A. 为所提供照顾者代言人
   - B. 维持健康环境
   - C. 开展护理科研
   - D. 管理小区中心的经济及物价
   - E. 记录所提供的服务

4. 社区卫生服务工作的内容,不包括　　　　　　　　　　　　　　　　　(　　)
   - A. 传染病和多发病的预防
   - B. 卫生监督和管理
   - C. 慢性病控制
   - D. 社区治疗中特别强调使用适宜技术、中医中药等
   - E. 提供危急重症的治疗服务

5. 社区卫生服务的可及性特点,是指居民可以　　　　　　　　　　　　　(　　)
   - A. 随时获得及时、方便、经济的综合性服务
   - B. 按需要及时获得专科性治疗服务
   - C. 在家里就能及时治疗疑难病症
   - D. 不出门就能得到治疗专家或名医上门服务

E. 随时获得免费体检服务

6. 有关社区卫生服务的特点,下列正确的说法是 （　　）

　　A. 社区卫生服务要让居民对收费标准感到满意

　　B. 社区保健人员需要对非住院群体的健康负责

　　C. 保健人员主要关注社区内亚健康群体的状况

　　D. 社区保健人员需要具备良好的专科治疗技术

　　E. 对居民提供的是第一线、最基本的医疗保健服务

7. 在社区卫生服务概念中,强调的服务特点不包括 （　　）

　　A. 以人群健康为中心　　　B. 以家庭为单位　　　C. 以生活困难者为重点

　　D. 以社区为范围

　　E. 以妇女、儿童、老年人等为重点

二、名词解释

1. 社区

2. 初级卫生保健

三、简答题

1. 何谓社区护理?它有哪些特点?

2. 何谓社区卫生服务?它有哪些重要意义?

四、论述题

联系参观社区的实践活动,谈谈你对社区护理工作的认识。

（何路明）

项目二　健康档案建立

任务1　建立个人、家庭和社区健康档案

案例导入

　　张亮一家刚搬入护士张微工作的社区,由于在原来的社区没有建立居民健康档案,现在需要张微给老张家的每个家庭成员建立一份个人健康档案,为老张的家庭建立一份家庭健康档案。

　　通过简单的交谈,张微了解到老张和妻子王芳都是企业的退休工人,老张有5年的高血压病史,平时需药物控制血压,王芳的身体健康。他们有两个女儿,大女儿已经出嫁,目前小女儿张丽和他们住在一起。张丽患有肥胖症和1型糖尿病,使用胰岛素控制血糖。

背景知识

一、建立健康档案的方法

健康档案是居民健康管理(疾病防治、健康保护、健康促进等)过程的规范、科学记录。

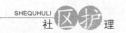

是以居民个人健康为核心,贯穿整个生命过程,涵盖各种健康相关因素、实现多渠道信息动态收集,满足居民自我保健和健康管理、健康决策需要的信息资源。主要分为个人健康档案、家庭健康档案和社区健康档案三种类型。

健康档案通常由全科医生和社区护士共同建立。建档方式可采用以下三种:

1. 辖区居民到乡镇卫生院、村卫生室、社区卫生服务中心(站)接受服务时,由医务人员负责为其建立居民健康档案,并根据其主要健康问题和服务提供情况填写相应记录。同时为服务对象填写并发放居民健康档案信息卡。

2. 通过入户服务(调查)、疾病筛查、健康体检等多种方式,由乡镇卫生院、村卫生室、社区卫生服务中心(站)组织医务人员为居民建立健康档案,并根据其主要健康问题和卫生服务需要填写相应记录。

3. 将医疗卫生服务过程中填写的健康档案相关记录表单,装入居民健康档案袋统一存放。农村地区可以家庭为单位集中存放保管。有条件的地区录入计算机,建立电子化健康档案。

二、建立健康档案的目的和意义

建立健康档案的根本目的在于充分发挥它在临床、教学和科研中的作用。主要包括以下几方面:

(一)医疗

临床上许多健康问题,光靠病史询问、体格检查和辅助检查获得的资料进行评估是不够的,常常需要系统地复习病人的全部病史及其相关资料。健康档案中记录了有关个人及家庭发生的各种健康问题,并可以提供丰富的背景资料,这些资料对健康问题的评估很有价值。

在处理一些慢性、反复发作性疾病时,往往需要不断地调整处理计划,而调整处理计划的前提就是要通过对原计划的评估,健康档案中动态地记录了健康问题处理的全过程,这就为处理计划的评估提供了很好的资料。对某些健康问题的处理,还需要详细了解病人的家庭及其成员的状况,健康档案的系统性资料可以满足这方面的需求。

(二)预防保健

居民可以查阅自己的健康档案,系统、完整地了解自己不同生命阶段的健康状况和利用卫生服务的情况,接受医疗卫生机构的健康咨询和指导,提高自我预防保健意识和主动识别健康危险因素的能力。持续积累、动态更新的健康档案有助于卫生服务提供者系统地掌握服务对象的健康状况,及时发现重要疾病或健康问题、筛选高危人群并实施有针对性的防治措施,从而达到预防为主和健康促进目的。

(三)健康决策

完整的健康档案能及时、有效地提供基于个案的各类卫生统计信息,帮助卫生管理者客观地评价居民健康水平、医疗费用负担以及卫生服务工作的质量和效果,为区域卫生规划、卫生政策制定以及突发公共卫生事件的应急指挥提供科学决策依据。

(四)科研

居民健康档案在医学科研中具有重要的利用价值,主要表现在以下方面:

1. 资料的全面性。健康档案收集了个人、家庭、社区，健康人群、高危人群、患病人群等多方面资料，可以适应不同类型的课题研究。

2. 资料的连续性。健康档案是连续性记录的档案，由此而形成的连续性资料是课题研究的良好素材。

3. 资料的可检索性。居民健康档案大都采用了格式化记录，而且适合计算机管理，各种资料的检索、统计都很方便。

（五）教学

健康档案是一种很好的教材，既可以让学生学会健康档案的规范化书写，更能够从中学到更多的临床知识。

 工作过程

一、建立个人健康档案

个人健康档案内容包括个人基本信息、健康体检、重点人群健康管理记录和其他医疗卫生服务记录。

（一）个人基本信息

包括姓名、性别等基础信息和既往史、家族史等基本健康信息（见表2-1）。

张微决定先给老张建立一份个人健康档案，通过前面的交谈已经获得了老张相关的基本资料。

（二）健康体检

包括一般健康检查、生活方式、健康状况及其疾病用药情况、健康评价等（见表2-2）。

张微协助社区医生为老张做了健康体检，并将相关结果记录在表格中。

表 2-1　个人基本信息表

姓名：张亮　　　　　　　　　　　　　　　　　　　　　编号□□-□□□□□

性　别	0 未知的性别　1 男　2 女　9 未说明的性别	□1	出生日期	□1□9□5□2　□0□9　□2□0
身份证号	330702195209201357		工作单位	金华印染厂
本人电话	82309235	联系人姓名	王芳　　　　联系人电话	82309235
常住类型	1 户籍　2 非户籍		□1　　民　族	1 汉族 2 少数民族_____　□1
血　型	1 A型　2 B型　3 O型　4 AB型　5 不详 / Rh 阴性：1 否　2 是　3 不详			□2/□1
文化程度	1 文盲及半文盲　2 小学　3 初中　4 高中/技校/中专　5 大学专科及以上　6 不详			□4
职　业	1 国家机关、党群组织、企业、事业单位负责人 2 专业技术人员 3 办事人员和有关人员 4 商业、服务业人员　5 农、林、牧、渔、水利业生产人员　6 生产、运输设备操作人员及有关人员　7 军人　8 不便分类的其他从业人员			□8

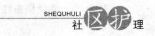

续　表

性　别	0 未知的性别　1 男　2 女　9 未说明的性别　①	出生日期	①⑨⑤② ⓪⑨ ②⓪

婚姻状况	1 未婚　2 已婚　3 丧偶　4 离婚　5 未说明的婚姻状况　　②

医疗费用 支付方式	1 城镇职工基本医疗保险　2 城镇居民基本医疗保险　3 新型农村合作医疗 4 贫困救助　5 商业医疗保险　6 全公费　7 全自费　8 其他_____　②/⑤/□

药物过敏史	1 无　　有：2 青霉素　3 磺胺类　4 链霉素　5 其他_____　①/□/□/□

既 往 史	疾病	1 无　2 高血压　3 糖尿病　4 冠心病　5 慢性阻塞性肺疾病　6 恶性肿瘤_____ 7 脑卒中　8 重型精神疾病　9 结核病　10 肝炎　11 其他法定传染病　12 其他_____ ② 确诊时间 2005 年 3 月/□ 确诊时间　年 月/□ 确诊时间　年 月 □ 确诊时间　年 月/□ 确诊时间　年 月/□ 确诊时间　年 月
	手术	1 无　2 有：名称 1 _____ 时间_____ / 名称 2 _____ 时间_____ 　①
	外伤	1 无　2 有：名称 1 _____ 时间_____ / 名称 2 _____ 时间_____ 　①
	输血	1 无　2 有：原因 1 _____ 时间_____ / 原因 2 _____ 时间_____ 　①

家 族 史	父　　亲	①/□/□/□/□/□	母　　亲	⑥/⑫/□/□/□/□
	兄弟姐妹	②/□/□/□/□_____	子　　女	③/⑫/□/□/□/□
	1 无　2 高血压　3 糖尿病　4 冠心病　5 慢性阻塞性肺疾病　6 恶性肿瘤　7 脑卒中 8 重型精神疾病　9 结核病　10 肝炎　11 先天畸形　12 其他			

遗传病史	1 无 2 有：疾病名称_____　　　　　①

残疾情况	1 无残疾　2 视力残疾　3 听力残疾　4 言语残疾　5 肢体残疾 6 智力残疾　7 精神残疾　　8 其他残疾_____　①/□/□/□/□/□

表 2-2　健康体检表

姓名：张亮　　　　　　　　　　　　　　　　　　编号□□-□□□□□

体检日期	2010 年　5 月　10 日	责任医生	

内容	检　查　项　目		
症 状	1 无症状 2 头痛 3 头晕 4 心悸 5 胸闷 6 胸痛 7 慢性咳嗽 8 咳痰 9 呼吸困难 10 多饮 11 多尿 12 体重下降 13 乏力 14 关节肿痛 15 视力模糊 16 手脚麻木 17 尿急 18 尿痛 19 便秘 20 腹泻 21 恶心呕吐 22 眼花 23 耳鸣 24 乳房胀痛 25 其他_____ ①/□/□/□/□/□/□/□/□/□		
一 般 状 况	体　温	36.7℃	脉　率	80 次/分钟
	呼吸频率	18 次/分钟	血　压	左　侧 150/80 mmHg 右　侧 156/84 mmHg
	身　高	172cm	体　重	75kg
	腰　围	cm	体质指数	
	臀　围	cm	腰臀围比值	

续 表

体检日期		2010 年 5 月 10 日		责任医生	
一般状况	老年人认知功能*	1 粗筛阴性 2 粗筛阳性,简易智力状态检查,总分 _____			1
	老年人情感状态*	1 粗筛阴性 2 粗筛阳性,老年人抑郁评分检查,总分 _____			1
生活方式	体育锻炼	锻炼频率	1 每天 2 每周一次以上 3 偶尔 4 不锻炼		2
		每次锻炼时间	30~60 分钟	坚持锻炼时间	5 年
		锻炼方式	慢跑		
	饮食习惯	1 荤素均衡 2 荤食为主 3 素食为主 4 嗜盐 5 嗜油 6 嗜糖			2 / □ / □
	吸烟情况	吸烟状况	1 从不吸烟 2 已戒烟 3 吸烟		2
		日吸烟量	平均 20 支		
		开始吸烟年龄	25 岁	戒烟年龄	55 岁
	饮酒情况	饮酒频率	1 从不 2 偶尔 3 经常 4 每天		2
		日饮酒量	平均 两		
		是否戒酒	1 未戒酒 2 已戒酒,戒酒年龄: _____ 岁		1
		开始饮酒年龄	20 岁	近一年内是否曾醉酒 1 是 2 否	2
		饮酒种类	1 白酒 2 啤酒 3 红酒 4 黄酒 5 其他 _____		2 / 4
	职业暴露情况	1 无 2 有(具体职业 _____ 从业时间 _____ 年) 毒物种类 化学品 _____ 防护措施 1 无 2 有 _____ 　　　　　毒 物 _____ 防护措施 1 无 2 有 _____ 　　　　　射 线 _____ 防护措施 1 无 2 有 _____			1 □ □ □
脏器功能	口 腔	口唇 1 红润 2 苍白 3 发干 4 皲裂 5 疱疹 齿列 1 正常 2 缺齿 3 龋齿 4 义齿(假牙) 咽部 1 无充血 2 充血 3 淋巴滤泡增生			1 2 2
	视 力	左眼 __1.0__ 右眼 __1.0__ (矫正视力:左眼 _____ 右眼 _____)			
	听 力	1 听见 2 听不清或无法听见			1
	运动功能	1 可顺利完成 2 无法独立完成其中任何一个动作			1
查体	皮 肤	1 正常 2 潮红 3 苍白 4 发绀 5 黄染 6 色素沉着 7 其他 _____			1
	巩 膜	1 正常 2 黄染 3 充血 4 其他 _____			1
	淋巴结	1 未触及 2 锁骨上 3 腋窝 4 其他 _____			1
	肺	桶状胸:1 否 2 是			1
		呼吸音:1 正常 2 异常 _____			1
		啰 音:1 无 2 干啰音 3 湿啰音 4 其他 _____			1

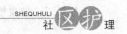

续 表

体检日期	2010 年 5 月 10 日	责任医生	

查体	心 脏	心率 ___80___ 次/分钟 心律：1 齐 2 不齐 3 绝对不齐 杂音：1 无 2 有 ___	1 1
	腹 部	压痛：1 无 2 有 ___ 包块：1 无 2 有 ___ 肝大：1 无 2 有 ___ 脾大：1 无 2 有 ___ 移动性浊音：1 无 2 有 ___	1 1 1 1 1
	下肢水肿	1 无 2 单侧 3 双侧不对称 4 双侧对称	1
	足背动脉搏动	1 未触及 2 触及双侧对称 3 触及左侧弱或消失 4 触及右侧弱或消失	2
	肛门指诊*	1 未及异常 2 触痛 3 包块 4 前列腺异常 5 其他 ___	1
	乳 腺*	1 未见异常 2 乳房切除 3 异常泌乳 4 乳腺包块 5 其他 ___	□/□/□/□
	妇科 外阴*	1 未见异常 2 异常 ___	□
	妇科 阴道*	1 未见异常 2 异常 ___	□
	妇科 宫颈*	1 未见异常 2 异常 ___	□
	妇科 宫体*	1 未见异常 2 异常 ___	□
	妇科 附件*	1 未见异常 2 异常 ___	□
	其 他*		
辅助检查	空腹血糖*	___5.6___ mmol/L 或 ___ mg/dl	
	血常规*	血红蛋白 __126__ g/L 白细胞 __4.5×10⁹__ /L 血小板170×10⁹/L 其他 ___	
	尿常规*	尿蛋白 __—__ 尿糖 __—__ 尿酮体 __—__ 尿潜血 __—__ 其他 ___	
	尿微量白蛋白*	___16.8___ mg/dl	
	大便潜血*	1 阴性 2 阳性	1
	肝功能*	血清谷丙转氨酶 ___32___ U/L 血清谷草转氨酶 ___28___ U/L 白蛋白 ___42___ g/L 总胆红素 ___12.3___ μmol/L 结合胆红素 ___3.5___ μmol/L	
	肾功能*	血清肌酐 ___93___ μmol/L 血尿素氮 ___4.5___ mmol/L 血钾浓度 ___4.0___ mmol/L 血钠浓度 ___142___ mmol/L	
	血 脂*	总胆固醇 ___6.4___ mmol/L 甘油三酯 ___1.07___ mmol/L 血清低密度脂蛋白胆固醇 ___3.7___ mmol/L 血清高密度脂蛋白胆固醇 ___1.56___ mmol/L	
	糖化血红蛋白*	___5.1___ %	

续 表

体检日期		2010 年 5 月 10 日	责任医生	
辅助检查	乙型肝炎表面抗原*	1 阴性　2 阳性		1
	眼　底*	1 正常　2 异常＿＿＿＿＿＿		1
	心电图*	1 正常　2 异常＿＿＿＿＿＿		1
	胸部 X 线片*	1 正常　2 异常＿＿＿＿＿＿		1
	B　超*	1 正常　2 异常＿＿＿＿＿＿		1
	宫颈涂片*	1 正常　2 异常＿＿＿＿＿＿		☐
	其　他*			
中医体质辨识*	平和质	1 是　2 基本是		☐
	气虚质	1 是　2 倾向是		☐
	阳虚质	1 是　2 倾向是		☐
	阴虚质	1 是　2 倾向是		☐
	痰湿质	1 是　2 倾向是		☐
	湿热质	1 是　2 倾向是		☐
	血瘀质	1 是　2 倾向是		☐
	气郁质	1 是　2 倾向是		☐
	特秉质	1 是　2 倾向是		☐
现存主要健康问题	脑血管疾病	1 未发现　2 缺血性卒中 3 脑出血 4 蛛网膜下腔出血 5 短暂性脑缺血发作 6 其他＿＿＿＿＿＿		1 /☐/☐/☐/☐
	肾脏疾病	1 未发现　2 糖尿病肾病　3 肾功能衰竭　4 急性肾炎　5 慢性肾炎 6 其他＿＿＿＿＿＿		1 /☐/☐/☐/☐
	心脏疾病	1 未发现　2 心肌梗死　3 心绞痛　4 冠状动脉血运重建 5 充血性心力衰竭 6 心前区疼痛　7 其他＿＿＿＿＿＿		1 /☐/☐/☐/☐
	血管疾病	1 未发现 2 夹层动脉瘤　3 动脉闭塞性疾病 4 其他＿＿＿＿＿		1 /☐/☐
	眼部疾病	1 未发现 2 视网膜出血或渗出 3 视乳头水肿 4 白内障 5 其他＿＿＿＿＿＿		1 /☐/☐
	神经系统疾病	1 未发现 2 有　＿＿＿＿＿＿		1
	其他系统疾病	1 未发现 2 有　＿＿＿＿＿＿		1

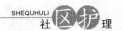

续表

体检日期		2010 年　5　月　10　日	责任医生		

	住院史	入/出院日期	原因	医疗机构名称	病案号
住院治疗情况		/			
		/			
	家庭病床史	建/撤床日期	原因	医疗机构名称	病案号
		/			
		/			

	药物名称	用法	用量	用药时间	服药依从性 1 规律　2 间断 3 不服药
主要用药情况	1　尼群地平	2 次/天	10mg/次	4 年	1
	2　美托洛尔	2 次/天	12.5mg/次	2 年	1
	3				
	4				
	5				
	6				

	名称	接种日期	接种机构
非免疫规划预防接种史	1		
	2		
	3		

健康评价	1 体检无异常 2 有异常 异常 1　　　高血压　　　 异常 2　　　血脂高　　　 异常 3　　　　　　　　 异常 4	2

健康指导	1 定期随访 2 纳入慢性病患者健康管理 3 建议复查 4 建议转诊 　　　　　　　　　　1/2/□/□	危险因素控制：　　　2/3/□/□/□/□ 1 戒烟　2 健康饮酒　3 饮食　4 锻炼 5 减体重(目标　　　　　　) 6 建议疫苗接种　　　　　　 7 其他

（三）重点人群健康管理记录

包括国家基本公共卫生服务项目要求的 0～36 个月儿童、孕产妇、老年人、慢性病和重性精神疾病患者等各类重点人群的健康管理记录。

1. 儿童健康管理记录。主要指 0～36 个月儿童的相关健康管理记录,包括新生儿家庭访视记录表、1 岁以内儿童健康检查记录表、1～2 岁儿童健康检查记录表、3 岁儿童健康检查记录表和儿童生长发育监测图。

2．孕产妇健康管理记录。包括第 1 次产前随访服务记录表、第 2～5 次产前随访服务记录表、产后访视记录表和产后 42 天健康检查记录表。

3．预防接种卡。

4．高血压患者随访服务记录。

5．2 型糖尿病患者随访服务记录。

6．重性精神疾病患者管理记录。包括重性精神疾病患者个人信息补充表和重性精神疾病患者随访服务记录表

(四)其他医疗卫生服务记录

包括上述记录之外的其他接诊记录、会诊记录等。

1．接诊记录表中所记录的健康问题。接诊记录表中所记录的健康问题可以是诊断明确的疾病，也可以是疾患，包括社会、心理、行为方面的问题。从时间跨度上，包括发生在过去、现在和将来的任何时期，因此接诊记录表能动态地记录居民一生中所发生的健康问题（见表 2-3）。

在建立健康档案前三天，老张患了上呼吸道感染，以下是张微协助社区医生为老张建立的接诊记录。

表 2-3　接诊记录表

姓名：张亮　　　　　　　　　　　　　　　　编号□□-□□□□□

就诊者的主观资料：
患者于 3 天前出现鼻塞、流涕，同时伴有咽痛，但无咳嗽、咳痰，无发热，自服康泰克感冒药后无明显好转。

就诊者的客观资料：
查体：T37℃，咽部充血，无脓点，扁桃体无肿大，两肺呼吸音清，未闻及干湿性啰音。

评估：
诊断首先考虑为"上呼吸道感染"。

处置计划：
1. 建议患者多休息，多喝水。
2. 症状显著可继续服用康泰克。
3. 如上述症状进一步加重，如出现发热等建议及时就诊。

医生签字：

接诊日期：＿2010＿年＿5＿月＿10＿日

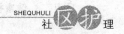

2. 会诊、转诊记录。在社区卫生服务机构，由于受条件限制，有些疾病则需要通过会诊、转诊来解决。因此，会诊、转诊是社区医护人员协调性服务的重要手段。会诊记录与医院现行的记录方式相同，而社区医疗中的转诊是一种双向转诊（社区医护人员把病人转到综合性医院，综合性医院把病人处理后又转回到社区）。为保持病程记录的完整性，需设计"双向转诊单"（见表2-4、2-5、2-6）。

表2-4　会诊记录表

姓名：_____　　　　　编号□□-□□□□□

会诊原因：

会诊意见：

会诊医生及其所在医疗机构：

医疗机构名称　　　　　　　　　　　　　　会诊医生签字

_____　_____　_____　_____

_____　_____　_____　_____

_____　_____　_____　_____

_____　_____　_____　_____

　　　　　　　　　　　　　　　　　　　　　　责任医生：_____

　　　　　　　会诊日期：_____年_____月_____日

表 2 - 5 双向转诊(转出)单

存 根

患者姓名_____性别_____年龄_____档案编号_____

家庭住址_____联系电话_____

于____年____月____日因病情需要,转入_____单位

_____ 科室_____接诊医生。

转诊医生(签字):

年 月 日

双向转诊(转出)单

_____(机构名称):

现有患者_____性别_____年龄_____,因病情需要,需转入贵单位,请予以接诊。

初步印象:

主要现病史(转出原因):

主要既往史:

治疗经过:

转诊医生(签字):

联系电话:

_____(机构名称)

年 月 日

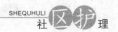

表2-6 双向转诊(回转)单

存 根

患者姓名_____性别_____年龄_____病案号_____

家庭住址_____·_____联系电话_____

于_____年___月___日因病情需要,转回_____单位

_____接诊医生。

转诊医生(签字):

年 月 日

双向转诊(回转)单

_____(机构名称):

现有患者_____因病情需要,现转回贵单位,请予以接诊。

诊断结果_____ 住院病案号_____

主要检查结果:

治疗经过、下一步治疗方案及康复建议:

转诊医生(签字):

联系电话:

_____(机构名称)

年 月 日

二、建立家庭健康档案

家庭健康档案是记录与居民健康有关的各种家庭因素及家庭健康问题的系统资料。通常,家庭健康档案包括家庭基本资料、家系图、家庭生活周期健康维护表,家庭问题目录等。

(一)家庭基本资料

主要包括家庭环境与家庭成员情况等(见表2-7)。

张微通过和老张的交谈,基本了解了他家的家庭环境和家庭成员情况。

表 2-7 家庭基本资料

户主：张亮　　　　　　　　　　　　档案号：

建档医生：　　　　　　　　　　　　建档日期：2010.5.10

家庭住址：金华市青春小区 5 幢 2-301 室

家庭位置：集居/孤居　　　距服务站___5___km

住房面积：总面积___120___m²，人均面积___40___m²

家庭成员情况：

姓　名	性别	关　系	出生日期	出生地	职　业	婚　姻
张亮	男	父亲	1952.9	金华		已婚
王芳	女	母亲	1953.8	金华		已婚
张丽	女	女儿	1982.3	金华		未婚

（二）家系图（family tree）

家系图是以绘图方式表示家庭结构及家庭成员健康状况的简洁资料。由于家系图可以快速而清晰地显示某一个家庭的概貌，因而是社区医疗中非常实用的资料。通常，家系图应包括以下一些内容：

家庭中三代或三代以上成员的关系（绘制家系图的常用符号及其含义，见表 2-8）；

各家庭成员的姓名；

各家庭成员的出生年份或年龄；

如果家庭成员中有死亡者，应注明其死亡年份或年龄、死亡原因；

家庭成员患有的主要健康问题，并可采用某些标志；

标出生活在一起的家庭成员；

家庭成员的婚姻状况；

家庭中的同一代人，在图中应按出生先后自左向右排列（家系图的绘制见图 2-1）。

表 2-8 家系图的常用符号及其含义

家 系 符 号	意 义
□	男 性
○	女 性
⊘ 或 ∅	死 亡
□↙ 或 ○↙	关键病患

家 系 符 号	意 义
□—○	婚 姻
●	流产（人工或自然）
双胞胎符号	双 胞 胎
□〜○	婚姻不和谐
□—/—○	分 居
□—//—○	离 婚
□⋯○	领 养

图 2-1 是张微为老张一家绘制的家系图，该图表示：这是一个三口之家，户主张亮与其二女儿生活在一起，其母李英患有肥胖症，47 岁死于癌症；岳父王其患有糖尿病，63 岁死于脑血管意外；二女儿张丽患有肥胖症和糖尿病；大女儿张一文婚后夫妻不和。

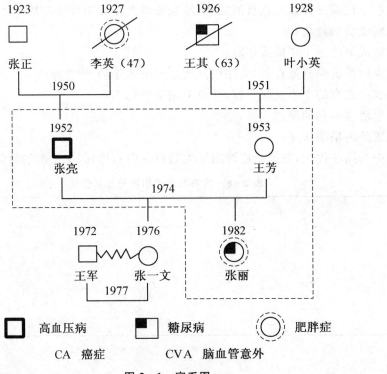

图 2-1 家系图

（三）家庭主要健康问题目录

应当记录家庭成员的主要健康问题和整个家庭的主要健康问题。家庭成员发生健康问题，若属于主要健康问题，则既要把它记录在个人健康档案的主要健康问题目录中，也要记录在家庭健康档案的家庭主要健康问题目录内，以便在发生个人健康问题时，可以方便地从家庭健康档案中了解到其他成员的健康状况。家庭主要健康问题目录的内容一般包括序号、问题发生日期、问题名称等（见表2-9）。

老张患有高血压病，作为家庭的主要成员，他的健康问题应记录在家庭主要健康问题目录中。

表 2-9　家庭主要健康问题目录

一、家庭成员主要健康问题					
姓名：张亮　　档案号：			姓名：　　档案号：		
序　号	发生日期	问题名称	序　号	发生日期	问题名称
1	2005.3	高血压病			
姓名：　　档案号：			姓名：　　档案号：		
二、家庭主要健康问题					
序　号	发生日期	问　题　名　称		备　注	

（四）家庭生活周期健康维护记录

家庭生活周期中的8个阶段都有其特定的发展内容和容易发生的健康问题，根据家庭生活周期中各阶段健康问题的发生规律制定相应的预防计划，就可以避免或减少问题的发生。因此，制定家庭生活周期健康维护表（见表2-10），实施以预防为导向的家庭生活周期健康管理，是社区医护人员体现以家庭为单位服务的重要内容。

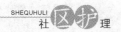

表 2-10　家庭生活周期健康维护表

阶段	新 婚 期	第一个孩子出生	有学龄前儿童	有学龄儿童
时间				
健康维护纪录				
阶段	有青少年	孩子离家创业	空巢期	老龄期
时间				
健康维护纪录				

（五）家庭功能评估记录

家庭功能评估有多种方法,由斯密克汀(Smilkstein)设计的 APGAR 家庭功能问卷是一种简便的家庭功能评估方法,它可以粗略、快速地对家庭功能进行评估。

这种评估方法共分两个部分:

第一部分测量个人对家庭功能的整体满意度,由 5 个问题组成,每个问题代表一项家庭功能(见表 2-11)。

第二部分了解受测者个人与家庭成员之间的关系。即要求病人分别按良好、一般、不好三个等级去评价本人与其他家庭成员之间的关系。然后,综合两部分评价结果判断家庭功能状况。

表 2-11　家庭功能评估问卷

内　　　容	评　价		
	经　常	有　时	很　少
1. 当遇到问题时,可以从家人中得到满意的帮助。	☐	☐	☐
2. 我很满意家人与我讨论各种事情以及分担问题的方式。	☐	☐	☐
3. 当我希望从事新的活动或发展时,家人都能接受且给予支持。	☐	☐	☐
4. 我很满意家人对我表达感情的方式和对我情绪的反应。	☐	☐	☐
5. 我很满意家人与我共度时光的方式。	☐	☐	☐

注:"经常这样"得 2 分,"有时这样"得 1 分,"几乎很少"得 0 分。然后将 5 个问题得分相加,计算出总分。

三、建立社区健康档案

社区健康档案是记录社区卫生资源、社区主要卫生问题及社区居民总体健康状况的系统性资料。通常,社区健康档案应包括社区基本资料、社区卫生服务资源、社区卫生服务状况和社区居民健康状况等内容。

（一）社区基本资料

社区基本资料主要是记录社区的概况，由以下四部分组成。

1. 社区自然环境。不同的社区，其地理、气候、资源、动植物分布等自然环境往往存在较大的差异，这些自然环境特征与居民的疾病发生、发展关系密切。通常，我们要收集社区的地形、地貌、气象条件、大气污染、饮用水状况、粪便垃圾处理等方面的资料。

2. 社区人口学资料。包括社区人口的数量、年龄结构、性别构成、老年人口系数、出生率、死亡率、人口自然增长率、社区居民的婚姻状况、职业分布、家庭构成及社区人口的文化构成等。

3. 社区经济状况。社区的经济状况对社区居民健康会产生很大的影响。可用人均收入、消费水平及就业率、失业率等指标来描述。

4. 社区潜在资源。指可以动员起来为居民健康服务的社区人力、财力、物力。包括居民的社区意识、政府部门对社区卫生事业的运作、社区卫生经费投入、社区居民对卫生事业的关心和参与程度、社区卫生组织能力等方面的资料。

（二）社区卫生资源

是社区健康档案的重要资料，其内容主要包括卫生服务机构和卫生人力资源两方面。

1. 卫生服务机构。指直接（间接）为居民提供卫生服务的专业机构。包括公立或私立的医院、门诊部、卫生所、保健院、康复护理院等。每个机构的地点、服务范围、优势项目等均要记录在案。

2. 卫生人力资源。主要记录社区卫生人员数量、结构等状况。

（三）社区卫生服务状况

一般包括门诊统计、转诊统计及住院统计。

1. 门诊统计。包括门诊量（人次）、就诊率、每人每年就诊次数、门诊常见问题种类及构成等。

2. 转诊统计。包括转诊病人数量（转诊率）、患病种类及构成、转诊单位等。

3. 住院统计。包括住院病人数量、住院率、平均住院天数等。

（四）社区居民健康状况

主要包括社区疾病谱与死因谱；社区居民健康问题分类及性别、年龄、职业、文化、家庭等层次分布情况；社区居民就医方式、医疗费用及支付方式、就医满意度等；社区流行病、传染病的流行与监控情况；社区健康危险因素的变化情况等。（具体详见社区护理评估）

知识拓展

一、电子健康档案的建设

电子健康档案，也称为电子健康记录，即电子化的健康档案，是关于医疗保健对象健康状况的信息资源库，该信息资源库以计算机可处理的形式存在，并且能够安全地存储和传输，各级授权用户均可访问。

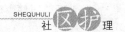

通过建立电子健康档案能方便地查询健康档案中个人、家庭、社区的相关信息。并能将健康档案中的图像信息,如病人的 X 线片、CT 片、超声图像、心电图等资料,甚至声音及动态画面都存入计算机,就会使健康档案的内容更加完整、生动。在转、会诊过程中,现代计算机网络技术可以快速地传递健康档案资料,实现远程会诊的目的,充分发挥资料共享的作用。

现在国内对健康档案管理软件的开发已经比较成熟,但仅局限于将健康档案的相关内容输入计算机中,并没有实现互联网的共享。因此要进一步建设基于健康档案的区域卫生信息系统,实现真正意义上的卫生信息的共享。

二、基于健康档案的区域卫生信息系统的建设

近些年来,英国、美国、加拿大、澳大利亚等一些国家先后投入巨资开展了国家和地方级以电子健康档案和电子病历数据共享为核心的区域性卫生信息化建设。这些举措的主要推动力来自于伦理上的需求——最大限度地保证公民的医疗质量和安全性,以提升整体医疗服务质量、提高医疗服务可及性、降低医疗费用、减少医疗风险。

我国一些经济发达地区开始积极探索建立本地区的区域卫生信息化建设,取得了明显进展。如上海市闵行区、广州番禺区和福建厦门市都开展了基于健康档案的区域卫生信息化建设工作,部分实现了区域居民健康档案在医院、社区之间的共享以及基于健康档案的"电子双向转诊服务"。

基于健康档案的区域卫生信息系统是指以区域内健康档案信息的采集、存储为基础,能够自动产生、分发、推送工作任务清单,为区域内各类卫生机构开展医疗卫生服务活动提供支撑的卫生信息平台。区域化卫生信息系统包括电子政务、医保互通、社区服务、双向转诊、居民健康档案、远程医疗、网络健康教育与咨询,实现预防保健、医疗服务和卫生管理一体化的信息化应用系统。其核心内容是电子健康档案。系统主要以服务居民为中心,兼顾卫生管理和辅助决策的需要。

通过区域卫生信息平台,将分散在不同机构的健康数据整合为一个逻辑完整的信息整体,形成一个满足与其相关的各种机构和人员需要的共享的区域卫生信息系统。使医疗服务人员在任何时间、任何地点都能及时获取必要的信息,以支持高质量的医疗服务;使公共卫生工作者能全面掌控人群健康信息,做好疾病预防、控制和健康促进工作;使居民能掌握和获取自己完整的健康资料,参与健康管理,享受持续、跨地区、跨机构的医疗卫生服务;使卫生管理者能动态掌握卫生服务资源和利用信息,实现科学管理和决策,从而达到有效控制医疗费用的不合理增长、减少医疗差错、提高医疗与服务质量的目的。

区域卫生信息化和电子健康档案建设是一项十分复杂、难度较大的系统工程,在实施过程中,仍然面临诸多挑战,各国的各种探讨和建设实践,为我国基于健康档案的区域卫生信息化建设提供了可供借鉴的经验。

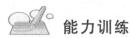 能力训练

孙达,男,55岁,为某中学数学教师,患有 2 型糖尿病,平时服用格列本脲,血糖控制良好,无烟、酒等不良嗜好。其妻子李梅,52岁,因风湿性心脏病、二尖瓣狭窄在家休养。有一

女儿,孙晓莉,20岁,目前在外地上大学。

根据以上病例的基本情况,让学生进行角色扮演,通过沟通,建立个人健康档案和家庭健康档案。

项目小结

本项目主要介绍了个人、家庭及社区健康档案的组成内容、健康档案的管理方法和建立居民健康档案的意义。要求学生通过与社区居民的良好沟通获得居民及其家庭的相关情况,采用正确的记录格式来建立个人、家庭及社区的健康档案,并能够对已建立的健康档案进行计算机的管理。

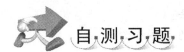

自测习题

一、选择题(A1 型题)

1. 重点人群健康管理记录不包括以下哪项: （　　）
    A. 产后 42 天健康检查记录表　　　　B. 1 型糖尿病患者随访服务记录
    C. 预防接种卡　　　　D. 高血压患者随访服务记录
    E. 儿童生长发育监测图

2. 以下哪项不是家系图的内容: （　　）
    A. 家庭成员的姓名　　　　B. 家庭成员的年龄
    C. 家庭成员的婚姻状况　　　　D. 家庭的主要健康问题
    E. 家庭成员的死亡原因

3. 家系图中的符号"□"代表的意义是: （　　）
    A. 男性　　　　B. 女性　　　　C. 死亡
    D. 婚姻　　　　E. 分居

4. 社区基本资料中不包括以下哪项: （　　）
    A. 社区经济状况　　　　B. 社区人口学资源
    C. 社区卫生资源　　　　D. 社区自然环境
    E. 社区潜在资源

5. 区域化卫生信息系统不包括以下哪项: （　　）
    A. 双向转诊　　　　B. 电子病历　　　　C. 居民健康档案
    D. 远程医疗　　　　E. 医保互通

二、简答题

1. 解释基于健康档案的区域卫生信息系统并说明其建立的意义。
2. 建立居民健康档案有何意义?

（夏涛）

项目三　社区健康教育

任务 1　开展社区健康教育

案例导入

　　护士小王休完假回社区医院上班,发现患者较请假之前明显增多,主要是呼吸道疾病的患者,而且多数为老年人。小王想,目前正值夏秋交替之时,气候干燥,温差变化大,是呼吸道疾病,如感冒、支气管炎、肺炎、支气管哮喘等的易发季节。前几天电视上还看到周边县市有甲型 H1N1 流感发现呢! 小王想到这些,不由得心头一紧,想到她所工作的这个社区居住的大多数是老年人,所以决定组织针对老年人呼吸道疾病的健康教育。

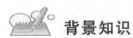

背景知识

一、健康教育概述

(一)健康教育的定义

　　健康教育是指通过有计划、有组织、有系统的各种活动,使健康信息在教育者与被教育者之间传递和交流,使受教育者树立健康意识,自觉自愿地改变不良行为,建立有益于健康的行为和生活方式,消除或减轻影响健康的危险因素,从而达到预防疾病、维护和促进健康的目的。健康教育不同于其他教育,其实质是一个干预过程。通过运用教与学的一些理论,增进人们的健康知识,自愿采取健康的生活方式,有效利用现有的卫生保健资源,最终达到改善人们健康状况,提高生活质量的目的。

(二) 社区健康教育

社区健康教育是指以社区为单位,社区居民为教育对象,以促进社区居民健康为目标而进行的有组织、有计划、有系统、有评价的健康教育活动。其目的是发动和引导社区居民关心自身、家庭和社区的健康问题,积极参与健康教育的计划与实施,养成良好的健康行为和生活方式,促进自身及社区的健康。与应用护理程序开展临床护理一样,社区健康教育的程序包括评估、确定问题、计划、实施、评价5个基本步骤。

(三) 健康教育的目的

健康教育被世界公认为是一项投入少、产出高、效益大的卫生保健战略措施。其主要目的是:

1. 增进个体和群体对健康的认识,更新观念,创造"人人为健康"的氛围。

2. 改善个体和群体的生活环境和人际关系,消除健康危险因素,增强人们的自我保健意识和自我保健能力。

3. 促进个体和群体有效利用卫生保健资源,预防非正常死亡、疾病以及残疾的发生。

4. 鼓励个体和群体采取和维持健康的生活方式,提高生活质量,维持健康体魄。

二、健康教育理论——"知信行模式"

见图 3-1。

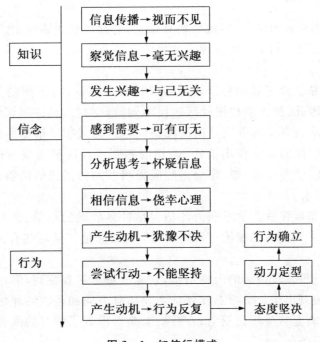

图 3-1 知信行模式

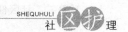
知是基础,信是动力,行动是目的。知识(信息)是行为改变的必要条件,具备了知识,还须采取积极的态度,对知识进行有根据的独立思考,培养责任感,逐步形成信念;知识上升为信念,就可以支配人的行为。如戒烟行为达成,首先需要吸烟者知道烟草的危害性、危害程度及戒烟的益处、戒烟的知识等,逐步转变态度,并相信吸烟有害健康,确信自己有能力戒烟和戒烟有利于自身等,戒烟才会成功。人从接受信息到行为改变,要经历一系列复杂的过程,了解行为转变的过程,采取适当的健康教育策略,才能达到行为改变的目的。

要改变多年养成的生活方式和不良行为,并非易事。在实际生活中,我们常常会遇到知而不行的情况,如很多人明知吸烟有害健康,但仍照吸不误。这与很多因素有关,例如人们普遍存在侥幸心理,认为自身未必会在这些危险行为下产生影响;此外,改变一些不良行为,尤其是一些成瘾性行为,需要付出艰苦的努力,有些还可能引起与群体行为的不一致,招致群体的排斥等。因此,健康教育是一个系统工程,要达到行为改变的目标,需要讲究一定的策略。

> 小王复习了健康教育的相关信息后,决定综合采用"知信行模式"来指导社区健康教育。在这之前,小王为了提高社区健康教育的效果,先对该社区居民的情况做一个简要的评估。

工作过程

一、健康教育评估

评估是指在收集社区居民主、客观资料基础上,对社区居民需求做出初步估计的过程。评估学习需求的目的是为制定有针对性的教育计划提供依据。

(一)评估内容

1. 学习需求评估。社区居民对学习的需求是动态多变的,不同的发展阶段会不断产生新的学习需求。因此,护士应根据社区居民不同阶段的特点,适时评估社区居民的学习需求。了解居民需求最直接的方法是向居民提问,如"您最想了解哪些健康知识?"通常这种提问可使护士对居民的需求作出清晰、确切的判断。社区护士也可以对社区居民进行反提问来了解居民的学习需求,如"您会做呼吸操吗?"通过居民的回答便可判断出知识缺乏程度,确定学习需求。

2. 学习能力和态度评估。学习能力评估包括社区居民的年龄、视力、听力、记忆力、反应速度、疾病状态等。通过评估护士可确定社区居民是否能够学习和有无学习能力,以指导制订学习计划。

态度是个人的一种比较持久的内在情绪,它无法被直接观察到,但可以从人们的言语、行为以及其他方面表现出来。学习态度评估主要指其方向和强度的评估,即社区居民有无学习愿望;对健康教育是接受还是反对;在行动上是否做好了学习的准备;通过教育是否能产生行为改变的效果等。

3. 社会文化背景评估。重点评估社区居民的生活方式。评估内容包括社区居民的职业、文化程度、经济收入、住房条件、饮食习惯、睡眠习惯、烟酒嗜好、运动情况等。此外,社区居民的价值观和信仰模式也会影响其对健康的看法和教育的态度。

4. 学习准备评估。 学习准备评估的重点是社区居民参与学习的情况。如社区居民身体状况是否允许其参与学习,是否准备参与学习,是否知道教育的内容,对学习的态度及其焦虑程度如何等。

5. 教育环境评估。 教育环境评估包括:自然环境,如健康教育场所是否安静无干扰、是否有舒适的座位、是否有利于教学等;人文环境,如教育者与学习者有无建立良好的信任关系、教育过程中是否保持双向的交流,以及学习者之间的交流和态度等。这也是保证健康教育成效的必要条件。

6. 教育者评估。 主要从教学能力、教学态度、专业知识和技能、教师的精力等方面去评估。健康教育者不仅要有扎实的专业知识和技能,还应具备一定的教育学知识、掌握一定的教学技巧。

(二) 评估方法

1. 收集与居民学习有关的资料。

(1)资料分类。资料可分主观资料和客观资料两类,主观资料是通过社区居民的自诉,或护士提问而获得对学习的想法、知觉、感受和愿望的叙述。客观资料是护士通过护理体检而查出的患者知识缺乏的临床表现。

(2)获取资料的途径。获取资料的途径有个人、家庭、社区和其他社区工作者,以往的治疗记录和护理记录。

(3)获得资料的方法。

1)直接接触法。指通过直接询问获得资料的方法。

2)观察法。指社区护士应用自己的感觉进行观察的方法。两种方法相辅相成,重要的是在接触学习对象时,应仔细倾听,同时也可以通过观察对方的态度反应和表情来收集所需的资料。

(4)对资料的处理。首先应经过综合分析、思考,找出资料之间的联系,明确资料所提供的线索和意义是什么。在此基础上筛选出有参考价值的资料和现象,将引起这种现象和预测的因素进行联系,最后确定学习对象的学习需求是什么,学习对象的学习能力、学习态度和学习准备情况如何。

2. 问卷调查。

问卷可分为开放式问卷和封闭式问卷,无论哪种问卷形式,设计时均应注意以下事项:一个问题只能询问一件事,避免一题多问,以便调查对象做出明确的答复;避免诱导性问题;慎重处理敏感与隐私的问题;研究问卷的信度和效度应处于可接受范围;认真考虑问题的排列顺序。

小王走访了社区并与居民进行了充分的评估性交谈,同时设计了一个合适的问卷表,对该社区老人居民做了问卷调查,发现他们缺乏预防呼吸道疾病的知识,而且该社区老人居民对呼吸道感染的知识需求大,他们很想知道如何预防呼吸道感染,比如社区李奶奶一旦感冒生病,总是表现为咽部分泌物增多、呕吐、食欲下降、发热,要进医院去输液才能改善症状,而且体重明显减轻,常常需要2周左右才能恢复,这让李奶奶深受折磨。因此老人们对来自社区护士的帮助非常期待。

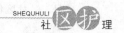

二、确定健康教育问题

确定社区健康教育问题,即社区健康教育诊断。社区护士认真分析所收集到的资料,从而确认教育对象或社区存在的健康问题和学习需要。确定问题要按以下步骤进行。

1. 根据评估结果,列出社区或社区居民存在的健康问题以及学习需要。经调查发现社区老年人存在知识缺乏,有不良生活行为的健康问题;有学习健康知识的愿望和改变不良生活行为的决心。

2. 挑选出通过健康教育可解决或改善的问题,排除生物遗传因素导致的健康问题。小王选了知识缺乏,有不良生活行为。

3. 将挑选出的健康问题按其对社区以及社区居民威胁的严重程度进行排序。

4. 找出与健康问题相关的行为因素和环境因素,以及促使社区居民改变行为的相关因素。

5. 分析社区护士所具备的条件和能力,以及社区资源。小王有 5 年呼吸科临床护理工作经验,并且经过规范的社区护理工作培训,具有健康教育的能力;社区还有一批热衷于公益事业的退休教师和退休医务人员,社区内有适合健康教育的场所。

小王分析了上述评估资料,得知该社区的老年人对疾病的易感性和严重性认识不足,缺乏自我保健行为,大多数老年人都有吸烟的不良生活习惯。另外,老人们的听力和视力等功能下降,接受学习信息较慢。所以小王考虑准备适合老人学习的方式来进行健康教育。小王想,她有责任且有能力帮助他们获得相关的健康知识,改变不良的生活行为,提高晚年的生活质量,她着手制订一份详尽的社区健康教育计划。

三、健康教育计划

教育计划既是组织教学对象学习的依据,又是实现教育目标的保证。社区护士在评估和确定问题后,要与其他相关的社区卫生服务人员以及个人、家庭共同磋商制定健康教育计划。健康教育的计划内容包括:

(一)确定社区健康教育的目标

提高社区老年人对呼吸道疾病的认知能力,掌握更多的自我保健基本技能,减少疾病的复诊率。

(二)社区健康教育的内容和预期结果

教育内容包括:① 诱发呼吸道疾病的危险因素;② 预防呼吸道疾病的措施,即呼吸功能锻炼、戒烟、保持呼吸道清洁、合理营养等。

预期结果:① 说出诱发呼吸道疾病的危险因素;② 学会深呼吸、腹式呼吸、缩唇呼吸和有效咳嗽等自我保健基本技能;③ 戒烟;④ 学会合理搭配膳食。

(三)确定社区健康教育的方式

为了让社区老年人多了解和掌握如何预防呼吸道疾病知识,小王不仅在橱窗里贴宣传专刊,还在社区党员活动室举办关于"呼吸道疾病预防知识"健康讲座并发放健康教育手册。

（四）实施社区健康教育活动的时间、场所、对象和人数（见表 3 - 1）。

表 3 - 1　社区预防呼吸道疾病健康讲座时间安排

日期/时间	内　容	场　所	对　象	人　数	主讲人
8 月 20 日 14：00	甲型 H1N1 流感的预防	社区党员活动室	老年居民	50 人	小王
8 月 27 日 14：00	呼吸道疾病的危险因素	社区党员活动室	老年居民	50 人	王医生
9 月 3 日 14：00	预防呼吸道病的措施	社区党员活动室	老年居民	50 人	王医生
9 月 10 日 14：00	呼吸操	社区党员活动室	老年居民	25 人	小王
9 月 17 日 14：00	呼吸操	社区党员活动室	老年居民	25 人	小王

（五）选择客观的、可测量的描述社区健康教育评价的指标和标准

　　小王忙了近一个星期，感到了作为社区护士的工作压力。她想，必须要有一个完善的健康教育策略才能更好地达到健康教育的目标。于是，她复习了健康教育的策略，并准备将它们有机地运用到健康教育的活动中去。

四、健康教育实施

　　实施是将计划中的各项教育措施落实到实处的过程。健康教育实施是一个连续、动态的过程，在此过程中注意信息的反馈，发现问题，随时对活动的某些细节进行修改或补充，注意实施的策略和方法，做好组织协调和质量控制。健康教育实施策略主要有：

　　（一）政策支持

　　健康教育是一个系统工程，所解决的问题是医学问题，更是一个社会问题，仅靠医护人员是不能完全解决的。必须积极开发领导层，获得政策支持，政府从改变政策开始，加强对健康教育的管理。首先，在制订医疗卫生事业发展基本目标时，应从过去的"保障全民享有基本医疗"向"保证全民享有健康保健"转变。其次是建章立制，依法开展健康教育。最后，必须加大对健康教育的投入，使有限的经费发挥出最大的效益。

　　（二）环境支持

　　健康教育是一项依靠科学技术、全社会动员、人人参与的社会系统工程。它必须通过政府和社会共同努力，明确个人与社会对健康各自所负的责任，加强社会各阶层、各部门之间的协作，形成环境支持氛围，确保所有部门和社会团体积极参与到健康教育行动中来。

　　（三）动员学习对象的参与

　　教育活动中，学习对象的参与对调动学习者的学习兴趣、提高学习自觉性、掌握健康知识和技能等具有促进作用。

　　（四）注重信息传播技巧

　　健康教育实质是各种信息的传播过程，在人际信息传播活动中，听、说、看、问、答、表情、动作等,都是构成人际传播的基本方式,每一种传播方式都有一定的技巧,技巧运用得好坏直接影响到传播的效果。健康教育的传播技巧有:

1. 语言传播技巧。尊重对方,语速适中,通俗易懂,主题明确,合适的提问,适当重复,注意反馈,适当使用附加语。

2. 非语言传播技巧。适当的仪表服饰、体态、姿势,举止稳重,通过无言的动作传情达意。如注视对方表示专心倾听;点头表示对对方的理解和同情;以手势强调重要性。与教育内容相符的语调、语气,以及表现出来的良好的个人素质等。

(五)学习内容适合学习对象

学习内容选择要符合学习对象的利益,满足学习对象的需求,必须有针对性,要考虑学习对象的需要和学习对象的学习能力,要与建立健康行为相结合,实施教育后,学习对象的行为能发生改变。并且要从简单到复杂,从具体到抽象,循序渐进,以提高学习兴趣。

(六)选择不同的教育方法

选择教育方法应结合学习对象的健康问题、健康行为和影响健康行为因素,一般选择两种以上教育方法。首先选择比较简单、经济的教育方法,如讲演、个别指导、现身说法等。并且将不同的教育方法进行合理组合。一些技能性的知识应该适当地安排实践活动,以促进知识的掌握。

(七)重视健康教育信息反馈

社区护士在健康教育活动过程中及健康教育活动后收集信息,发现问题及时调整,不断完善健康教育的内容、方式和方法,以提高效率。

> 小王有序地安排了 4 个星期的健康教育,采用了口头提问诱发呼吸道疾病的危险因素和预防呼吸道疾病的措施;并请学员演示深呼吸、腹式呼吸、缩唇呼吸和有效咳嗽等自我保健基本技能;同时也发放问卷调查表调查学员不良生活行为改变的情况。

五、健康教育评价

(一)健康教育评价的种类

健康教育是对健康教育计划进行检查、总结,包括过程评价和效果评价。过程评价,是在健康教育活动中教与学双方的参与情况、活动进展及活动效率等,以便根据评价的结果及时修改教育方法和方式等。效果评价,是在健康教育结束时,对照健康教育目标对教育活动进行全面检查、总结,其中近期效果评价主要侧重于教育对象的知识、态度、行为等方面产生的影响和变化及变化的程度,而远期效果评价则侧重于反映人群健康水平的指标上,如发病率、患病率、致残率、死亡率、平均寿命等。

(二)健康教育评价的方法

座谈会、家庭访问、问卷调查、卫生学调查、卫生知识测验以及卫生统计方法等。

> 健康教育活动结束后,小王对老人们的学习结果做了一些简易的评价,参加健康教育的老人们基本能够说出诱发呼吸道疾病的危险因素和预防呼吸道疾病的措施;学会了深呼吸、腹式呼吸、缩唇呼吸和有效咳嗽等自我保健基本技能;16 人戒烟,占吸烟老人 18%。而每年老年人呼吸道疾病发病率下降的情况是远期效果评价的依据。

知识拓展

一、健康教育理论——健康信仰模式

健康信仰模式,是由罗森斯托克(Rosenstock)、霍克巴姆(Hochbaum)和克格莱斯(Kegeles)于 20 世纪 50 年代早期提出,并由贝克尔(Becker)在 70 年代进行修改后形成的理论框架(见图 3-2)。该模式解释了为什么有的人能采取特定的行为方式来避免疾病,而有的人却做不到;并明确指出,健康信仰是人们接受劝导、改变不良行为、采纳和促进健康行为的关键。而健康信仰的形成,取决于个体对健康的认识和观点,包括对疾病易感性和严重性的认识,对健康状况的理解,对自我健康中的作用的理解,以及对健康促进行为有利性的理解等;同时,受个体人口学特征、社会心理因素、人际影响、情景因素、行为因素及个人的疾病知识和经历等的影响。

按照健康信仰的模式,关于行为改变,首先人们必须对现在的行为生活方式感到害怕,认识到具体威胁和严重性;然后,相信改变特定的行为会得到非常有价值的结果,认识到改变行为带来的效益,并对于存在的种种障碍有思想准备,具有克服的办法;最后,应具有自信心,感到自己有能力做出行为的改变。

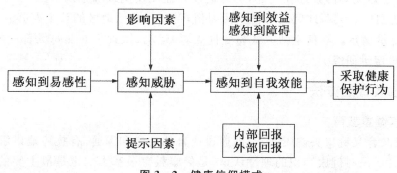

图 3-2 健康信仰模式

二、健康相关行为

与健康和疾病有关的行为,称为健康相关行为。按其对行为者自身和他人的影响,可分为健康行为和危险行为。健康行为是客观上有益于健康的行为,而危险行为是客观上不利于健康的行为。

(一)健康行为的分类

根据哈律士(Harris)和顾坦(Guten)的建议,健康行为可分为 5 类。

1. 基本健康行为。 指一系列日常生活中基本的健康行为,如积极的休息与睡眠、合理营养等。

2. 预警行为。 是预防事故发生以及事故发生后如何处置的行为,如驾车系安全带,火灾发生后自救等。

3. 保健行为。 指合理、正确使用医疗保健服务以维护自身健康的行为,如预防接种、定

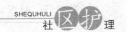

期体检等。

4．避开环境危害行为。 环境危害既指环境污染又指生活紧张事件等。

5．戒除不良嗜好行为。 不良嗜好主要指吸烟、酗酒和吸毒等。

（二）危险行为的分类

危险行为主要有致病性行为和不良生活方式。致病性行为，是导致特异性疾病发生的行为模式。研究较多的是 A 型行为是好发冠心病的行为模式，研究表明，A 型行为者的冠心病发病率、复发率和死亡率均显著性地高于非 A 型行为者。生活方式，是人们一切生活活动的总和，可以认为，生活方式是一种更持久的行为模式，是社会和文化背景的一种复合表达。

不良生活方式是一组习以为常的对健康有害的行为模式，对机体的作用有以下特点。

1．潜伏期长。 不良生活方式的致病作用一般要经过较长的时间才表现出来。如吸烟几十年后才发生肺癌。因此，要研究不良生活方式与疾病的关系，以及这种关系被人们理解、接受，都有一定的难度。所以，必须提供一定的机会去实施干预，减少其危害作用。

2．特异性差。 不良生活方式与疾病的关系缺乏一对一的对应关系，特异性较差。表现在：一种不良生活方式与多种疾病有关，如吸烟与肺癌、冠心病、高血压有关；一种疾病与多种不良生活方式有关，如高血压与吸烟、高盐饮食、缺乏锻炼等多种不良生活方式有关。

3．协同作用。 多种不良生活方式联合作用，可使其危害作用加强。如高盐饮食、高脂饮食、吸烟、缺乏运动等因素加在一起，更易促发高血压发病或加重病情。

4．影响范围广。 某些地区的不良生活习俗，可以影响该地区的整个人群。

5．难以定量测定。 不良生活方式易变性大，如运动、饮食等并非每天都一样，经常会有一些变动，较难定量研究。

三、健康教育的方法

（一）语言健康教育

语言健康教育又称口头健康教育，即通过语言的交流和沟通，有技巧地讲解健康教育的知识，增加社区居民对健康知识的理性认识，是健康教育最基本的也是最主要的方式。包括交谈、健康咨询、专题讲座、小组讨论、同伴教育等。

1．交谈。 以面对面的方式解决学习对象的个性化问题。

2．健康咨询。 以面对面或方便的电话方式解答或指导学习对象提出的有关疾病、健康及生活中的各种疑问，帮助他们做出行为决策，以保持或促进身心健康。

3．专题讲座。 由社区护士就某一专题进行系统的知识传授，一般用于大规模的听众，适用于社区重点人群的系统教育。

4．小组讨论。 以小组的形式就学习对象共同的学习需求或相似的健康问题进行沟通、讨论，以达到共同提高、解决问题的目的，特别适用于技能训练和行为改变。

5．同伴教育。 由有过同样患病经历的或同样健康问题的居民对学习对象进行现身说法，向对方证明其真实性、正确性和必要性，最终达到劝服对象改变态度，向有益于健康的方向发展。

（二）文字健康教育

利用各种文字传播媒介和社区居民的阅读能力来达到健康教育目的的一种方法，其材料可反复使用,是健康教育的一种好方式。包括卫生标语、传单、手册、墙报或专栏、报刊或画报等。

1. 卫生标语。 是一种适合各种场合的宣传形式,其内容简练、意义明确,不但具有鼓励性和号召性,而且富有感染性和说理性。

2. 传单。 以单页的文字或美术宣传品,针对居民的需要,比较详尽地阐述某一问题。

3. 手册。 用大众化的语言将一般的健康教育内容进行陈述解释,并印刷成册,帮助社区居民掌握有关健康保健知识和技能。

4. 墙报或专栏。 将较多的健康教育信息浓缩成短小精悍的科普文章,布置在墙上的黑板、展牌、灯箱等上面,其设备简单、形式多样、内容丰富、图文并茂,易于被广大居民所接受。

5. 报刊或画报。 定期出版发行,信息量大,综合性强,是学习健康知识和积累信息的良师益友。尤其是画报,图文并茂、直观性强,对文化水平较低的居民更适用。

(三)形象化健康教育

以图片、照片、标本、实物、模型等形式展览和传递健康信息。其特点是形象、生动、直观,常与文字健康教育配合使用,以增强理解和记忆。

(四)电化健康教育

包括广播、录音、电视、电影等。广播、录音是电化教育中最简单、最容易施行的方法,是以各种健康节目的形式通过电台播音或录音带来传播医学科普知识。电视、电影是电化教育中最先进、效果最明显的方法,一般选用适用广泛、大众急需的题材制作健康教育专题节目,通过电视或电影的手段加以表现。发挥视听并用的优势,尤其适合操作过程的演示。

(五)网络健康教育

是指通过计算机网络进行健康信息传播的一种方法。它通过文字、声音、图像或三者的结合来进行,不但发挥视听并用的优势,又具有直接的、互动式的交流,其信息资源丰富,传播效果高,随时为居民提供各种健康保健服务,使健康教育更具有针对性,同时节约就诊时间,是对以上各种教育方法的全新延伸和全面整合。

(六)民间传统教育

利用三字经、顺口溜、民歌民谣、地方戏曲、游园灯会、年画挂历等民间特有的文化传播形式开展健康教育活动,是行之有效的社区健康教育手段。

各种健康教育方法,只有特点的不同,没有优劣之分,在实际应用中各有利弊,没有一种方法是万能的。因此,在明确健康教育的地区、对象、目的的前提下,必须根据其不同的特点,灵活掌握,以选择适宜的教育方法。

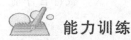 **能力训练**

××社区护士陈琳,分管社区儿童的保健工作。陈琳查阅了社区家庭健康档案,发现有8个家庭的孩子(学龄前儿童)有多次因龋齿疼痛而就诊的记录,假如你是社区护士陈琳,你该如何帮助这8个孩子控制龋齿?具体如何进行?

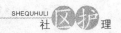
项目小结

　　本项目培养和训练社区护士正确使用健康教育程序,对学习需求、学习对象、学习环境进行评估,分析社区人群学习需求,并制订和实施健康教育计划,然后对健康教育的效果进行评价。完成该项目不仅要求社区护士非常熟练地运用健康教育程序,同时还需要社区护士有较好的教学技能,良好的沟通协调能力,积极开发社区领导层和动员学习对象的参与,以获得良好的健康教育效果。

自测习题

一、选择题(A1 型题)

1. 关于健康信仰模式,以下哪种说法是正确的　　　　　　　　　　　　　　　(　　)
   A. 由 Becker 修改后形成的理论框架
   B. 模式包括 7 个阶段
   C. 强调健康和健康行为受多种因素影响
   D. 该模式分为 4 个部分
   E. 相信信息的同时还存在侥幸心理

2. 社区健康的基本目标是　　　　　　　　　　　　　　　　　　　　　　　(　　)
   A. 消除人群不良行为　　　　　　　　　　B. 预防疾病,促进人群健康
   C. 帮助人群建立健康行为　　　　　　　　D. 促进疾病康复
   E. 减少伤残

3. 最基本、最主要的健康教育形式是　　　　　　　　　　　　　　　　　　(　　)
   A. 文字教育形式　　　　　　　　　　　　B. 语言教育形式
   C. 形象教育形式　　　　　　　　　　　　D. 电化教育形式
   E. 多媒体教育形式

4. 社区健康教育的步骤正确的是　　　　　　　　　　　　　　　　　　　　(　　)
   A. 评估、计划、诊断、实施及评价　　　　B. 评估、诊断、计划、实施及评价
   C. 评估、诊断、计划、评价及实施　　　　D. 诊断、评估、计划、实施及评价
   E. 实施、评估、计划、诊断及评价

5. 健康教育评估的内容不包括　　　　　　　　　　　　　　　　　　　　　(　　)
   A. 学习需要评估　　　　　　　　B. 学习环境评估　　　　　C. 教育者评估
   D. 学习效果评估　　　　　　　　E. 教学形式

6. 开展健康教育活动的核心是　　　　　　　　　　　　　　　　　　　　　(　　)
   A. 进行卫生宣传　　　　　　　　　　　　B. 增加卫生保健知识
   C. 建立健康行为和生活方式　　　　　　　D. 主动劝告他人
   E. 恢复健康

7. 刘先生每天上班以自驾车为代步工具,每次进入车内第一件事是系好安全带,此健康行为属于 （　　）

  A. 日常健康行为   B. 避开有害环境行为

  C. 戒除不良嗜好行为   D. 预警行为

  E. 被动行为

8. 健康教育计划的组成不包括 （　　）

  A. 教育的目的   B. 教育的场所

  C. 教育的时间   D. 教育的方法

  E. 教育的工具

二、选择题(A2 型题)

1. 王先生,60 岁,每天吸烟 30～40 支,没有戒烟愿望,为改变其吸烟行为,下列干预方法效果最好的是 （　　）

  A. 提供戒烟的具体方法

  B. 提高他对吸烟危险的认识,产生戒烟愿望

  C. 经济限制

  D. 远离香烟

  E. 进行意志力的培养

三、选择题(A3 型题)

(1～2 题共用以下题干)

张奶奶,75 岁,患有慢性阻塞性肺气肿 10 余年,活动时气闭明显,休息后缓解,没有不良嗜好。

1. 为了提高张奶奶的生活质量,计划对其进行健康教育,下列哪项不是健康教育的内容 （　　）

  A. 诱发呼吸道疾病的危险因素   B. 戒烟

  C. 呼吸功能锻炼   D. 合理营养

  E. 合理休息

2. 下列健康教育方法,最适合张奶奶的是 （　　）

  A. 墙报或专栏   B. 卫生标语

  C. 形象化健康教育   D. 专题讲座

  E. 宣传手册

四、选择题(B 型题)

(1～2 题共用以下选项)

A. 专题健康咨询   B. 交谈

C. 家庭访视   D. 发放音像制品

E. 专题讲座

1. 社区护士针对本社区所有高血压人群做有关控制饮食中盐摄入的健康教育,恰当的健康教育方法是 （　　）

2. 指导初产妇母乳喂养时,选择的健康教育方法效果最好的是 （　　）

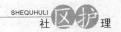

（3～4 题共用以下选项）

A. 健康教育   B. 社区健康教育

C. 卫生宣教   D. 同伴教育

E. 文字健康教育

3.（　　）由有过同样患病经历的或同样健康问题的居民对学习对象进行现身说法，向对方证明其真实性、正确性和必要性，最终达到劝服对象改变态度，向有益于健康的方向发展。

4.（　　）是指通过有计划、有组织、有系统的各种活动，使健康信息在教育者与被教育者之间传递和交流，使受教育者树立健康意识，自觉自愿地改变不良行为，建立有益于健康的行为和生活方式，消除或减轻影响健康的危险因素，从而达到预防疾病、维护和促进健康的目的。

五、名词解释

1. 健康教育

2. 社区健康教育

六、问答题

某社区护士在对社区健康进行护理评估时发现，社区居民中高血压发病率高达 11％；社区居民喜爱吃咸食，生活规律性差，并认为这些不会导致严重疾病；该社区为富裕小区，成年男子多为公司经理或部门领导，主诉"工作忙，责任重，精神压力大，休息和娱乐活动少，且对此生活方式很无奈"。

1. 社区健康的护理诊断是什么？

2. 请制订社区健康护理计划。

（应利华）

项目四　社区护理问题评估

学习目标

知识目标

1. 掌握社区护理评估的程序、内容和方法。

2. 熟悉社区护理计划的制订和书写方法。

能力目标

1. 能对所服务的社区进行社区护理评估。

2. 能制订一份完整的社区护理计划。

任务 1　评估社区护理问题

案例导入

　　护士李倩护校毕业两年多在××县级医院从事临床护理工作,因个人家庭问题需要工作调动,她考虑再三决定调到××区镇从事社区护理工作,经过初步的社区护理工作培训,她就开始接触社区护士的工作,因刚刚开始改变工作环境和工作性质,她觉得有点不适应,同时也觉得有些无所适从。请教办公室从事社区护理工作多年的王老师后,李倩决定先对社区进行一个系统的护理评估。于是,她翻看了一些关于本社区情况的资料并决定去社区××村逛一逛,与社区居民聊一聊。很快李倩得知村里居民的一些健康问题,其中最严重的是这个村的癌症患病率很高。社区护士该如何来帮助居民解决这个迫在眉睫的健康问题,李倩感到从未有过的压力。

背景知识

一、"将社区当作伙伴"社区护理模式

(一)"将社区当作伙伴"社区护理模式的结构

如图 4-1 所示。

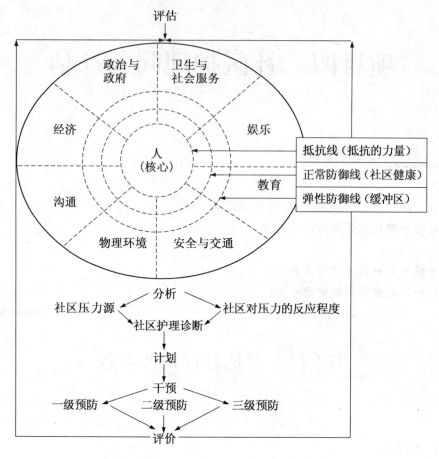

图 4-1 "将社区当作伙伴"社区护理模式的结构

(二)"将社区当作伙伴"社区护理模式的理论思想

1. 理论内容。该模式由 5 个步骤组成：社区护理评估、社区护理分析和社区护理诊断、社区护理计划、社区护理干预（包括一级、二级和三级预防）、社区护理评价和反馈。社区护理评估（社区护理评估轮）包括对社区的经济、物理环境、教育、安全和交通、政治和政府、卫生和社会服务、沟通、娱乐 8 个子系统的资料收集。该社区护理评估轮的核心是社区的人群，周围由内而外分别包括 3 条防御线：抵抗线、正常防御线和缓冲防御线。

该模式的护理目标是维持一个平衡的社区，包括维护和促进社区的健康。该模式的主要对象是社区人群，包括个人及家庭。护士的角色是协调和控制不利因素（压力源）对社区健康的影响，护理实施的重点是调整现存的或潜在的社区系统的不平衡状态，通过三级预防，提高社区对不良因素的防御和抵抗能力，减少对社区健康的影响。

2. 理论基础。

（1）宏观的理论框架。该模式将整个社区看成一个个体，护理程序贯穿整个模式，它将系统的稳定、压力与应对、护理程序、整体的人（社区）等这些概念与纽曼的系统模式有机地结合在一起，使社区护理评估具有严谨性和科学性。

（2）运用纽曼系统模式，突出以社区的人为中心的理念。作为社区的核心的人包含社区所有个体的人口统计学资料以及他们的价值观、信念和社区人群的历史。

（3）结合压力与应对理论。人与周围 8 个子系统相互影响，包括动员社区防御力量，控制社区对压力源的反应，形成社区的护理诊断。社区系统不断地感受周围的压力源并动员系统本身的资源来应对压力，如加强社区的正常防线（包括社区的健康和稳定，社区平时积累的应对压力的机制等）、增强抵抗线（社区具有的应对潜在压力的社区力量或预防机制）、减少对压力的反应（加强弹性抵抗线，也就是加强社区对不寻常的或突发的灾难来临时的应对机制，尽可能维持社区系统的稳定）等，护理干预的目标是发现社区功能现存的和潜在的不稳定，及时采取护理措施。

 工作过程

一、社区护理评估

为了对整个社区有个全面的了解，护士李倩决定采用"将社区当作伙伴"模式来指导社区护理评估，她想起了社区护理评估轮中反映社区状况的 8 个系统。

（一）社区护理评估的内容

1. 社区人口群体特征。

2. 社区 8 个子系统的特征。包括对社区的经济、环境、教育、安全和交通、政治和政府、卫生和社会服务、沟通、娱乐（具体内容参考 项目二 社区健康档案建立）。

（二）社区护理评估的方法

1. 实地考察。周游社区利用感官器官（眼、鼻、耳）去收集资料，如村民的外貌、年龄、行为特征如何？ 居住情况如何？ 村子里的生活设施（超市、菜场、商店等）、活动场地、交通状况如何？ 村子里的配套设施如学校、医疗门诊等如何？ 村庄的空气如何（有没有工厂、噪音和废气排放）？ 村庄里的卫生状况（垃圾收集和处理）如何？

社区护士通过周游社区来考察社区的类型、社区地理环境特点、人为环境特点、社区的文化氛围、社区居民的生活卫生状况和健康意识等收集社区的部分原始资料，从而对社区产生一个初步的印象。

2. 社区讨论。社区护士组织部分社区居民进行讨论，讨论的目的可以是探索性地发现社区问题，也可在发现问题后作进一步调查。讨论可以是正式的也可以非正式的。正式的讨论按照会议的基本程序进行，有讨论目的、程序和时间。参加讨论的人员应该是社区分管具体工作的干部以及对社区比较关心的社区居民，4～6 人比较合适。讨论的地点在会议室比较好，减少干扰，提高讨论效率。而非正式的讨论相对比较随意，但是参与讨论的人员心理比较放松，有时可以发现平时不太注意的细节问题。比如社区护士李倩走到村里后，与居民的闲聊就是非正式讨论。

李倩走到社区××村的村头，便看见了村里的溪流，走近时好像能闻到有股异味。村民们有的在田里种菜，有的在院子里晒太阳，看起来很宁静。不知不觉进入了村庄，看见有

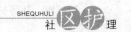

几位村民坐在一院子里聊天，于是她走了过去。李倩朝大家笑了笑并主动地进行自我介绍。当大家得知她是新来的社区护士后，就你一句我一句就聊了起来。李倩很快就得知村里的一些健康问题，这个村约2000人，最近5年左右已有20余人死于癌症。

李倩走访社区并与居民交谈，其实运用了实地考察和社区讨论两种社区护理评估的方法，比如李倩路过村头小溪时闻到的异味是不是提示该村的溪水有什么问题呢？李倩与村民们的交谈也是获取第一手资料的好方法，这就是实地考察和社区讨论的作用。除了这两种社区护理评估方法外，还可选择社区调查和查阅文献等方法。

李倩与社区居民的交谈内容相对比较随意，如需要了解社区癌症发病的详细情况或针对癌症调查需要设计具体的调查表，获得一些客观的信息，从而作为诊断社区护理问题的基础。

3. 社区调查。是收集资料的主要方法。通过社区调查，可以帮助社区护士确认社区健康问题及其危险因素。实施社区调查的关键是选择或设计相应的调查工具，可以针对某一特定群体或某一类疾病设计相应的调查问卷。可以使用一般的基线调查工具了解整个社区的状况，或在此基础上选择或设计单项深入的调查研究。所使用的调查工具要注意其信度和效度。

李倩回来后觉得有必要对村民做一个详细的调查，她选择了一个合适的社区调查表，两天后对该村的居民做了调查，确实发现该村子居民的健康状况有问题，且与当地的饮用水有关。为了进一步证实村里居民癌症患病率增高的问题，李倩去村医院及镇卫生部门了解了最近5年居民的健康状况。

4. 查阅文献。评估社区健康问题的另一种方法是查阅文献，如政府机构的普查资料、派出所的人口资料、卫生行政部门的统计资料、社区健康档案和相关医疗活动记录、当地报纸、新闻、社区宣传手册。

忙了将近两个星期，李倩感到了作为社区护士的责任，她想着她必须与各部门通力合作才能帮助居民提高卫生条件。

二、社区护理诊断

（一）社区护理评估资料的整理和分析

社区护士对社区评估中所获得的社区资料进行复核、整理、分析。将所得数据进行分类，并与以往资料比较或与健康标准/卫生标准进行比较，分析其有效性和准确性。

李倩得知上述案例中粗略评估居民癌症发生率是0.5%，她查了一下国家、省或市的居民癌症发生率，并进行了比较。

分析过程中往往需借助计算机软件进行统计，用图表直观表示数据，得出初步结论。如果资料遗漏或不足还可进一步弥补，确保第一手资料的完整以便正确地判断。

（二）社区护理诊断

社区护理诊断是对社区现存的或潜在的健康问题和相关原因的陈述。它来自于对社区评估资料的分析判断，提出社区人群存在的或现存的健康问题。进行社区护理诊断可以按照北美护理协会（NANADA）提出的9个人类反应型态或戈登（Gordon）的11个功能性健康型态分类。社区护理诊断可分为现存的、危险的和健康的 3 种护理诊断,如社区应对无效(现存的)、有中毒的危险(危险的)、母乳喂养有效(健康的)。也可以采用社区护理 OMAHA 系统进行分类,OMAHA 系统是专门用于社区护理实践的分类系统,它由护理诊断分类系统、护理干预系统和护理结果评量系统 3 部分构成。其护理系统可分为 4 个领域,即环境、精神社会、生理及与健康有关的行为,每个领域中还有具体的健康问题分类,而每个健康问题类型都有具体的健康问题和特征性表现。此系统在我国尚在试用中,应用过程中应注意结合中国文化参考使用。

　　简而言之,社区护理诊断的提出基本可从以下几方面考虑:公共设施、死亡率、发病率、传染病发生率、身体和情感上的危险问题、健康需要方面、社区功能方面、环境危险方面。

　　社区诊断的表达方式类同个体护理诊断的表达方式,P(健康问题)、E(相关因素)、S(主观或客观资料)或 P、S(见例 1 和例 2)。

　　例 1:某社区的婴儿肾结石发生率的统计数据与省(市)、国家统计水平比较,护士发现此社区的婴儿肾结石发生率明显高于国家及省(市)的统计指标,且根据评估资料判断,与婴儿奶粉喂养有关。社区护理诊断可描述为:××社区婴儿肾结石发生率高于国家及省(市)的统计指标 P(健康问题),与婴儿奶粉喂养有关 E(相关因素)。

　　例 2:社区护士给××社区中小学生进行了安全知识测试,发现成绩很差,于是该社区的护理诊断可描述为:(P)学生安全知识缺乏;(E)与学校未能提供安全的信息/家长、对安全教育重视不够有关;(S)社区中小学生的安全知识测试成绩不理想。

　　李倩查出目前我国居民癌症发生率是 70/10 万,而该村子居民的癌症发生率是 0.5%,远远超过了国家标准,于是李倩的护理诊断为:××社区居民的癌症发生率明显高于国家癌症发生率标准 P(健康问题),与该地区的饮用水污染有关(相关因素),社区居民的癌症发生率是 0.5%(S 客观资料)。

　　在社区护理诊断时,如果一个社区存在多个健康问题,社区护士还应遵循以下几点:确定社区护理问题的优先顺序,优先考虑社区居民强烈要求解决问题或危害严重可能导致扩散的问题(见下列默克提出的 8 个准则)。确定社区护士能解决,能协调或能减低社区危害的问题。确定预算少,收效大的问题。确定以点带面,带动解决其他社区健康问题的问题。

　　确定社区护理问题优先顺序的原则可用默克提出的 8 个准则:社区对问题的了解;社区动机;问题的严重性;可利用的资源;预防效果;医(护)能力;政策;迅速性、持续性。以上每项给分 0～4 分,综合分数越高,问题越亟需解决。

　　社区护士李倩的心情特别沉重,面对这么高的癌症发生率,她能为社区的健康问题做些什么?如何为社区居民做好这个代言人,如何动员社区现有的资源来处理问题?如何与其他部门协商合作共同来解决这个问题?种种问题萦绕在她的心头,她决心制订一份详尽的社区护理计划,把重要的决策都纳入社区护理计划中去。

三、社区护理计划

　　社区护理计划包括的内容:社区护理干预目标、策略、内容人员、分工、经费预算和预期效果。

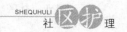

（一）确定护理对象

根据上述案例，护理对象是饮用当地水源的社区居民。

（二）确定护理活动目标

社区护士的护理活动最终目标是指干预后能使个人、家庭和群体所能达到的结果，使当地居民的癌症发生率降至国家标准水平。

目标也分短期（阶段性目标）和长期目标（最终目标）。目标制定应遵循 SMART 原则，即目标必须是具体的（specific），目标必须是可以衡量的（measurable），目标必须是可以达到的（attainable），目标必须是切合实际的（realistic），目标必须具有明确的期限（time-based）。

目标的表达方式应包括参与者（主语），达标的内容（谓语），期望达到的标准、条件和完成的时间（状语）。

针对该村的问题，社区护士李倩设立的护理目标是：6 个月内，××社区人群在政府部门的帮助下能喝上安全饮用水；5 年内，××社区人群平均癌症发生率下降至平均水平。

根据制定社区护理目标的 SMART 原则，上述护理目标中主语、谓语、状语和标准从陈述上看都比较完整，但是社区护士必须结合当地社区的具体情况，要改变该社区水源安全不是一天两天就能办到的事，所以社区护士设定的时间是 6 个月，如果能保证水源的安全，社区居民的癌症发病率相应就可能下降了。

（三）制定具体的实施方案

实施方案不是社区护士一个人凭空想象出来的，应充分考虑相关部门的支持和社区居民的参与度。制定具体实施方案应首先确定护理计划所涉及的内容（如前所述）。

社区护士李倩觉得她所发现的社区护理问题，不完全是社区护士权限范围所能处理的问题，但是社区护士的角色功能之一是社区的代言人，为保证社区居民的健康和安全，也有责任履行社区护士协调者的角色。于是她认真听取了居民的建议并走访了有关部门，初步制定了下列措施。

1. 建议社区委员会，在××相关部门的协助下两周内再次进行水质的化验、水污染源的调查，以获得确凿的证据。

2. 建议社区委员会书写关于××社区水源污染问题的报告，一月内呈递××政府部门等待回复。

3. 配合社区委员会为社区居民代言，要求政府处理两件事：第一，保证目前在污染水源未得到控制时居民饮用水的来源；第二，处理整治污染水源，保证饮用水的长期安全。

4. 必要时配合社区委员会组织社区居民利用媒体报道此问题，以求得政府的重视。

5. 配合社区委员会组织居民游说相关管理部门，求得政策上的支持。

6. 组织居民，对其进行健康教育，宣传防癌措施。

7. 组织社区居民利用社区资源积极调适。

以上措施只是在形成阶段，需要与居民委员会再次认真讨论并进行相应修改，制订因地制宜的社区护理计划，执行过程相对就会比较顺利。

（四）制订实施方案应遵循的原则

1. 尽量使用以往解决类似问题的有效方法和策略。
2. 选择覆盖最大的人群实施措施。
3. 考虑社区自我参考能力和摄取自理能力。
4. 制订的措施所用经费少，效益大，可行性高。
5. 措施的扩散性和覆盖率高。

社区护士李倩再次走访了社区，与居民讨论了所制订的社区护理计划的措施可行性，同时又听取了该社区居民委员会主任的建议，满腔热情地投入到该计划的实施中去了。

四、社区护理实施

在正式实施之前，社区护士李倩与社区居民再次明确以下内容：社区服务的参与者、社区服务的时间、社区服务的社区地点、社区服务的方法、社区服务的预期结果以及各自的责任。也就是在实施之前明确：谁来做；什么时候去做；安排在什么场所；为何去做；做什么事。

在实施过程中特别要与其他社区人员（保健人员、管理人员或居民）一起对所要实施护理计划的目标进行讨论，让大家一起了解实施的意义、对大家的益处、大家如何配合等。并且对每天所进行的活动有详细的了解，根据设定的目标判断所进行的活动是否按时实施，确认人力、财力、物力是否合理安排。

社区护士李倩查看了所制订计划中的第一条：（1）建议社区委员会，在××相关部门的协助下两周内再次进行水质的化验，水污染源的调查以获得确凿的证据。于是李倩与社区居委会讨论后由社区居委会落实水质化验之事。而她自己则根据计划中的第五条，针对社区居民的现状在一周后组织了一次社区健康教育，帮助社区居民认识水质对人体健康的影响以及如何预防相关健康问题。上述安排符合计划实施的具体原则。

在实施护理计划后，应记录护理记录，具体记录 P（护理问题），I（护理措施），O（护理结果）。记录要及时、准确、重点突出、客观。

P 护理问题：××社区居民的癌症发生率明显高于国家癌症发生率标准。

E 相关因素 R/T：与该地区的饮用水污染有关。

S 表现：社区居民的癌症发生率是 0.5%。

目标：

短期目标是 6 个月内××社区居民能用上安全饮用水。

长期目标是 5 年内××社区居民的癌症发生率在癌症发生率标准之内。

I 护理措施：

1. 建议社区委员会，在××相关部门的协助下两周内再次进行水质的化验，水污染源的调查以获得确凿的证据。
2. 建议社区委员会书写关于××社区水源污染问题的报告，一月内呈递××政府部门等待回复。
3. 配合社区委员会为社区居民代言，要求政府处理两件事：第一，保证目前在污染水源未得到控制时居民饮用水的来源；第二，处理如何整治污染水源，保证饮用水的长期安全。
4. 必要时配合社区委员会组织社区居民利用媒体报道此问题，以求得政府的重视。

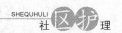

5. 配合社区委员会组织居民游说相关管理部门,求得政策上的支持。

6. 组织居民,对其进行健康教育,宣传防癌措施。

7. 组织社区居民利用社区资源积极调适。

五、社区护理评价

社区护理评价是护理程序的最后一步,是系统的、有目的、总结经验、改进工作的措施。护理评价的形式有:形成性评价,即过程评价;终结性评价,即结果评价。

对于健康目标的进展,需要评价护理计划是否满足护理对象的需求,是否达到预期效果,达到程度如何,是否按时完成目标。

对于护理活动的效果,需要评价护理干预后是否达到预期目标,取得促进健康、维持健康、预防疾病的效果。

另外还需评价护理活动的效率,即活动的效率以及护理活动的影响力,并评价护理活动为社区居民健康带来的社会效益,以及护理干预对人群健康影响的持久性和范围的广泛性。

具体社区护理评价过程为计划评价活动、收集评价资料、分析资料、评价报告、作出总结。具体评价途径有直接行为观察、交谈、问卷调查、标准检查。

(一)直接行为观察

优点:通过具体观察,可获得可靠的评价资料。

缺点:费时,需投入较多人力。

(二)交谈

优点:灵活性强,通过结构式交谈获取的资料结构统一,便于分析。

缺点:费时,非结构式交谈获得的资料在分析时有较大的难度,谈者的偏见可影响评价的效果。

(三)问卷调查

优点:可从系列项目中获得较可靠的信息,可避免面谈偏见。

缺点:有得到错误答复的可能,可能受到其他因素的干扰,费时。

(四)标准检查

优点:衡量标准有较强的可信度。

缺点:由于标准较为宏观,使用时难以获得实用的衡量标准。

李倩在社区护理的过程中,采用上述几种方法对所制定的目标进行评价,包括每一措施落实的阶段目标,如社区饮用水问题解决的进展和效果,而每年社区癌症发生率下降的情况等都是长期目标评价的依据,长期目标需要长期跟踪调查,该社区案例的社区护理结果可记录如下。

O 护理结果:

1. ××社区居民 6 个月内已用上安全饮用水。

2. ××社区居民的癌症发生率 5 年内已控制在癌症发生率标准范围之内。

项目小结

　　本项目培养和训练社区护士如何使用护理程序对社区进行评估并找出社区问题,制订社区护理计划,为社区解决健康护理问题。完成该项目不仅要求社区护士非常熟练地运用社区护理程序,同时还需要社区护士与其他相关部门通力合作,充分发挥社区护士的沟通协调能力,达到能与多学科多部门合作的目的,共同帮助群体恢复和保持健康。

自测习题

一、选择题(A1 型题)

1. 社区护理评估资料收集的内容不包括下列哪项　　　　　　　　　　　　　(　　)
    A. 若干年来卫生人力资源情况调查
    B. 全国性及地方性普查获得的医疗卫生和防疫等资料
    C. 社区访谈内容
    D. 问卷调查资料
    E. 社区护理工作目标

2. 对分析社区护理评估资料的说法错误的是　　　　　　　　　　　　　(　　)
    A. 原始数据资料直接用于社区健康护理诊断
    B. 文字资料要进行含义的解释与分析
    C. 立足于社区健康护理
    D. 注意进行不同区域的横向比较
    E. 社区护理评估主要包括人、环境和社会系统

3. 评估社区居民的健康行为指标是　　　　　　　　　　　　　　　　(　　)
    A. 吸烟率　　　　　　　　　　B. 急性病发病率
    C. 交通事故发生率　　　　　　D. 传染病发病率
    E. 酒精中毒者

4. 下列哪项不是确定社区护理诊断的依据　　　　　　　　　　　　　(　　)
    A. 社会环境因素　　　　　　　B. 社区人群的高血压患病率
    C. 病理生理因素　　　　　　　D. 可利用的卫生服务资源
    E. 教育和交通状况

5. 社区护理诊断中正确的做法是　　　　　　　　　　　　　　　　(　　)
    A. 把社区护理诊断结果用于社区实践活动,制订社区健康计划
    B. 社区护理诊断应在社区人口密集的地区进行
    C. 必须是社区各种人员共同参与制定
    D. 将来能成为一种推动社区健康力量的预防性问题应放在诊断的首位
    E. 儿童健康护理问题都应放在社区护理问题之首

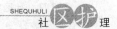

6. 在社区护理干预中最重要的内容是 （ ）
   A. 预防和治疗疾病　　　　　　　B. 消除人群的不良行为,建立健康行为
   C. 给予相应的生活照顾和护理　　D. 进行居家护理
   E. 治疗慢性病病人

7. 社区护理干预应排除的问题是 （ ）
   A. 在家庭中治疗和护理有困难的问题　B. 社区可预防性问题
   C. 社区危害性大的问题　　　　　　　D. 社区可操作性问题
   E. 能得到社区资源支持的问题

8. 制订社区护理计划的原则不包括 （ ）
   A. 使用过去类似项目或目标人群显示有效的战略
   B. 考虑覆盖面最大的人群
   C. 考虑社区自我参与的能力
   D. 必须在一个阶段内完成计划
   E. 考虑社区能利用的潜在资源

9. 下列制订社区护理方案中错误的做法是 （ ）
   A. 尽量使用以往解决类似问题的有效方法和策略
   B. 制订措施时应考虑选用经费少、效益大的方案
   C. 只要护士认为是社区急需解决的问题,无需考虑社区和居民的能力
   D. 考虑社区护理措施的覆盖率要高
   E. 制定措施时考虑社区居民的兴趣

10. 下列内容哪项说法是错误的 （ ）
    A. 强化社区弹性防御线是一级预防
    B. 把社区压力源控制到最小限度是三级预防
    C. 使社区健康受到的破坏降低到最低限度是三级预防
    D. 实行社区护理干预措施是二级预防
    E. 避免社区压力源的刺激是一级预防

二、选择题(A2 型题)

1. ××小区约有住户 200 户,大多都是 10 年前的拆迁户,目前这些家庭的子女大多数成家搬出小区,剩下老年的父母还居住在此,年龄在 60 岁左右的老年人占整个小区的 50%～60%,社区护士在评估社区健康问题时可能首先会排除 （ ）
   A. 慢性病预防问题　　　　　　　B. 营养问题
   C. 安全问题　　　　　　　　　　D. 生长发育问题
   E. 生活自理问题

2. 社区护士李××计划给××社区做一个系统的护理评估,李××为了解社区居民的居家生活环境卫生与安全情况,最好的收集资料的方法应该是 （ ）
   A. 分析政府所提供的资料　　　　B. 咨询环境保护部门
   C. 访谈乡镇领导　　　　　　　　D. 实地考察
   E. 电话调查

3. 社区护士对××社区进行系统评估后，共列出以下社区护理诊断，分析下列社区诊断的优先顺序，您认为哪一项社区护理问题应该优先解决　　　　　　　　（　　　）

    A. ××社区老年人高血压患病率高于国家标准

    B. ××社区新生儿因窒息死亡率明显高于其他社区

    C. ××社区高年级小学生近视眼发生率高于其他社区（与学校内所有桌椅高度一致有关）

    D. ××社区新生儿死亡率明显高于其他社区（与母亲营养不良有关）

    E. ××社区青少年吸烟率明显高于其他社区

4. 社区护士小王带领实习护士进行社区护理计划的书写，5 位实习护士分别写了以下社区护理目标，如果您是社区护士带教老师小王，您认为下列哪项社区护理目标的书写正确　　　　　　　　（　　　）

    A. 5 年后，××社区高血压患病率下降为 10％

    B. 5 年后，××社区高血压患病率明显下降

    C. 5 年后，××社区高血压患病率下降为 0

    D. ××社区高血压患病率下降 10％

    E. 5 年内，××社区高血压患病率下降 10％

三、简答题

1. 试比较社区护理诊断与个人护理诊断有何区别。

2. 简述社区护理评估应收集的资料包括哪些。

四、综合题

请走访一家幼儿园，实地考察具体情况，在托幼机构卫生保健制度方面存在什么问题，请你根据幼儿园情况给予具体指导。

××幼儿园管理制度评估报告

幼儿园名称	
联系电话	
现有制度	
存在问题	
具体指导	

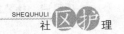

附　录

护理程序在流动人口妇幼保健管理中的应用①

随着杭州外来人口的规模、范围和数量不断增加,流动人口在浙江分娩人数逐年增加,流动人口中孕产妇死亡率逐年上升,如何通过加强管理,引导流动人口妇女儿童进行妇幼保健,最大限度地降低流动人口孕产妇、儿童的死亡率,提高育龄妇女和儿童健康水平,已引起政府的重视和关注。世界卫生组织、联合国儿童基金会和国家卫生部计划项目"WHO/UNICEF/卫生部城市流动人口妇幼保健服务项目"于 2006 至 2010 年在北京大兴区和朝阳区及杭州下城区开展。以往关于流动人口妇幼保健服务的研究大多限于基本情况调查和管理策略分析,而具体实践方面涉及较少。为了贯彻落实服务项目的宗旨,促进和加强流动人口妇幼保健管理,提高流动人口对妇幼保健服务的利用能力,在 2007 年 10 月至 2009 年 11 月项目实施的下城区石桥社区卫生服务中心,我们应用护理程序 5 个步骤对杭州市下城区石桥街道流动人口妇幼保健服务管理模式进行实践探索,尤其是运用社区护理程序,来引导流动人口自觉采取和提高对妇幼保健服务的利用,取得了较好效果,现报道如下。

一、对象

居住在杭州市下城区石桥街道的所有户口非杭州地区的外来孕产妇,5 岁以下儿童及其父母和监护人。

二、方法

采用社区护理 5 个程序,对辖区内流动孕妇儿童进行评估、分析、诊断、实施及评价。首先通过基线调查,了解辖区内流动孕妇儿童的建卡率和管理率,以及对孕妇及儿童看护人对妇幼保健知识的知晓程度,然后制定相应措施,运用健康教育策略传播的方法,对辖区内的目标人群进行干预和传播,以期提高辖区内流动孕妇儿童的建卡率、系统管理率及住院分娩率,从而提高辖区内流动孕妇儿童的保健水平。

1. 评估阶段。 社区评估是收集关于社区健康状况的信息,发现现存的或潜在的健康问题,并找到导致这些问题的相关因素,为护理计划和措施提供资料和参考依据。

(1)收集信息。走访街道、社区:首先认识该街道的分管领导及各部门包括民政科、城管科的负责人和具体分管人员,收集相关的资料。其次去各社区认识相关负责人,了解各社区的人口具体分布情况,特别是流动人口分布情况,获得房屋分布地图,建立联系方式;最后进入社区访谈社区居民和流动人口,获得额外的资料。走访派出所:主要了解流动人口年龄、性别结构及来源等。走访辖区企业:主要了解外来务工人员的就业情况、年龄结构等。

① 摘自:陈国伶,饶艳华.中国实用护理杂志,2010,26(4).

走访辖区学校：主要了解流动儿童在辖区小学和幼儿园的分布情况等。

（2）整理信息。地理环境特征：石桥街道位于城乡结合处的石桥路，所辖有6个社区，区域面积9.73平方公里。常住人口约1.74万，流动人口约5.3万。同时获得了社区房屋分布地图等。人口群体特征：女性流动人口有职业者年龄为18～30岁，多未婚，无职业者多在家照顾孩子，大多数流动儿童在私人承办的学校上学。孕妇家庭人均月收入在1000～2000元，72.3%不上班，流动人口的户籍管理规范（均办理暂住证，有详细登记本，房东对承租人情况非常了解）。流动孕产妇和儿童获得妇幼保健服务的调查显示：① 对产前检查的知识。95.5%具备；孕产期保健知识来源：医务人员83.2%，大众传媒65.3%，亲戚和老乡61.9%。② 孕产期检测率仅64.4%。未检测的原因是：不知道54.3%，认为没有必要20.0%。③ 家长对儿童计划免疫的意识非常强。自费都愿意打，97.3%的监护人知道儿童应该接种疫苗，本地区流动儿童五苗接种率达94.6%。④ 不知道儿童应该定期健康体检和体检地点的监护人分别占15.7%和12.9%，有68.6%的监护人不知道要建立《儿童保健档案》。社会系统：采用了挡风玻璃式调查获得了第一手资料，还采用查阅文件资料、访谈等方法获得第二手资料，了解到2007年石桥街道外来流动孕妇建卡数为102人，流动孕妇系统管理率为34.00%；流动儿童建卡数为208人。系统管理率为3.39%。

2．诊断阶段。社区护理诊断是通过整理和分析获得的资料，陈述关于社区健康状况及其影响因素。通过社区评估做出的诊断为：孕妇产前检查率低，儿童保健管理率低，原因是由于知识缺乏及服务途径知晓率低。

3．计划阶段。计划是经过社区护理评估、资料分析，确立护理诊断后，由社区护士制定的促进社区健康的计划，为提供连续服务、预防或减轻服务对象的护理问题而制定护理对策或措施的过程。

（1）制定目标。根据"WHO/UNICEF/卫生部城市流动人口妇幼保健服务项目"的支持目标及本社区的资源及实际情况制定目标：在2年内使下城区石桥街道社区流动人口孕产期建卡率在原有的基础上提高80%，流动儿童保健体检率在原有的基础上提高80%；系统管理率提高10%。

（2）确定健康教育目标人群。① 一级目标人群：为居住在本辖区的流动孕产妇，5岁以下儿童的父母亲及监护人。② 二级目标人群：流动孕产妇的丈夫、父母、公婆、社区主管计划生育的工作人员、社区妇幼保健医护人员、流动人口管理办公室、房东、派出所民警等。③ 三级目标人群：区政府相关领导、区各职能部门领导、街道社区领导、社区卫生服务中心领导、新闻媒体。

（3）确定实施策略。在不同场所以多种形式开展妇幼保健健康教育，同时告知获得服务的方式。① 社区开设孕妇学校、育儿学校。② 居住区内张贴大型宣传画板，制作宣传画；在居住区给流动人口分发流动人口妇幼保健宣传资料、印有各社区卫生服务中心妇幼保健门诊地址和联系电话的挂历、纸杯；露天电影播放间歇播放妇幼宣传片，进行妇幼保健健康教育。③ 在流动人口较多的企业对女性举办妇幼保健健康讲座；在对流动人口的岗前教育中增加妇幼保健内容。④ 在流动儿童多的幼儿园开办流动人口家长的健康教育讲座。⑤ 在公安部门流动人口暂住者办理处和社区流动人口协管员处，每发放1证的同时发1份流动人口妇幼保健服务宣传资料。⑥ 在出租车电台播放中穿插妇幼保健宣传广告。

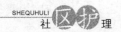

4. 实施阶段。指导实施是把计划中制订的策略付诸行动。在实施阶段,我们主动和社区上级领导与非官方的社区重要人物及专家进行沟通,获得他们的支持,进一步推动计划的实施。此外,我们还通过观察、访谈、调查等方式来了解情况,对所有的步骤进行评价,发现问题及时解决,从而保证计划的顺利实施。

5. 评价阶段。评价是护理程序的最后一步。最终目的是测量和判断目标实现的程度、措施的有效性以及社区需求是否得以满足等。通过对实施健康教育策略传播后,通过前后流动孕产妇建卡数及系统管理率,以及流动儿童的建卡数,系统管理率的变化来评价实施效果。

(泮昱钦)

项目五 家庭护理问题评估

任务 1 评估家庭护理问题

 案例导入

社区某家庭,父亲,74 岁,退休教师,患有高血压、冠心病,一直坚持服药,日常生活自理。母亲,68 岁,会计师,类风湿性关节炎病史 30 年,四肢关节畸变明显,20 年前提早病退后一直在家休养,疾病缓解期能料理简单家务,发病期间生活自理困难,需人照顾。夫妻育有一女,与父母分开居住,女儿为国家公务员,4 年前结婚,3 年前生育,女婿为公司总经理,工作繁忙,无暇照顾家庭,幼儿尚未入学,请保姆照顾。女儿一人照顾两个家庭,近日因"腰腿痛"就诊于社区卫生服务中心。

背景知识

一、家庭的概念和类型

家庭是社会的基本结构和功能单位。传统概念认为,家庭是在同一处居住,靠血缘、婚姻或收养关系联系在一起,由两人或两人以上所组成的社会基本单位。但随着社会的发展,

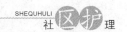

家庭的关系远远超出了单纯的血缘、婚姻或收养关系,家庭的概念也有一定的改变,从护理学角度来看,家庭是个开放和发展的社会系统。

家庭可分为传统家庭和非传统家庭。传统家庭分核心家庭和扩展家庭,扩展家庭又可分为主干家庭与联合家庭。

核心家庭是指由父母及未婚子女组成的家庭,也可包括无子女夫妇和养父母及其养子女组成的家庭。核心家庭是我国现阶段最主要的家庭类型。核心家庭类型的优点是家庭成员少,家庭关系简单,缺点是相对缺少社会支持。

扩展家庭是指由两对或两对以上的夫妇及其未婚子女组成的家庭,即由核心家庭及夫妇单、双方的父母或亲属共同构成的。扩展家庭类型的缺点是家庭成员众多,家庭关系较为复杂,易发生各种家庭内部矛盾,但其优点也比较明显,社会支持力量相对较大。主干家庭是指由一对已婚子女及其父母、未婚子女或未婚兄弟姐妹构成的家庭。联合家庭是指由至少两对或两对以上同代夫妇及其未婚子女组成的家庭。

非传统家庭形式各异,包括单亲家庭、单身家庭、重组家庭、丁克家庭、空巢家庭和同性恋家庭及未婚兄弟姐妹组成的家庭等各种形式的家庭。随着社会发展,非传统家庭形式日益增多,这些家庭虽然不具备传统的家庭形式,但却具备家庭的主要特征,执行着家庭的主要功能,逐渐为人们所接受。

二、家庭内在结构

家庭结构是指组成家庭单位的成员及家庭成员之间互动的特征,家庭结构可分为家庭内在结构和外在结构。家庭外在结构主要指家庭的类型和结构特征。

1. 家庭内在结构。 是指家庭成员之间的相互关系和彼此的互动特征,其中包括家庭角色、家庭价值观、家庭沟通交流方式和家庭权利结构4个方面。

(1)家庭角色。是指家庭成员在家庭中的特定身份,是家庭成员期望其在家庭中长期从事的角色。但要注意的是,一个家庭成员往往同时扮演着几种角色,如母亲角色,同时可能还是妻子、女儿等其他的角色,家庭成员对各角色的期望值不同。另外需注意的是,家庭角色会不断变更,如婚前单纯的女儿角色在结婚后需同时承担女儿、妻子、儿媳甚至母亲的角色。

(2)家庭价值观。家庭成员长期共同生活,在相同的文化背景等各种社会因素的影响下所形成的一种意识和潜意识的思想、态度和信念。家庭价值观是家庭判断是非的标准,可影响家庭角色的分配方式和执行方式,同时还影响家庭成员的健康行为方式和对外界各种干预的反应方式。

(3)沟通交流方式。家庭沟通交流是指家庭成员之间相互交换思想、情感、需要和愿望等各种个人信息的过程。沟通方式包括语言沟通和非语言沟通两种主要形式。沟通是促使家庭建立密切关系的重要条件,良好而有效的沟通有助于促进家庭成员间的相互了解,能及时发现家庭矛盾解决家庭问题,有利于家庭成员之间建立亲密的关系。

(4)家庭权力结构。权力结构是指一个家庭成员影响家庭和其他成员的能力。家庭权力结构可分为传统权威型、情况权威型和分享权威型。传统权威型是指由家庭所在的社会文化传统规定而形成的权威,如传统的父亲当家作主的形式;情况权威型是指负责供养家庭的人是家庭的权威,权威者可以是家庭成员中的任何一员;分享权威型是指家庭成员之间共同分享权威和责任的一种形式。

2. 家庭功能。家庭功能是指家庭本身所具有的性能和功用。

(1)情感功能。家庭成员通过血缘和情感联系在一起,彼此之间通过有效沟通、相互关爱、相互支持、共同生活和娱乐等各种形式来满足爱与被爱的需要。情感功能是形成和维持家庭的重要基础,家庭成员归属感和安全感的建立也离不开家庭。

(2)社会化功能。社会化是指个体通过社会交往和学习社会角色而产生改变和发展的过程。人的社会化过程始于家庭,家庭为个体提供最初和最基本的社会教育,帮助其完成社会化过程,家庭还影响家庭成员有关社会的知识、态度、信念和行为的形成。是家庭把子女从一个单纯的生物人变成了一个社会人。

(3)生育功能和性生活功能。生养子女、繁衍后代是传统家庭的基本功能,只有基于这个功能,社会才能得以不断延续和发展。家庭同时还满足了人类对性本能的需要,有调节和控制性行为的功能,对稳定社会关系具有重要意义。

(4)经济功能。家庭的主要功能是经营生活,家庭通过提供经济资源,满足其成员对金钱、食物、衣服、住所、出行、教育、娱乐和卫生保健等多方面的生活需要。

(5)抚养和赡养功能。家庭具有抚养子女和赡养老人的功能,通过抚养和赡养功能,体现出家庭的责任和义务。

(6)健康照顾功能。家庭健康照顾主要指提供适当的衣食住行和健康的居家环境,提供保护和促进家庭成员健康的资源,包括为年老、年幼、体弱、有病或残疾的家庭成员提供医疗、照顾、康复和支持的功能。

3. 家庭生活周期与家庭发展任务(见表 5 - 1)。家庭也像个体一样有其生活周期和伴随每个周期出现的发展任务。家庭生活周期是指从家庭诞生到成熟最后死亡,以及新家庭诞生的周期循环。家庭发展任务是指家庭在各发展阶段面临的普遍存在的、正常变化所致的与家庭健康有关的问题。一般来说,家庭生活周期从最初新婚夫妇建立家庭时开始,到最后这对夫妇死亡家庭解体为止。家庭生活周期人为地分为 8 个阶段,每个阶段家庭都面临不同的发展任务,需要家庭成员共同面对,健康的家庭能正确处理各阶段的发展任务,而问题家庭就会在各发展阶段出现矛盾,甚至可能成为家庭发展中的危机,影响家庭成员的健康。

表 5 - 1　家庭生活周期与发展任务

发展阶段	特　征	发展任务
第 1 阶段	新婚家庭,夫妇结合尚无孩子出生	夫妇双方适应,人际关系适应,家庭经济计划,性生活适应和计划生育
第 2 阶段	婴幼儿家庭阶段,第一个孩子出生(0—3 岁)	父母角色的适应,母亲产后保健,婴幼儿照顾,家庭经济计划
第 3 阶段	学龄前儿童家庭(3—6 岁)	维持良好的夫妻关系和亲子关系,家庭教育,促使孩子社会化

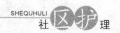

续　表

发展阶段	特　征	发展任务
第4阶段	有学龄儿童家庭 （6—13岁）	儿童身心发展、亲子关系的教育和学校教育相 适应、促使孩子社会化、家庭经济计划
第5阶段	有青少年家庭 （13—20岁）	维持良好的亲子关系，青少年的教育，父母适应 生理和心理的改变
第6阶段	中年家庭 （孩子离家创业）	家庭关系的调整和适应，继续为孩子提供支持， 亲子关系的改变和维持，维持良好的夫妻关系， 适应进入更年期
第7阶段	老年家庭	适应老化，生活和工作状态的改变，维持亲子关系
第8阶段	退休至死亡	丧偶的适应，家庭关系改变的应对，经济计划， 面对死亡

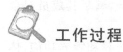

工作过程

一、家庭护理评估

　　针对案例中的家庭，社区护士首先要开展的工作是进行详细的家庭护理评估。

（一）家庭护理评估内容

　　家庭护理评估是为确定家庭现存的或潜在的健康问题而收集家庭资料的过程，其目的是为进行有针对性援助提供可靠依据。社区护士必须对家庭的健康状况和影响健康的因素进行整体评估，能否准确地找出家庭护理问题、制定可行的护理计划、采取有效的护理措施、取得满意的护理效果都将依赖于家庭护理评估的正确性和全面性。

　　对该家庭进行护理评估的目的是从家庭的层面去了解影响家庭健康、女儿健康的各种因素，制定出独特的有针对性的护理计划，从而促进家庭和家庭成员的健康。

　　护士在进行家庭评估时，可采取的家庭评估模式很多，如家庭系统刺激源-优势评估表、Friedman 家庭评估模式等。Friedman 家庭评估模式（详见附录）是在结构功能框架和发展理论以及系统论的基础上建立起来的，其中心结构是家庭结构、家庭功能和家庭与社会系统之间的关系。许多社区常用的家庭评估内容往往是以 Friedman 家庭评估模式为基础而制定的。

　　1. 家庭基本资料。包括家庭户主名称、详细地址、电话、家庭类型、家庭所处的社会、文化背景等以及家庭成员的基本资料，如姓名、性别、年龄、职业、教育程度、一般健康状态等。

　　该家庭中父母均接受过高等教育，有较全面的日常保健知识，接受健康教育能力较强。父亲健康状况一般，母亲健康状况较差，需要由他人提供日常生活照顾。

　　2. 家庭环境的评估。护士主要评估家庭物理环境和社会环境。物理环境包括家庭住房条件、卫生条件和社区环境状况；社会环境主要评估家庭与外界的关系，了解家庭可利用的社会资源。

该家庭居住条件优越，卫生设置齐全，社区周边配套齐全；但由于该父母均为外地籍贯，且退休多年，与外界来往极少。

3. 家庭内在结构评估。包括家庭角色、家庭价值观、沟通交流方式、家庭权利结构4方面内容的评估。

进行家庭角色评估时护士要注意评估家庭成员间是否存在角色冲突、角色负荷过重、角色负荷不足、角色分配不当、角色模糊等情况。

护士在评估家庭价值观时要注意评估家庭认为重要的事物及其在家庭中的影响、家庭中有无价值冲突存在、价值观对家庭健康的影响、家庭是否注重各成员的健康情况及对健康相关的行为与生活方式的观点等具体情况。

护士在进行沟通交流方式评估时要注意评估家庭内沟通交流的方式、有效沟通交流和无效沟通交流的范围、交流方式是直接还是间接、是否存在无效交流、是否采用公开坦诚的语言表达方式进行沟通以及沟通交流的效果等。

护士在评估家庭权利结构时，主要评估家庭权威形式和家庭成员中谁是主要权威等情况。

在评估案例中家庭的内在结构时发现：① 该家庭任务主要由女儿一人承担，女儿角色负荷过重；而父亲和女婿由于长期从事领导工作，父亲无照顾他人的习惯和能力，女婿认为家庭可由保姆代为照顾，两人表现为角色负荷不足。② 该家庭平时沟通较少，尤其是父女之间、女儿女婿之间沟通的机会相对欠缺。③ 家中以父亲为主要权威人物。

4. 家庭功能的评估。包括情感功能、社会化功能、生育功能和性生活功能、经济功能、抚养和赡养功能、健康照顾功能的评估。

护士在评估情感功能时要注意评估家庭满足其成员对感情和理解需求的能力，是否能促进家庭成员心理健康发展。

护士在评估经济功能时评估家庭成员的职业，家庭的经济来源，家庭收支是否平衡，家庭消费观等。

护士在评估抚养和赡养功能时要注意评估家庭抚育孩子和赡养老人情况，家庭对老人的尊重和对孩子的重视情况。

护士在评估健康照顾功能时主要评估家庭对健康和疾病概念的理解及相关知识水平，家庭饮食习惯，锻炼和娱乐活动安排，家庭疾病史，家庭卫生保健与用药情况，接受社区卫生保健服务与医疗费用资源等情况。

该家庭的功能状况评估结果：① 经济条件相对较好，父母均享受医疗保险，女儿女婿平时非常注意父母的身体照顾，家人都能定时进行医疗体检。② 家人对于类风湿性关节炎的康复知识了解甚少，对母亲只能进行生活照顾。③ 母亲由于常年患病，与外界沟通较少，对女儿较依赖，且自以为久病成医，从医性比较差。

5. 家庭生活周期与家庭发展任务的评估。护士在评估时要注意确定家庭所处的发展阶段以及此阶段家庭的主要发展任务，家庭发展任务完成情况，有无发展危机出现等情况。

该家庭为典型的老年家庭，父母均已适应退休生活，适应老化过程。但父母过于依赖亲子关系，连日常生活也需要女儿参与照顾，给女儿的生活带来很大压力。

6. 家庭资源的评估。护士主要评估家庭内资源和家庭外资源，利用现有资源能否维持

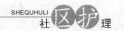

家庭基本功能,以及家庭应对压力事件或危机状态所必需的物质和精神上的支持。

> 　该家庭父母均为外地籍贯,本市没有亲戚;且退休多年,与原工作单位同事间来往极少;父亲退休前为单位领导,不习惯求助外界资源;母亲常年患病在家,与外界沟通很少。

在家庭护理评估中,家庭结构图由于简单、直观和综合等优点常常被社区护士用来展示家庭的结构、功能、家族史和家庭成员健康状况等家庭具体情况。

家庭结构图可提供具体家庭的结构、家庭人口学信息、家庭健康问题、家庭生活事件和社会问题等。社区护士可通过家庭结构图迅速了解家庭状况,对家庭进行整体评估,及时识别和判断家庭存在的健康问题,对家庭进行针对性的健康护理。案例家庭的家庭结构图见图5-1。

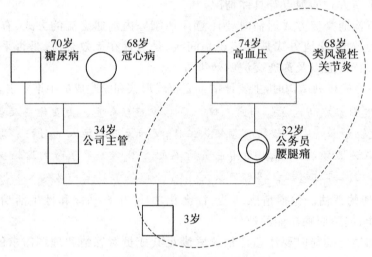

图5-1　案例家庭的家庭结构

社会支持度是体现以护理对象为中心的家庭内外的相互作用。社区护士通过社会支持度可以了解和判断家庭目前的社会关系和可利用的资源。案例家庭的社会支持度见图5-2。

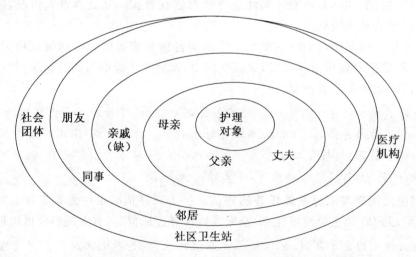

图5-2　案例家庭的社会支持度

从该家庭社会支持度图中可以清楚地看出,该家庭社会支持度比较薄弱,护理对象除了父母和配偶外,缺乏亲朋好友的有力社会支持,与同事等其他社会关系来往甚少,又没有充分利用社会资源的习惯,这也是女儿压力过大的原因之一。

(二)家庭护理评估的方法

家庭护理评估的方法很多,主要包括问卷调查、阅读有关资料、现场观察、家庭访视等。护士可根据不同情况具体选用,APGAR 问卷是护士常用的快速检验家庭功能的问卷,而家庭访视是最重要的评估方法。

APGAR 问卷涉及问题少,易于回答,评分简单,适合家庭护士初次家访时对家庭功能的简单了解,APGAR 问卷第一部分测量个人对家庭功能整体的满意度,第二部分用于了解个人和家庭其他成员间的关系。社区护士也给该家庭发放了 APGAR 问卷,第一部分个人得分分值都在 7 分以上,表示家庭功能良好,第二部分调查结果显示该家庭成员间的亲密度不是十分理想。

二、家庭护理诊断

家庭护理诊断是根据评估收集的资料,对家庭现存的或潜在的健康问题进行判断,确定需要救助项目的过程。

(一)家庭评估资料的整理和分析

护士在对家庭进行护理评估以后,首先要对所收集的资料进行整理和分析,去伪存真,去粗取精,保留有意义的资料进行进一步分析和处理,以明确家庭护理诊断。

(二)家庭护理诊断

家庭护理诊断的主要任务是:

1. 确定家庭健康问题。护士通过从患者给家庭带来的改变或者家庭在发展过程中出现未能完成的发展任务来确定家庭健康问题。

该家庭最主要的问题是常年患病的母亲病情不断变化和进展给家庭带来的改变,这是护士需重点关注的内容;另外家中幼儿的成长改变家庭发展阶段,需要家庭正确处理发展任务,这也是该家庭存在的健康问题。

2. 确定需要护理和援助的项目。经过评估,护士会发现家庭现存的或潜在的健康问题往往不止一个,因此护士在确定家庭健康护理问题后,需要将所有家庭问题排列优先次序。在排序时应遵循的排序原则是:对家庭成员的生命有威胁的、对家庭危害最大、影响最严重的问题列在第 1 位;虽然不会直接威胁家庭成员的生命,但可影响家庭成员身心健康的问题列在第 2 位;将目前尚未出现,但在未来可能会出现的潜在问题列在第 3 位。经过排序以后,确定哪些问题是需要护士提供紧急援助、哪些问题可以维持现状、哪些问题家庭可自行解决。

3. 分析健康问题之间的关系。家庭中的健康问题都是相互影响的,护士要注意从家庭整体的层面仔细分析健康问题之间存在的各种联系,掌握家庭整体的护理需求,提供家庭护理援助。

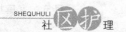

该家庭的主要健康问题为：女儿作为照顾者出现"腰腿痛"等健康不良症状，深入分析家庭状况可见，该问题与家庭的其他问题密切联系：① 母亲健康状况较差，需要由他人提供日常生活照顾；父亲自身健康状况一般，且无照顾他人的习惯和能力；女婿工作繁忙，且认为家庭可由保姆代为照顾，所以主要的家庭任务由女儿一人承担。② 父母均为外地籍贯，且退休多年，与外界来往极少，不习惯利用外界资源和帮助；母亲更是由于常年患病，与外界沟通较少，对女儿较依赖，且自以为久病成医，从医性比较差。③ 家人对于类风湿性关节炎的康复知识了解甚少，为减少母亲肢体疼痛，对于母亲进行全面生活照顾，这不但耗费照顾者的精力，且不利于母亲疾病康复。

护士经过分析和判断，认为需要对该家庭进行紧急护理援助，否则问题进一步发展，女儿的健康状况可能日益变差，家庭照顾能力也会随之下降，将影响整个家庭的正常生活过程。

三、家庭护理计划

护士在明确了家庭健康问题以后，需要确定援助的项目和制定详细的援助计划。计划内容包括援助项目、类型、实施者、实施对象、实施目标等。

（一）确定援助目标

援助目标可分为长期目标和短期目标，两者并不以时间来区分，长期目标是指家庭和护士最终希望达到的目标，短期目标是指为了达到最终目标而制定的各个分目标。

护士在制定目标时应注意以下问题：

1. 目标排序。 要把目标按照重轻急缓和实现的难易程度进行排序，把重、急或易者排列在前。

2. 尊重家庭成员的意愿。 在制定援助计划时，要请家庭成员共同参与，在制定过程中，要尊重家庭的意愿，当护士的思想和家庭的意愿不统一时，要给予充分的说明，使家庭成员在完全理解的情况下做出正确选择。

3. 选择符合家庭情况的具有可行性的目标。 制定目标不能片面追求结果，必须充分考虑家庭实际情况，制定可行性的目标。

（二）制定具体计划

在确定援助目标以后，护士应根据具体目标制订详细的护理计划，计划的内容包括：时间、地点、对象、内容、结果等。

不同的家庭需要制定的护理计划完全不同，社区护士在制定家庭健康护理计划时应遵循的原则为：

1. 互动性。 护理计划需要有家庭的参与，在确定家庭健康护理的诊断、目标以及护理措施选择、结果的评价时都必须强调护士和家庭的互动性。

2. 特殊性。 不同家庭的结构、资源、对问题的认识各不相同，因此即使不同的家庭有相同的问题，但需要的护理干预可能完全不同。

3. 实际性。 制定目标时要考虑时间、资源和家庭功能等各种外界条件限制，不可能把家庭所有的问题都解决。

4. 意愿性。 即只有结合家庭的价值观和健康观念，护理计划才有可能成功实施。

5. 合作性。 社区护士必须与社区其他专业人员进行良好合作。

> 针对该案例,社区护士经过与家庭成员共同讨论研究,确定了援助目标和具体计划。
>
> 短期目标:家人能认识到适当锻炼对类风湿性关节炎患者的重要性,母亲力争生活部分自理,家人共同参与护理。具体计划如下。
>
> (1) 时间:一周以后,下次家访时。
>
> (2) 地点:在父母家。
>
> (3) 对象:女儿、父亲和母亲。
>
> (4) 内容:① 向患者和家属说明功能锻炼和坚持力所能及的生活自理的重要性,教会母亲如何利用肢体残余功能进行生活自理。② 教会父亲基本的日常护理方法。③ 与女儿共同探讨护理过程中的省力原则。④ 演示肢体功能锻炼方法,家人共同学习,先由护士协助母亲完成,再由女儿和父亲协助,最后由母亲独立完成。

四、家庭护理实施

家庭护理实施是指根据家庭护理计划进行具体护理的过程。在家庭护理计划实施时要注意的问题是主要的实施者和责任人为家庭成员而非社区护士。社区护士在实施中的主要任务为:

(一) 援助家庭应对各种压力

护士主要承担家庭支持者的角色,为他们提供各种生理和心理的支持。通过健康指导,帮助家庭正确认识危机,并在此基础上帮助家庭发现和选用有效的应对方法,以缓解家庭压力。

(二) 指导家庭适应家庭发展中的需求

当家庭遇到发展中的需求时,护士的作用主要是健康教育。为家庭提供相关的家庭发展信息,帮助家庭处理现存问题。

(三) 帮助家庭认识影响健康的环境问题

环境中有许多因素威胁着健康。各种污染危害家庭成员的健康,社会环境中的某些因素也使家庭处于不安全的社会环境中。护士要教会家庭成员监督、检测和改变环境中的危害因素。

(四) 为家庭联系所需的资源

为家庭开发和获取所需的资源是社区护士的职责之一。为家庭联系资源时,首先要明确资源是否可靠,其次要求家庭对可提供的资源有切合实际的期盼。

> 该家庭的护理计划在实施过程中,护士除了提供教育和支持以外,还要协助家庭认识环境的改变对患者康复的重要性,如为方便患者出入,家庭地面的许多不平整的地方要改造,同时为增加患者自理能力和提高自理时的安全性,家里可适当增加扶手和护栏等安全设施。及时评估家庭改变情况,推荐社区类风湿性关节炎康复良好的居民上门提供咨询和帮助,提供社会援助以促进母亲自理的能力和信心。

五、家庭护理评价

家庭护理评价是为了评价制定的目标和援助方法是否切实可行以及评价是否达到护理

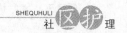

目标等。护士需注意的是不能为了评价而评价,评价应该贯穿于家庭护理的整个护理过程之中。

(一)评价的方法

包括过程性评价和终末评价。过程性评价是指对家庭健康护理的评估、诊断、目标、实施等不同阶段分别进行评价。终末评价是指依据制定的目标对实施的结果进行评价。

(二)评价的内容

1. 援助家庭应对各种压力的评价。 主要评价家庭能否正确理解压力原因、家庭的应对措施是否有效、家庭内有否发生压力危机等。

2. 指导家庭适应家庭发展中的需求。 主要评价家庭能否正确理解家庭发展中的需求,能否根据家庭发展及时调整家庭内部的角色任务分配,适应变化要求等。

3. 帮助家庭认识影响健康的环境问题。 主要评价家庭与环境的相互影响发生了怎样的改变、这种改变对家庭是否有利、针对家庭的环境是否需要计划更多其他的活动。

4. 为家庭联系所需的资源。 主要评价提供的资源是否能满足家庭的需要等。

(三)评价的结果

评价虽然是护理程序的最后 1 个步骤,但在许多情况下,它也可能是另一个护理程序的开始。评价一般有以下 3 种结果。

1. 修改计划。 经过评价发现,护理计划的某一部分存在需要修改的可能,护士应根据评价结果对计划进行修改,使计划能更加符合家庭需要。

2. 继续原计划。 评价显示原计划有效或可能有效,则按原计划继续执行。

3. 终止计划。 如果家庭的问题部分或完全解决,家庭原来的需求也得到部分或完全满足,则可以停止该计划。

> 经过护士多次的家庭健康教育和援助,1 个月后,该家庭的成员都能认识到适当锻炼对类风湿性关节炎患者的重要性,全家人共同参与到家庭的护理中。母亲也在家人的帮助下生活部分能自理了;父亲能积极地开始学做一些基本的日常护理方法,在一定的程度上缓解了部分女儿的重任;女儿也从护士那里学到了一些省力的方法。家庭的功能得到了改善。

ZHI SHI TUO ZHAN

知识拓展

一、家庭与个人健康的关系

家庭是组成社会的最基本单位,是家庭成员的主要生活环境,家庭健康和个体健康之间是互相依赖,相辅相成的,家庭对个体健康的影响主要表现在以下方面。

(一)遗传的影响

每个人都是其父母基因型与环境相互作用的产物,许多疾病的发生发展和转归都受到遗传因素的影响,其中包括遗传性疾病和与遗传有关的疾病。遗传对个体的健康起决定性作用。

（二）个体生长发育的影响

儿童的生理、心理、精神、社会等各方面的成熟和发展都依赖于家庭,家庭的缺陷与儿童的生理、心理、行为上的疾病密切相关。幼年经历家庭变故的儿童易出现各种心理问题和人格缺陷。

（三）家庭环境和生活方式的影响

家庭成员共同生活在同一个小环境内,又都具有相似的生活方式,良好的生活环境和生活方式可以使家庭成员增强抗病能力,促进身体健康;不良的生活环境和生活习惯可能成为某一家庭成员的通病,严重影响家庭成员的健康。

（四）疾病发生、发展和传播的影响

家庭成员共同生活,密切接触,许多传染性疾病很容易在家庭内聚集发生;一些心理性疾病也有在家庭内传播的可能性。另外婚姻情况和家庭压力事件不但影响成人疾病的发生和死亡率,同时还会影响到患者及家庭对医疗服务的利用程度。

（五）对疾病转归和康复的影响

家庭为患者提供经济的资助和心理的支持,对各种疾病尤其是慢性病和残疾的治疗和康复有很大的影响。在许多疾病的治疗和康复过程中,家人的配合与监督是重要的影响因素。

二、健康家庭的特征

家庭健康并不是家庭成员个体健康简单的总和,家庭健康是一个复杂的动态平衡过程,健康的家庭具有以下特征。

（一）有良好的交流氛围

家庭成员间关系融洽,沟通有效,能彼此分享感觉、理想,能相互理解和尊重,能及时化解家庭成员间的矛盾冲突。

（二）有健康的居住环境和生活方式

能为家庭成员提供健康的生活环境,能认识到家庭的安全、营养、运动、娱乐等生活方式对家庭成员健康的重要性,能及时修正不良生活方式。

（三）能积极促进家庭成员的发展

家庭成员能够随着家庭生活周期的改变或家庭其他原因的变化及时调整家庭角色和家庭任务,能给各成员足够的自由空间和情感支持,使家庭成员都有发展的机会。

（四）能及时地面对压力和解决问题

当家庭内出现危害健康的压力事件时,家庭成员能充分利用家庭资源,采取有效的应对措施,及时解决问题。遇到家庭内部无法解决的问题时,能积极寻求外界资源帮助。

（五）能与社会保持密切联系

家庭成员能与社会保持密切联系,积极参与社会活动,充分利用社会网络和社会资源来满足家庭成员的需要。

 能力训练

请分析以下案例,找出家庭存在的问题,并提供相应的应对措施。

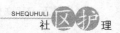

患者为 10 岁学龄儿童,因反复腹痛在社区卫生服务中心多次就诊。患者自今年 10 月以来,频繁发生腹痛现象,腹痛多发生于早餐后,无明显伴随症状,自述腹痛难忍,腹痛持续时间长短不一,无法坚持正常听课和学习,休息后缓解。发病以来已经在多家医院和社区卫生服务中心进行体检和各项辅助检查,均未发现明显异常情况。父母为此担忧不已,多次咨询社区护士。

📖 项目小结

本项目培养和训练社区护士如何使用护理程序对家庭进行评估并找出家庭存在的主要健康问题,制定家庭健康护理计划,为家庭解决健康护理问题。完成该项目要求社区护士掌握家庭相关知识,能够灵活运用护理程序,能正确进行家庭评估,提供家庭需要的护理援助,协助解决家庭健康问题。

(张滢)

任务2 进行家庭访视

📖 学习目标

知识目标

1. 掌握家庭访视的准备、具体内容和方法。
2. 掌握访视过程中的注意事项。
3. 熟悉家庭访视的定义和目的。

能力目标

1. 能独立进行家庭访视。

案例导入

李大妈是社区内老居民,62 岁,为退休女工,10 年前丧偶,身边有一独子,为银行职员,结婚刚一年,儿媳妇是儿子单位同事,7 天前儿媳妇妊娠满 39 周时,出现分娩先兆,入院后自然分娩喜得一子,今天儿媳和孙子出院回家。

背景知识

一、家庭访视的定义

家庭访视是指为了促进和维持个人、家庭和社区的健康,在服务对象家庭的环境里提供的护理服务活动。

二、家庭访视的目的

通过家庭访视,护士可以了解家庭环境、家庭结构、家庭功能以及家庭成员的健康状况,发现家庭健康问题,制订家庭护理计划,实施护理援助,解决家庭健康问题,以维持和促进家庭健康。

1. 通过实地评估,及时发现家庭现存或潜在的健康问题。

2. 确认阻碍家庭健康的相关因素,了解家庭支持系统,提供切实可行的家庭护理计划。

3. 运用家庭内、外资源,执行护理活动,力求采取在家庭内解决问题的方法。

4. 促进护理对象及家庭成员参与护理活动,以提高家庭成员的自我护理能力,促进家庭功能的充分发挥及健康家庭的形成。

5. 为患病、残疾或其他有健康需要的家庭成员提供适当、有效的护理服务。

6. 促进社区护士与家庭成员之间建立良好的人际关系。

三、家庭访视的对象

从理论上说,所有的社区居民家庭都是家庭访视的对象,但在实际操作中由于人、财、物、时间等各种原因限制,存在健康问题和潜在健康问题的个人和家庭成为社区护士主要的家庭访视对象。这些家庭主要包括产前产后需要健康指导的家庭、不完整家庭、家庭功能不完善者、有病人或残疾者的家庭、有疾病高危因素的家庭等。

四、家庭访视的种类

1. 预防、保健性家庭访视。目的是预防疾病和促进健康,主要用于有妇、幼等需要健康指导的家庭。

2. 评估性家庭访视。常用于有年老体弱者的家庭和不完整家庭、家庭功能不完善的家庭。

3. 急诊性家庭访视。主要用于家庭中患者临时出现健康问题和其他紧急情况时。

4. 连续照顾性家庭访视。主要是为患者在家里提供连续性的护理照顾,适用于有慢性患者、康复患者、临终患者等的家庭。我国通常把此类家庭访视称为居家护理。

 工作过程

一、评估被访视家庭

在初次访视之前,社区护士应详细查询家庭健康档案等现有资料以获取访视家庭以及家庭成员的健康相关信息,结合家庭的具体需求,来确定访视的目的、制定初步的访视内容以及实施方案。对需要连续性访视的家庭,每次访视前应详细了解以前的家庭访视记录及其他家庭相关信息,制定出明确的访视目标,并依据目标评价结果,对计划进行调整。

该家庭要进行的是初次家庭访视。

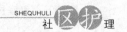

二、确定家庭访视的目的

阅读李大妈家庭的健康档案,李大妈和儿子身体健康,媳妇在怀孕期间能坚持孕期检查,身体状况良好,孙子为足月平产。根据家庭具体情况,护士现在需要进行的是预防、保健性家庭访视,主要是对产妇的产后恢复情况和新生儿的健康情况进行评估,对产后保健和新生儿养育进行健康指导。在此基础上进一步评估家庭发展阶段的适应情况和家庭功能状况。

三、计划家庭访视

护士在明确了家庭访视目的以后,要根据具体目的来计划家庭访视过程,其中主要工作是进行访视前的准备工作,包括了家庭准备、护士自身准备和物品准备三个方面。

1. 家庭准备。在确定访视对象后,护士可通过电话或其他有效方式与家庭取得联系,约定访视时间、了解家庭确切地址、交通情况,并简要了解服务对象的状态和对护士的需求。

(1)确定访视顺序。社区护士在确定了访视对象后,要根据具体情况安排好访视的优先顺序,一般将传染性疾病、急性病、生活贫困者、教育程度低者、有时间限制者、问题较严重的、对家庭影响较大的家庭安排在先。如访视对象中有群体对象的,以群体为先。

(2)与家庭取得联系。一般采用电话沟通的形式,护士主要了解家庭是否愿意接受访视、确认家庭需要访视的原因、询问家庭的需求、预约访视的时间、了解确切地址和路径。如果家庭不愿意接受访视,护士应分析具体原因。

2. 自身准备。确定家访计划后,护士须再次详细阅读服务对象的健康档案,熟悉家庭一般情况及家访目的;按安全管理要求准备自身携带物品;并在社区服务站留下访视家庭的户名、地址、路线、联系方式、访问目的、出发时间、预定返回时间等详细资料,以便有特殊情况发生时,工作单位能与社区护士取得及时联系。

3. 物品准备。物品准备包括访视前应准备的基本用物和根据访视目的以及家庭的具体情况增设的特殊访视用物。

(1)基本用物。包括常用的护理体检工具,如体温计、血压计、听诊器、手电筒、量尺等;常用的消毒物品如碘伏、棉球、纱布、剪刀、止血钳等;常用隔离用品如工作衣、帽子、口罩、手套等以及常用药物、各种规格注射器、针头、输液器、各种护理记录单、家庭护理手册、健康教育资料等,必要时准备地图、电话本等常用工具。

(2)特殊访视用物。根据访视目的以及家庭的具体情况增设。护士现在要对李大妈家进行产后访视和新生儿家庭访视,因此要专门准备新生儿体重磅秤、脐部护理用品,有关产褥期保健、母乳喂养以及新生儿日常护理、计划免疫接种等相关的健康教育资料。

四、实施家庭访视

家庭访视过程同样要按照护理程序进行,一般先进行家庭成员个别评估,然后再进行家庭评估,最后与家庭成员共同制定家庭护理计划并协助家庭予以实施。

1. 初次访视。第一次进行家庭访视,社区护士首先要向访视对象介绍所属单位名称、自己的姓名、职责,与访视对象确认姓名和地址,在此基础上介绍本次访视的目的,所提供的服务以及所需时间等,同时应注意征求访视对象的意见和建议。在正式访视开始前,社区护士可以与访视对象谈一些比较轻松的话题,有利于与访视对象建立放松并相互信任的关系。

社区护士根据具体情况,先询问了李大妈及其儿媳妇新生儿出生当时的情况,也简单地讲述了产妇分娩过程的体会,很快就与她们找到了共同语言,建立了融洽的服务关系。

2. 评估。 除了对访视对象和家庭成员进行个人评估外,社区护士还应进行家庭评估和环境评估,以掌握家庭存在的问题或自上次访视后的家庭变化情况。

社区护士主要进行了产妇和新生儿的个体评估,同时重点评估了家庭环境是否适合产妇和新生儿的休养,也对李大妈和其儿媳妇的产褥期保健知识和新生儿护理知识进行了评估。

3. 计划。 根据评估结果和家庭的意见、建议与访视对象共同制订或调整护理计划。

根据家庭具体评估结果:产妇身体恢复符合正常过程,育儿知识欠缺;新生儿脐带未脱落,回家后未给以沐浴和脐部护理;家中门窗紧闭,因为害怕产妇和新生儿受凉,一直未开窗通风。家庭成员对于新生命的到来,在欣喜之余都有些不知所措。护士与家庭成员协商以后,家庭成员迫切希望首先能学会新生儿的基础护理知识。

4. 实施。 护士进行健康教育或护理操作。在准备实施护理计划时,护士要注意安排好所带设备,特别注意保持护理包的清洁,避免污染。如果所带物品有限,在实施护理措施进行护理操作时,也可借助家里的某些类似物品配合操作的顺利进行。护理操作过程中特别要注意严格执行无菌技术操作原则和消毒隔离制度。

护士根据具体情况,教会了家庭成员简单的新生儿沐浴和脐部护理,在操作过程中,护士在强调无菌操作的同时,考虑到具体操作在家庭中的可行性,使用物品以家中现具备的为主。并对家庭成员进行了产妇休养环境要求、身体康复情况观察和新生儿养育知识的健康教育。

5. 简要记录。 在访视过程中要对收集到的主、客观资料,实施的护理措施和健康教育进行简要记录。需注意的是不能因为记录而忽略与访视对象的沟通交流。

6. 结束访视。 与访视对象以及家庭成员共同复习总结,核查访视内容,确认有无其他需要马上解决的健康问题。根据具体情况与访视对象共同决定是否需要下次访视,如果需要,则与访视对象共同决定在下次访视前家庭需完成的内容,并预约下次访视的时间和内容。给家庭留下访视者的有关信息,如工作单位、联系方式等,以方便家庭有问题时及时咨询。

五、评价家庭访视

在访视结束以后,护士要进行洗手、漱口等自身清理,同时要检查、整理、消毒使用过的物品,补充访视包内的物品,并对本次家庭访视进行评价。

1. 记录和总结。 整理和补充家庭访视记录,包括访视对象的反应、检查结果、现存的健康问题、家庭的意见及要求、协商内容、注意事项等,分析和评价访视效果及访视目的实现情况,做好阶段性总结。

2. 修改护理计划。 根据收集的家庭健康资料,判断家庭新出现的问题以及问题的改善情况,提出解决问题的策略和方法,根据需要修改并完善护理计划。如果访视对象的问题已

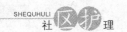

解决,可停止家庭访视。

3. 交流合作。与其他社区工作人员交流访视对象的情况,如个案讨论、汇报等,商讨解决方法,如现有的资源不能满足访视对象的需求,存在问题又超出了社区护士的能力范围,应与其他服务机构联系,为服务对象做转诊或其他安排。

知识拓展

一、家庭访视中社区护士的安全管理

1. 制度管理。社区卫生服务中心要建立护理安全管理制度,访视护士的工作流程要按照规定执行。

2. 家访备案。机构内应对护士行程计划,包括家访的时间、走访家庭、具体地址、通讯方式及护士使用的交通工具等进行备案。护士只能按照计划进行访视,如有例外应得到机构的同意。

3. 访前准备。在家访前护士应先与家庭取得联系,确认地址、方位及到达方式。

4. 着装要求。穿着舒适、得体、适合护士身份的服装,穿舒适的必要时能够跑动的鞋子,不佩带贵重的首饰,随身携带身份证、工作证等能证明身份的证件,并携带通讯工具和少量零钱,以备急用。

5. 地点选择。护士尽量避免去一些偏僻的场所或偏远的地方,尽量避免访问对护士有潜在危险可能的家庭,如果必须进行,护士有权要求陪同人员同行。

6. 物品保护。护士在家访过程中要注意保护好随身所带物品,尤其是护理箱应一直保持在护士的视野范围内,不用时要及时盖好,以免家庭中儿童或宠物好奇玩弄而污染护理箱。

7. 注意保护自身的安全。护士在服务对象的家中看到一些不安全因素,如打架、酗酒、吸毒、有伤害性武器等,应立即离开,并向机构汇报此事。

8. 注意保护家庭成员的安全。如果护士发现家庭中有人可能存在危险或正在受到伤害,护士必须立即报警,如果已有人受伤,护士须立即通知急救中心。

二、居家护理

(一)居家护理的概念

居家护理是指在有医嘱的情况下,社区护士进入病人家中,应用护理程序对社区内卧床或行动不便的个体提供连续、系统的保健、康复与治疗等各类基本医疗护理服务。

(二)居家护理的目的

1. 病人得到连续性的治疗和护理,病人可以提早出院,在出院以后仍能得到护士连续性的照顾,能增进病人和家属的安全感。

2. 病人能在家中得到必需的医疗护理,且生活比住院治疗明显方便,能增加自我护理的意识和能力,有利于心理、社会治疗的实施和患者的康复。

3. 在家中接受治疗和护理,能随时与亲人进行沟通交流,减少孤独无助感。同时能增

进家属照顾病人的意识,提高家属的护理技能,维持家庭的完整性,促进家庭功能发展。

4. 医疗费用比住院治疗明显降低,可减少家庭经济负担,住院时间缩短,可缓解医院床位紧张,解决患者住院难治病贵的问题。

5. 促进护理专业的发展,拓展护理专业的工作领域,提高护士的工作成就感。

(三)居家护理的对象和内容

1. 居家护理的对象。

(1)慢性病病人。病情适合在家庭疗养的老年病、常见病、多发病病人。如心脑血管疾病、糖尿病等。

(2)出院后病情稳定但尚需后续治疗和护理的病人。如手术后的恢复期病人、骨科需要牵引固定的病人等。

(3)老、弱、病、残等到医院就诊存在困难但又需要得到及时治疗和护理的病人。

(4)重症晚期和临终病人。癌症晚期病人等需要支持治疗和减轻痛苦者。

(5)需要长期康复治疗的病人。如脊髓损伤、神经系统疾病等导致伤残需要长期康复治疗者。

2. 居家护理的内容。

(1)协助必要的家庭环境改变。家庭中有居家病人或老、幼、残者时,为促进其进行生活自理并避免不安全因素的产生,护士应指导家庭根据居住状况和护理对象的特殊情况对家庭的环境如起居、通行、安全保护措施等进行适应性改变,以符合护理对象的需要。如家中有老人者要增加扶手等安全设施;家中有幼儿者特别注意水、电的安全管理;家中有使用轮椅者要保证无障碍通行。

(2)协助和鼓励家庭自理。对于生活自理能力缺陷和部分缺陷的病人,护士的主要任务除协助完成患者的生活护理外,还要及时督促和鼓励患者生活自理,并教会家属协助患者完成自理的具体方法,以提高家庭整体自理能力。

(3)完成治疗性护理措施。护士在居家护理中要及时评估和观察患者病情变化,根据病情测量生命体征;采集并送检各种检查标本;完成各种伤口护理以及导管护理;根据医嘱进行各种注射及局部用药,同时要注意详细指导和督促患者正确用药以保证用药安全;完成家庭需要的其他特殊治疗和护理工作;必要时家庭里要备一些常用的急救药品及医疗护理设备,护士要指导患者和家属正确使用医疗护理设备;协助家庭做好居家基础护理,防止并发症的发生。

(4)进行康复训练指导。根据家庭的具体情况对慢性病人和残疾患者进行有针对性的康复训练指导,防止畸形或残障的发生和进展,促进患者身体、心理和社会功能的康复,尽可能地让病人保持或恢复自理能力。

(5)给予家属和患者有效的心理支持。护士应关心体贴病人,主动与他们进行有效沟通,以了解他们心理上存在的问题,并有针对性地提供相应的护理措施,同时要教会病人有效的心理调适方法,以增加自我心理调节能力。此外,护士应特别关注家属的心理支持,家属由于长期照顾病人,他们的生理及心理的健康会受到不同程度的影响,护士可给予家属各方面的健康教育和支持,在提高其照顾技能的同时有效缓解其生理及心理上的压力,以保证家属的健康和家庭功能的完整。

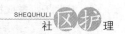

（四）居家护理的形式

居家护理有两种主要护理形式：家庭病床和家庭护理服务中心。家庭病床是我国最常见的居家护理形式。家庭护理服务中心是为家庭中需要护理服务的人提供护理的机构，国外的居家护理形式主要为家庭护理服务中心，常由家庭护理服务中心派遣社区护士进行居家护理，目前我国尚未开展这种居家护理形式。

（五）居家护理的相关制度

1. 建床制度。 经社区卫生服务中心的全科医生诊治后，认为需连续出诊两次以上并需继续治疗和护理者，可通知家庭病床科，由主管医生做出决定，开具家庭病床通知单，办理建床手续。建立家庭病床后，护士要与患者及家庭签订居家护理协议书，明确双方的责任与义务；要对患者和家庭进行深入评估并根据评估资料与家庭成员一起制订家庭护理计划。

2. 查床制度。 接到建床通知后，一般在 24 小时内完成建床病史，并及时做出处理措施。根据病人的病情决定查床次数，一般每周 1～2 次，病情多变或重病者应增加查床次数，疑难或危重病人要及时向上级医师汇报。

3. 分级护理制度。 针对患者的病情及护理需求确定护理级别，居家护理同样分为一、二、三级护理。

（1）一级护理适用于生活不能自理或部分自理的患者，要求社区护士每日一次或每周 3～5 次上门服务，每次时间在 3 小时内；对患者进行全面生理、心理评估，及时提供整体护理；协助家属完成基本的生活护理，防止并发症的发生；做好健康教育，提高家庭健康护理能力。

（2）二级护理适用于生活部分自理患者，要求社区护士隔日一次或每周 1～2 次上门服务，每次时间在 2 小时内；给患者提供各种需要的单项护理服务，检查患者遵医行为，有针对性地进行健康教育和生活指导。

（3）三级护理适用于生活能自理的患者，社区护士每周上门一次，每次 1 小时，以观察评估为主，有针对性地进行康复指导，直至患者康复或提出终止服务。

4. 护理操作管理制度。 由于操作环境的特殊性，为保护患者和护士双方的权利和义务，在进行各项特殊操作之前，护士必须根据要求与家庭签订操作协议书，如家庭输液协议书等；在操作过程中护士要严格按照操作规程完成各项护理操作，特别强调无菌观念，避免无菌操作的污染；操作以后要按医院感染管理要求妥善处理所使用的物品，医用废物严格按《消毒技术规范》要求处理。

5. 病历书写和保管制度。 家庭病床患者应建立正式病史资料，其中护理病历的组成包括：家庭护理病案首页；家庭病床建床护理评估表；家庭护理评估单；家庭护理记录单；家庭护理治疗记账单；家庭护理一般护理协议书和单项护理协议书；家庭护理技能指导书。诊疗期间的病历应集中于社区卫生服务站内，分科分户保管，查床后及时集中，不要个人保管，以免损坏或遗失。撤床后或患者死亡后，应按规定格式整理，归档后由专人保管。

6. 护理质量考核制度。 社区卫生服务中心应组织人员定期调查居家患者及其家属对护理服务的满意度及服务的质量，调查差错和事故的发生率。

7. 撤床制度。 当居家患者病情痊愈、好转、稳定、死亡或其他原因不需要继续治疗护理服务时，由负责医师决定，上级医师同意后，可予以撤床，开具撤床证，办理撤床手续。护士在办理撤床手续时要认真书写家庭护理小结,并向患者及家庭成员强调有关注意事项。

8. 双向转诊制度。社区卫生服务中心应与上级医院有关部门、科室订立双向转诊协定。家庭病床患者在病情变化需要转院时,由主管医师开具双向转诊单,并与上级医院有关科室联系。家庭病床患者经住院诊治后,若病情有好转,可转入家庭病床继续治疗。

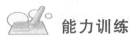 **能力训练**

请根据以下案例对该家庭进行一次完整的家庭访视。

社区护士在学校进行健康教育时,该小学五(2)班班主任向社区护士咨询:该班有一男生,12岁,体形肥胖,行动迟缓,个性内向,但又很容易冲动,经常在学校做出一些伤害同学的行为。智力正常,但学习能力很低。父亲为电器修理工,母亲为出租车司机。班主任在家访中发现该家庭生活条件一般,父母对儿子的身体情况和学习情况表现焦虑但又无能为力。班主任家访后觉得该家庭不是非常健康,她希望社区护士能给以一定帮助。

项目小结

本项目培养和训练社区护士对存在健康问题的家庭进行家庭访视,护士在家访中要通过评估了解家庭健康状况,发现家庭健康问题,制订家庭护理计划,实施护理援助,以维持和促进家庭健康。

完成该项目要求社区护士掌握家庭访视过程,灵活运用护理程序,能与各种家庭进行良好沟通,协助解决家庭问题。

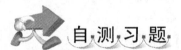 自测习题

一、选择题(A1 型题)

1. 家庭成员在共同的文化背景下一起形成的意识或潜意识的思想、态度和信念,为 ( )

   A. 家庭外在结构　　　B. 社会化功能　　　C. 家庭价值观　　　D. 沟通形态

   E. 角色

2. 形成和维护家庭的重要基础是家庭的 ( )

   A. 社会化功能　　　B. 情感功能　　　C. 生殖功能　　　D. 健康照顾功能

   E. 经济功能

3. 属于家庭外在结构的是 ( )

   A. 角色　　　B. 权力　　　C. 经济来源　　　D. 沟通形态

   E. 价值取向

4. 比较稳定的家庭类型是 ( )

   A. 核心家庭　　　B. 主干家庭　　　C. 联合家庭　　　D. 单亲家庭

   E. 扩展家庭

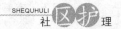

5. 社区护士制定家庭护理计划时应遵循的原则是 （ ）

　　A. 以护士的建议为主　　　　　　　　B. 以家庭决策者的意见为主

　　C. 注重家庭健康问题的普遍性　　　　D. 家庭与保健人员共同参与

　　E. 以解决所发现的问题为目标

6. 家庭健康评估中最重要的方法是 （ ）

　　A. 问卷调查　　　B. 阅读相关资料　　　C. 现场观察　　　D. 家庭访视

　　E. 电话访谈

7. 家庭的功能除外 （ ）

　　A. 情感功能　　　B. 社会化功能　　　C. 生育功能　　　D. 经济功能

　　E. 法律功能

8. 核心家庭的特点错误的是 （ ）

　　A. 人数少　　　B. 关系单纯　　　C. 家庭关系亲密　　　D. 结构简单

　　E. 出现家庭危机时易于解决处理

9. 在我国最多见的家庭类型是 （ ）

　　A. 单亲家庭　　　　　　　　　　　B. 夫妻分居的婚姻家庭

　　C. 主干家庭　　　　　　　　　　　D. 核心家庭

　　E. 联合家庭

10. 不符合健康家庭的说法是 （ ）

　　A. 发挥家庭的整体功能

　　B. 家庭成员妥善处理家庭各阶段的发展任务

　　C. 家庭中各成员健康之和等于家庭整体的健康

　　D. 家庭很好地利用社会资源

　　E. 与外界保持有效联系

11. 社区护士家庭访谈的优点不包括 （ ）

　　A. 访谈过程不受时间的限制　　　　B. 双方感到方便、轻松

　　C. 直接观察家庭环境　　　　　　　D. 真实反映家庭成员之间的关系

　　E. 及时发现家庭中存在的问题

12. 家庭访谈的目的不包括 （ ）

　　A. 及时发现家庭现存或潜在的健康问题

　　B. 提供切实可行的家庭护理计划

　　C. 提高家庭成员的自我护理能力

　　D. 为家庭成员提供适当、有效的护理服务

　　E. 有效减少护士的工作量

13. 主要用于妇幼保健性家访与计划免疫的家访是 （ ）

　　A. 预防性家访　　　　　　　　　　B. 评估性家访

　　C. 连续照顾性家访　　　　　　　　D. 急诊性家访

　　E. 咨询性家访

14. 家庭访视的准备内容不包括 （ ）

　　A. 确立访视对象　　　　　　　　　B. 确定访视时间

　　C. 确定访视目的　　　　　　　　　D. 安排访视路线

　　E. 准备所有物品

15. 护士在确定访视顺序时,错误的是　　　　　　　　　　　　　　　　　（　　）

　　A. 传染性疾病安排在后　　　　　　B. 急性病安排在前

　　C. 没有时间限制者安排在后　　　　D. 对家庭影响较大者安排在前

　　E. 群体访视安排在前

二、选择题(A2 型题)

1. 张姓家庭,三口之家,孩子刚刚入小学一年级,此家庭的护理要点是　　（　　）

　　A. 协助儿童适应学校生活　　　　　B. 发展各成员的自主关系

　　C. 重新调整夫妻关系　　　　　　　D. 强化父母角色及作用

　　E. 重新调适成员关系

2. 社区护士小王准备于当日下午入户为李大妈进行注射,这属于护理程序中的哪一步

　　骤?　　　　　　　　　　　　　　　　　　　　　　　　　　　　　　（　　）

　　A. 评估　　　　　B. 诊断　　　　　C. 计划　　　　　D. 实施

　　E. 评价

3. 社区黄先生,家中上有父母、下有幼儿,黄先生的家庭为　　　　　　　（　　）

　　A. 联合家庭　　　B. 扩展家庭　　　C. 主干家庭　　　D. 核心家庭

　　E. 重组家庭

4. 社区护士小张在入户家访时,评价了家庭成员对事物的看法及行为规范,她是为了

　　评价家庭的　　　　　　　　　　　　　　　　　　　　　　　　　　　（　　）

　　A. 价值观　　　　B. 权力结构　　　C. 家庭角色　　　D. 交流方式

　　E. 情感功能

5. 社区居民李大爷,其家庭成员能彼此交流感受、理想、信念,能及时化解家庭冲突,这

　　是健康家庭的哪一项条件　　　　　　　　　　　　　　　　　　　　　（　　）

　　A. 良好的交流氛围　　　　　　　　B. 增进家庭成员的发展

　　C. 积极地面对矛盾及解决问题　　　D. 有健康的居住环境及生活方式

　　E. 与社会保持联系

三、选择题(A3 型题)

(1～3 题共用以下题干)

　　社区某家庭,家庭成员共 3 人,父亲 42 岁,母亲 40 岁,均为中学教师,儿子 14 岁,刚进入青春期,行为叛逆,与父母间关系欠融洽。

1. 该家庭现在处于家庭发展的哪一阶段　　　　　　　　　　　　　　　　（　　）

　　A. 第 3 阶段　　　B. 第 4 阶段　　　C. 第 5 阶段　　　D. 第 6 阶段

　　E. 第 7 阶段

2. 该阶段家庭的主要发展任务是　　　　　　　　　　　　　　　　　　　（　　）

　　A. 维持良好的亲子关系　　　　　　B. 安排家庭经济计划

　　C. 关注儿童身心发展　　　　　　　D. 父母的性适应

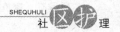
E. 父母适应进入更年期

3. 对于该家庭,社区护士的主要任务不包括 （　　）

    A. 对父母进行健康教育　　　　　　B. 对儿子进行健康教育

    C. 协助改变家庭环境　　　　　　　D. 协助利用家庭外资源

    E. 必要时联系心理医生以提供专业帮助

（4～5题共用以下题干）

社区李护士在对某家庭进行健康评估,全面了解家庭情况后,根据具体情况拟为该家庭制订家庭护理计划。

4. 制定目标时正确的是 （　　）

    A. 长期目标和短期目标以1周为区分

    B. 目标排序时,把难以实现的尽量放前面

    C. 家庭和护士意见分歧时,护士要尽力说服家庭

    D. 把急需解决的目标排前面

    E. 目标制定的越高越好

5. 制订计划时,应遵循的原则不包括 （　　）

    A. 互动性　　　　B. 特殊性　　　　C. 实际性　　　　D. 意愿性

    E. 权威性

四、选择题（B型题）

（1～2题共用以下选择项）

A. 核心家庭　　　　B. 联合家庭　　　　C. 主干家庭　　　　D. 丁克家庭

E. 空巢家庭

1. 典型的三口之家,属于（　　）

2. 典型的上有老,下有小的家庭,属于（　　）

（3～5题共用以下选择项）

A. 情感功能　　　　B. 社会化功能　　　　C. 生育功能　　　　D. 健康照顾功能

E. 经济功能

3. 维持家庭的最重要功能是（　　）

4. 家庭给个体提供最初的教育,属于（　　）

5. 家庭给家庭成员提供衣食住行,属于（　　）

五、名词解释

1. 核心家庭

2. 家庭发展任务

3. 家庭访视

六、问答题

见能力训练题。

附　录

Friedman 家庭评估模式

一、一般资料

1. 家庭姓名　　　　　2. 地址、电话　　　　　3. 家庭构成
4. 家庭类型　　　　　5. 家庭背景(种族)　　　6. 宗教信仰
7. 社会地位　　　　　8. 家庭娱乐和业余活动

二、家庭的发展阶段和家庭史

9. 家庭目前的发展阶段　　10. 家庭的发展任务
11. 家庭史　　　　　　　　12. 其父母的家庭史

三、家庭环境

13. 家庭特征　　　　　　14. 邻居和社会特征
15. 家庭的迁移　　　　　16. 家庭和社区的联系和作用
17. 家庭的社会支持系统

四、家庭结构

18. 交流沟通的方式
成功的交流或失败的交流
感情信息的传递和表达方式
家庭亚系统的交流特点
家庭中交流障碍的类型
影响家庭交流的内、外部因素
19. 家庭权力结构
权力结果
决策过程
整个家庭的权力
权力来源
影响权力的因素
20. 角色结构
正式角色
非正式角色

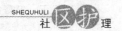

影响角色的因素

21. 家庭价值

确定重要的家庭价值,并按重要性的大小排序

家庭价值、家庭亚系统的价值、社会价值三者之间的一致性

影响家庭价值的因素

家庭是否有意识地拥有价值

家庭价值冲突的表现

家庭价值和价值冲突对健康的影响

五、家庭功能

22. 情感功能

家庭的需要——反应功能

分离和结合

相互供养、亲近

23. 社会化功能

培养孩子

对抚养孩子的家庭环境的适应

谁是孩子社会化的代理人

家中孩子的价值观

社会阶层对抚养孩子方式的影响

家庭抚养孩子是否存在危机,指出高危因素

家庭是否有足够的供孩子玩耍的场地

影响养育孩子方式的文化信仰

24. 卫生保健功能

家庭的健康信仰、价值观、行为

家庭对健康和疾病的定义以及掌握这些知识的程度

家庭对自己的健康状态和疾病易感性的感受

家庭的饮食习惯

家庭足够的食物(记录 24 小时家庭食谱)

＊食物和进餐时间的态度

＊购物和计划购物的习惯

＊睡眠和休息习惯

＊锻炼和娱乐

＊家庭用药习惯

＊家庭在自我照顾、保健中的作用

＊家庭环境

＊医学预防措施(体检,视力、听力检查,免疫接种)

＊牙和口腔卫生

＊家庭健康史

＊所接受的卫生保健服务

＊对卫生服务的感情和感受

＊急诊卫生服务

＊牙科卫生服务

＊医疗费用的来源

＊接受医疗卫生服务的后勤保障（交通、距离、救护车等）

六、家庭对环境压力的应对

25. 常见的短期和长期刺激源

26. 家庭对刺激源产生反应的能力

27. 应对压力的策略（过去的/现在的）

家庭成员不同的应对方法

家庭内部的应对策略

家庭外部的应对策略

28. 家庭在哪些方面应对自如

29. 家庭的无效应对策略（过去的/现在的）

（张滢）

项目六　社区慢性病人群的健康管理

任务 1　概述社区慢性病管理

 案例导入

护生杨平完成了学校的课程学习和 6 个月的临床护理实习,现在社区进行为时 2 个月的社区护理实习。在完成儿童保健科、妇女保健科各 2 周的实践后,正准备到社区慢性病管理科进行为期 2 周的社区慢性病管理实践。为提高实践的效果,杨平事先对社区慢性病管理的相关知识进行了复习,同时利用休息时间对该社区慢性病管理的情况进行了解。

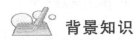

背景知识

一、疾病监测

疾病监测(surveillance of diseases)即长期连续地收集、核对、分析疾病的动态分布资料和疾病影响因素,找出该地区主要的卫生问题,并将信息及时上报和反馈,便于及时采取干预措施,以提高人群的健康水平。同时,疾病监测结果也是评价社区卫生服务的指标,是卫生决策的依据。

(一)疾病监测步骤与内容

1. 建立健全的监测机构并收集资料。疾病监测是系统工程,需要专门的机构负责管理,收集以下资料:死亡登记资料;发病报告资料;疾病流行或暴发的报告资料及流行病学调查资料;实验室资料;个案调查资料;人群调查资料;动物宿主及媒介昆虫的分布资料;暴露地区或监测地区的人口学资料;生物制品及药物应用的记录资料;其他如防治措施方面的资料等。

2. 分析和评价资料。对所收集的资料进行整理分析,选择合理的指标,进行统计处理,从中找出有价值的线索,得出符合实际的结论。通过分析,可以确定某地区的主要健康问题及变化规律、流行趋势和影响因素以及对人群健康的危害,也可得到有关防治效果的客观指标,并为进一步的防疫工作提供依据。

3. 反馈信息。将所收集的资料和分析结果及时上报并通知有关单位和个人,及时采取相应的防治措施。特别应将资料反馈给收集资料的基层工作人员,以便更好地使基层工作随实际需要而调整,同时也促进基层工作人员重视收集有关资料。

(二)疾病监测种类

1. 传染病监测。国家、省级疾病预防控制机构负责对传染病发生、流行以及分布进行监测,对重大传染病流行趋势进行预测,提出预防控制对策,参与并指导对暴发的疫情进行调查处理,开展传染病病原学鉴定,建立检测质量控制体系,开展应用性研究和卫生评价。

传染病监测的主要内容有:

(1)监测人群基本情况,即了解人口、出生、死亡、生活习惯、经济状况、受教育水平、居住条件和人群流动的情况。

(2)监测传染病在人、时、地方面的动态分布,包括做传染病漏报调查和亚临床感染调查。

(3)监测人群对传染病的易感性。

(4)监测传染病、宿主、昆虫媒介及传染来源。

(5)监测病原体的型别、毒力及耐药情况。

(6)评价防疫措施的效果。

(7)开展病因学和流行规律的研究。

(8)传染病流行预测等。

2. 非传染病监测。监测内容根据监测目的而异,包括出生缺陷、职业病、流产、吸烟与健康,还有营养监测、婴儿死亡率监测、社区和学校的健康教育情况监测、食品卫生、环境、水

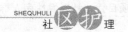

质监测等,范围极广。我国部分地区已对恶性肿瘤、心脑血管病、高血压病、出生缺陷开展了监测。

根据《全国社区慢性非传染性疾病综合防治方案》及各地实际情况,开展主要慢性病如高血压、糖尿病等的监测管理工作,建立疾病报告、登记制度及疾病死亡登记和报告制度,建立慢性病的基础资料,为慢性病的综合控制提供依据。

慢性非传染性疾病通常又称慢性病,它是一类病程长、病因复杂而且有些尚未被确认的疾病的总称。在我国,常见慢性病有心脑血管疾病、恶性肿瘤、糖尿病、慢性阻塞性肺部疾病等。鉴于心脑血管疾病与恶性肿瘤的高发病率、高死亡率、高致残率,已成为影响人们健康的主要慢性病,这些疾病多有终生带病倾向,对这些疾病的研究和防治也已远远超出临床范围,而需要应用流行病学的方法,来研究其在人群中的发生、发展和防治规律。因此,又将这些慢性病称之为慢性非传染性流行病。

(1) 慢性病监测目的。慢性病监测的目的是了解行为危险因素、人文环境与死亡变化的趋势,用于制订干预措施和开展效果评价。

(2) 慢性病监测内容。① 死因监测:掌握社区人群死亡情况、死亡原因和死因谱的变化;② 行为危险因素监测:了解人群主要行为危险因素(吸烟、酗酒、不健康饮食、体育活动缺少等)及健康相关知识、态度和行为的改变;③ 人文环境监测:了解干预期间社区环境的变化,如有关政策、法规及执行情况,大众媒介支持强度,健康教育开展情况,医院卫生服务与管理(如健康教育专栏,医生对病人开展健康咨询,首诊病人测血压)等。

(3) 慢性病监测原则。① 各地尽量利用和完善现有的监测系统;② 社区监测应根据现场工作需要和条件而定;③ 保证监测能够坚持和发展;④ 确定统一内容、指标和标准,使资料具有科学性和可比性。

(4) 慢性病监测管理。建立管理制度和管理工作程序,统一标准,动态管理,做好慢性病资料的登记、分析、评价和动态观察,使监测资料能动态地为社区慢性病的综合防治工作服务,如在慢性病监测中建立居民健康档案,并能在居民的一生中随时随地为其提供有关资料,也能同时不断充实和完善这些资料。

> 疾病监测是社区疾病管理的一个部分,那么,目前社区疾病管理的侧重点是什么?杨平查阅了许多文献和中国疾病预防控制中心的相关文件,明确了社区慢性非传染性疾病的管理和控制是现阶段社区疾病管理的首要任务。

二、社区慢性病管理

(一) 社区慢性病管理概述

随着社会经济的快速发展、人民生活水平的迅速提高及生活方式的巨大转变,我国人群的主要疾病谱及死因构成已由原来以传染性疾病和营养缺乏病为主,转变为以慢性非传染性疾病为主,血压高、血脂高、血糖高、超重和肥胖是导致上述大多数慢性病发生的重要生物学危险因素。生活方式,特别是膳食不合理、身体活动不足、吸烟、过度饮酒等则是这些慢性病和生物学指标异常的主要行为危险因素,对慢性病人和高危人群的管理,合理膳食、中等强度体力活动和戒烟是 3 种重要的干预策略。

1. 以健康管理为主的慢性病防治策略。健康管理建立在对个体患某些慢性病的危险性评价的基础上,即针对个人的行为危险因素和疾病状况,进行行为指导和临床干预,对疾病实行预防、治疗与控制相结合的综合措施。其最大的优势是能调动个人及集体的积极性,在个人与医生之间建立交流平台,帮助医护人员提高其与病人开展疾病预防方面的交流能力和技术水平,从而有效地利用有限的资源来达到最大的健康改善效果。

在国家基本卫生保健制度框架下,以基层卫生服务机构为平台,利用健康管理和疾病管理两大技术手段,以控制危险因素和慢性病管理为目标,由基层卫生服务机构和辖区居民签订慢性病相关服务合约,为居民提供连续的、相互衔接的公共卫生服务、基本医疗服务及其他医疗服务。健康管理和疾病管理是目前广为认同的预防和控制慢性病的手段之一。通过对慢性病相关高危人群和慢性病患者提供个体化的健康管理和疾病管理服务,可有效地控制慢性病的发生、减缓慢性病并发症的发生、促进生命质量的改善。

2. 以个体健康档案管理为基础的慢性病信息管理。慢性病信息的收集和管理既是国家公共卫生职责,也是基层慢性病防治工作的基础,是疾病预防控制机构和社区卫生服务功能的重要体现。通过个体健康档案的管理,连续监测、记录个体健康信息,是慢性病信息管理的载体。充分利用以个人健康档案为基础的慢性病信息管理,是慢性病防治工作长久、可持续发展的前提。

为发挥个人健康信息在健康管理和疾病管理中的作用,各地需要有相对统一和规范的健康档案管理,这是慢性病信息资源共享、交换和比较的基础。

 工作过程

　　杨平开始了社区慢性病管理实践,首先在带教老师的指导下,熟悉社区慢性病管理的内容。

一、熟悉社区慢性病管理的内容

根据卫生部疾病预防控制司及中国疾病预防控制中心发布的《慢性病管理业务信息技术规范(2008 版)》,对慢性病管理的相关内容概述如下。

慢性病管理的主要内容包括 6 个方面:① 收集服务人群健康信息;② 识别高危人群和人群分类;③ 高危人群及患者行为与生物危险因素水平评估;④ 个体化行为危险因素干预和患者管理;⑤ 管理效果评价;⑥ 人群慢性病信息汇总分析。慢性病管理主要内容见图 6-1。

　　慢性病管理内容包括 6 个方面的内容,通过老师的讲解,杨平理解了社区慢性病的管理不是简单的对慢性病患者的管理,而是通过对社区人群健康信息的了解,发现问题,开展针对性的干预,最终达到减少慢性病发生率、提高慢性病控制率、提高社区人群健康水平的目的。

　　了解社区人群的健康信息是第一步,那么如何去获得这些信息呢? 老师告诉杨平,可以通过社区全人群的普查,但这要花费相当人力、物力和时间,不是经常能做的事,健康信息的获得主要通过个人健康档案的建立、门诊随访以及职场、学校、离退休等各种人群的体检等渠道获得。作为学生首先要知道如何利用一些工具去收集人们的健康信息。

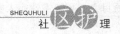

社区护理

```
                        社区慢性病管理内容
```

信息收集	人群分类和高危人群识别	高危人群及患者行为与生物危险因素水平评估	个体化行为危险因素干预和疾病管理	管理效果评估	群体信息分析
高危人群和慢性病患者筛查信息	人群分类	行为危险因素水平评估	个体化行为危险因素干预 生活方式 …	人群分类 膳食评估	人群特征分析 生物危险因素分布和统计
高危人群和慢性病患者管理信息	慢性病患病风险评估	生物危险因素水平评估	疾病管理 高血压 …	身体活动评估 生物指标评估 高血压管理评估 …	行为危险因素分布和统计 群体管理指标统计

图 6-1　社区慢性病管理内容

1. 信息收集。 收集社区人群健康信息是发现社区慢性病高危个体和患者的第一步,同时贯穿慢性病及其高危个体健康管理的始终。为便于信息的管理和相互交流,使用相对统一和规范的信息采集工具和采集方法。表 6-1、6-2、6-3、6-4、6-5 是常用信息采集表(摘录于《慢性病管理业务信息技术规范〈2008 版〉》),可供相关人群健康信息收集之用。

表 6-1　慢性病高危人群和患者筛查信息

居民编码：□□□□□□□□□□□□□□□□□□□(19 位)

一、一般信息
1.1 姓名_____
1.2 性别① 男② 女　□
1.3 出生日期　□□□□年□□月□□日
1.4 证件号码(身份证、军官证、护照)　□□□□□□□□□□□□□□□□□□
1.5 家庭地址_____
1.6 联系电话(固定电话、手机)_____

二、慢性病病史及慢性病知晓治疗情况
2.1 在本次测量血压前,您是否了解自己的血压情况?
① 患有高血压　② 血压正常　③ 测过但不清楚　④ 从未测过　□
2.1.1 您记得以前测过的最高一次血压值是多少吗?　收缩压□□□ mmHg
　舒张压□□□ mmHg
2.1.2 您近 2 周内是否服用降压药?① 是　② 否　□
2.2 在本次测量血糖前,您是否了解自己的血糖情况?
① 患有糖尿病　② 患空腹血糖受损或糖耐量受损　③ 血糖正常　④ 测过但不清楚　⑤ 从未测过　□
2.2.1 您近 2 周内是否使用治疗糖尿病的药物?① 是　② 否　□
2.3 在本次测量血脂前,您是否了解自己的血脂情况?

① 血脂异常　 ② 血脂正常　 ③ 测过但不清楚　 ④ 从未测过	☐
2.4 您知道自己目前的体重吗?　 ① 知道　 ② 不知道	☐
2.5 您是否曾被告知患有以下其他慢性病?	
2.5.1 冠心病　 ① 是　 ② 否	☐
2.5.2 脑卒中　 ① 是　 ② 否	☐
2.5.3 慢性阻塞性肺部疾病　 ① 是　 ② 否	☐
2.5.4 癌症　 ① 是　 ② 否	☐

三、吸烟

3.1 到目前为止,合计起来您是否吸足 100 支烟或 2 两烟叶?

① 是　 ② 否　☐

3.2 过去 30 天,您是否吸过 1 支以上卷烟?(可以代换为烟叶)

① 是　 ② 否　☐

3.3 过去一周中,总共有多少天有人当着您的面吸烟?

① 没有　 ② 1～2 天　 ③ 3～4 天　 ④ 5～6 天　 ⑤ 7 天　☐

3.4 过去一周中,您平均每天有多长时间处于其他人吸烟的烟雾中?

① 没有　 ② 0～15 分钟　 ③ 16～30 分钟　 ④ 31～60 分钟　 ⑤ 61 分钟～2 小时　 ⑥ 2 小时以上

四、体格检查

4.1 身高:　☐☐☐.☐厘米

4.2 体重:　☐☐☐.☐kg

4.2.1 如果是育龄女性,是否处于孕期　 ① 是　 ② 否　☐

4.3 腰围:　☐☐☐厘米

4.4 血压(两次均值)收缩压　☐☐☐mmHg

舒张压☐☐☐mmHg

五、实验室检查

5.1 空腹血糖(FBG):　☐☐.☐☐mmol/L 或 ☐☐☐mg/dl

5.2 血总胆固醇(TC):　☐☐.☐☐mmol/L 或 ☐☐☐mg/dl

5.3 血甘油三酯(TG):　☐☐.☐☐mmol/L 或 ☐☐☐mg/dl

信息收集人签名:_____　　　　　收集日期:☐☐☐☐年☐☐月☐☐日

表 6-2　膳食信息采集用表

一、就餐习惯	
1.1 您一般每天吃几餐?	☐
1.2 您一般每周在家吃几天饭?	☐
1.3 您家通常在一起就餐的人数	☐
1.3.1 其中 6 岁及以下的人数	☐
1.4 你早餐通常在哪里吃?① 家里　 ② 食堂　 ③ 餐馆　 ④ 不吃	☐
1.5 你午餐通常在哪里吃?① 家里　 ② 食堂　 ③ 餐馆　 ④ 不吃	☐
1.6 你晚餐通常在哪里吃?① 家里　 ② 食堂　 ③ 餐馆　 ④ 不吃	☐
二、各类食物摄入情况	
2.1 您平均每天吃多少主食(米、面、杂粮等)?	☐☐.☐两

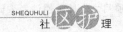
续　表

2.2 您平均每天吃多少新鲜蔬菜？	□□.□ 两
2.3 您平均每天吃多少水果？	□□.□ 两
2.4 您平均每天饮水量是多少？（1 杯＝250ml）	□□ 杯
2.5 您通常食用猪牛羊及禽肉的次数？	□
① 每天 1～2 次　② 每周 5～6 次　③ 每周 3～4 次　④ 每周 1～2 次　⑤ 每月 1～3 次　⑥ 每年 6～11 次　⑦ 基本不吃或不吃	
2.5.1 您平均每次吃多少猪牛羊肉及禽肉？	□□.□ 两
2.6 您通常食用水产品的次数？	□
① 每天 1～2 次　② 每周 5～6 次　③ 每周 3～4 次　④ 每周 1～2 次　⑤ 每月 1～3 次　⑥ 每年 6～11 次　⑦ 基本不吃或不吃	
2.6.1 您平均每次吃多少水产品？	□□.□ 两
2.7 您通常食用蛋类的次数？	□
① 每天 2 次及以上　② 每天 1 次　③ 每周 3～5 次　④ 每周 1～2 次　⑤ 每月 1～3 次　⑥ 基本不吃或不吃	
2.7.1 您平均每次吃多少蛋类？	□□.□ 个
2.8 您通常食用奶及奶制品的次数？	□
① 每天 1 次及以上　② 每周 5～6 次　③ 每周 3～4 次　④ 每周 1～2 次　⑤ 每月 1～3 次　⑥ 基本不吃或不吃	
2.8.1 您平均每次吃多少奶及奶制品？（折合成鲜奶）	□□□□.□ g
2.9 您通常食用干豆类的次数？	□
① 每天 1～2 次　② 每周 5～6 次　③ 每周 3～4 次　④ 每周 1～2 次　⑤ 每月 1～3 次　⑥ 每年 6～11 次　⑦ 基本不吃或不吃	
2.9.1 您平均每次吃多少干豆类？	□□.□ 两
2.10 您通常食用豆制品的次数？	□
① 每天 1～2 次　② 每周 5～6 次　③ 每周 3～4 次　④ 每周 1～2 次　⑤ 每月 1～3 次　⑥ 每年 6～11 次　⑦ 基本不吃或不吃	
2.10.1 您平均每次吃多少豆制品？（以豆腐计）	□□.□ 两
2.11 您通常食用甜点的次数？（蛋糕、饼干）	□
① 每天 1～2 次　② 每周 5～6 次　③ 每周 3～4 次　④ 每周 1～2 次　⑤ 每月 1～3 次　⑥ 每年 6～11 次　⑦ 基本不吃或不吃	
2.11.1 您平均每次吃多少甜点？	□□.□ 两
2.12 您通常喝饮料的次数？（咖啡、果汁、可乐、汽水、运动饮料等）	□
① 每天 1～2 次　② 每周 5～6 次　③ 每周 3～4 次　④ 每周 1～2 次　⑤ 每月 1～3 次　⑥ 每年 6～11 次　⑦ 基本不喝或不喝	
2.12.1 您平均每次喝多少饮料？	□□□□ ml
2.13 您通常食用坚果的次数？（瓜子、花生、开心果等）	□

① 每天 1～2 次　② 每周 5～6 次　③ 每周 3～4 次　④ 每周 1～2 次　⑤ 每月 1～3 次　⑥ 每年 6～11 次　⑦ 基本不吃或不吃

2.13.1 您平均每次食用多少坚果？　　　　　　　　　　　　　□□.□两

三、调味品

以下信息以家庭为单位回答

3.1 您家通常每个月吃多少斤植物油？　　　　　　　　　　　□□.□斤/月

3.2 您家通常每个月吃多少斤动物油？　　　　　　　　　　　□□.□斤/月

3.3 您家通常每个月吃多少两盐？　　　　　　　　　　　　　□□.□两/月

3.4 您家通常每个月吃多少斤酱油？　　　　　　　　　　　　□□.□斤/月

3.5 您家通常每个月吃多少斤酱？　　　　　　　　　　　　　□□.□斤/月

3.6 您家通常每个月吃多少两咸菜？　　　　　　　　　　　　□□.□两/月

表 6－3　饮酒信息采集用表

酒　类	不　喝	平均饮酒次数（选择其一填写）	次　数	平均每次饮酒量
高度白酒（＞40 度）	□	○每天 ○每周 ○每月 ○每年		两
中度白酒（20～40 度）	□	○每天 ○每周 ○每月 ○每年		两
葡萄酒、黄酒、米酒	□	○每天 ○每周 ○每月 ○每年		两
啤酒（1 杯＝250ml）	□	○每天 ○每周 ○每月 ○每年		杯

注：请您回忆在过去一年里的饮酒情况，填写上表。

表 6－4　身体活动信息采集用表

请您以周为单位，回忆平均每天的身体活动情况（没有填"0"）：

1. 您的工作主要属于以下何种活动

(1) 无工作　　　　　　　　　　　　　　　　　　　　　　　　　　□

(2) 以坐位的读写为主，上下肢活动很少，如文秘、管理、操作电脑等

　　　　　　　　　　　　　□天/周；平均每天□□小时□□分钟

(3) 以需要上肢或下肢参与，但用力不多的活动为主，如缝纫、售货等

　　　　　　　　　　　　　□天/周；平均每天□□小时□□分钟

(4) 含有较多中等强度体力活动内容，如搬举轻物、快步走路、装修工、瓦工、保洁等

　　　　　　　　　　　　　□天/周；平均每天□□小时□□分钟

(5) 含有较多重体力活动内容，如搬运重物、人力挖掘和装卸等

　　　　　　　　　　　　　□天/周；平均每天□□小时□□分钟

2. 通常情况下，您使用以下交通工具上下班、上下学、购物等的时间（只计算每次持续 10 分钟以上的活动）

2.1 自行车　　　　　　　　　　　　□天/周；平均每天□□小时□□分钟

2.2 步行　　　　　　　　　　　　　□天/周；平均每天□□小时□□分钟

2.3 乘车或开车　　　　　　　　　　□天/周；平均每天□□小时□□分钟

3. 以一周计，您进行以下体育锻炼的时间是（只计算每次持续 10 分钟以上的活动）

3.1 大强度体育锻炼，如中速跑步、中速游泳、足球、篮球、羽毛球等

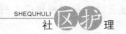

续　表

	□天/周;平均每天□□小时□□分钟　续表
3.2 中等强度体育锻炼,如快走、慢跑、慢速游泳、太极拳、木兰拳、乒乓球、扇子舞、交谊舞、秧歌等	
	□天/周;平均每天□□小时□□分钟
3.3 快速步行锻炼	□天/周;平均每天□□小时□□分钟
4. 以一周计算,您在家进行家务劳动的时间是(只计算每次持续 10 分钟以上的活动)	
4.1 重度家务劳动,如搬运重物、挑水、劈柴、自制蜂窝煤等	
	□天/周;平均每天□□小时□□分钟
4.2 中度家务劳动,如擦窗户、手洗衣服、拖地板、看护孩子(背抱、游戏走动)	
	□天/周;平均每天□□小时□□分钟
5. 闲暇时,您每天坐着、靠着或躺着(如看电视、用电脑、阅读、写字、吃饭、打麻将、打牌、下棋等,请减去睡眠时间)的累计时间是	
	□□小时□□分钟
6. 您每天白天和晚上合计睡眠的时间是	□□小时□□分钟

表 6-5　尼古丁成瘾评估信息采集用表

1. 您通常每天吸多少支卷烟?	□□支/天(烟叶可以代换为卷烟)
2. 您早晨醒来后多长时间吸第一支烟?	□□□分钟
3. 你认为哪支烟你最不愿意放弃? ① 其他时间　② 早上第一支烟	□
4. 你早上醒来后第一个小时是否比其他吸烟时间多? ① 是　② 否	□
5. 你卧病在床时仍旧吸烟吗? ① 是　② 否	□
6. 你是否在许多不准吸烟的场所很难控制吸烟的需求? ① 是　② 否	□

　　在老师的安排和指导下,在社区楼道组长的协助下,杨平利用这些信息采集的表格对某社区某幢楼的 36 家住户共 100 人进行了健康调查。但如何将获得的健康信息进行分析,并将相关信息录入健康档案中呢? 为此,老师要求杨平先熟悉人群分类及各类危险因素评价的标准。

　　2. 人群分类。为发现慢性病高危个体和患者,及早进行规范管理,应以全人群为基础进行筛查,并对所收集的信息进行整理、分析,将服务人群分为一般人群、慢性病高危人群和慢性病患者三类,目的是为了针对不同人群采取不同的管理,对高危人群实施个体化行为干预;对患者进行行为干预和临床治疗;对一般人群开展健康促进。

　　人群分类标准如表 6-6。

表 6-6 人群分类标准

人群分类	标　　准
慢性病患者	根据相关诊断标准,可被明确诊断的高血压、糖尿病、冠心病、脑卒中、慢性阻塞性肺部疾病、其他慢性病
慢性病高危人群	以下情况之一者: ① 超重加中心型肥胖:BMI≥24 腰围:男性≥90cm,女性≥85cm ② 正常高值血压:SBP130～139mmHg 或 DBP85～89mmHg ③ 血脂异常:TC 边缘升高≥5.18mmol/L 或 TG 升高≥2.26 mmol/L ④ 空腹血糖受损:6.1 mmol/L≤FBG<7.0 mmol/L
一般人群	除上述情况以外的人群

注:慢性病高危人群还可根据管理的慢性病及当地实际情况来确定相应的标准。

3. 危险因素水平评估。对筛查出的慢性病高危个体和患者,应通过询问,对其行为包括吸烟、饮酒、膳食和身体活动等状况进行调查,同时还应进行必要的体格检查和实验室检查,包括体重、腰围、血压、血糖、血脂等。对个体行为和生物危险因素的暴露水平和程度进行评估。

(1)膳食情况评估。通过膳食调查,收集管理对象就餐习惯,谷类食物、蔬菜、水果、畜禽肉、蛋、奶、豆类、水产品的食用频率和食用量,烹调用油、盐及酱油等调味品食用量等信息。根据管理人群提供的膳食习惯和食物消费信息,评估其膳食结构和摄入水平,作为下一步膳食指导的依据。膳食评价标准见表 6-7。

表 6-7 膳食评价标准

指　标	参照标准
食物摄入量不合理	谷类食物<200g、蔬菜<300g、食用油>30g、食盐>6g
膳食总能量不合理	根据人群提供的膳食信息计算
膳食结构不合理	膳食脂肪供能比<20％或>30％;谷类供能比<55％或>65％

(2)身体活动水平评估。收集管理对象处于日常工作、出行、锻炼、家务和静态等工作和生活状态的时间。根据管理人群提供的身体活动信息,评估其身体活动水平和活动状况,作为下一步身体活动指导的依据。评价标准见表 6-8。

表 6-8 身体活动水平评价标准

能量消耗＊＊ (千卡/周)			频度 (天/周)	时间 (分钟/天)
充分	大强度		3	1500
	大强度＋中等强度＋步行		7	3000
中等	大强度		3	≥500
	中等强度＋步行		5	≥600
	大强度＋中等强度＋步行		5	≥600
不足	大强度＋中等强度＋步行			<600

＊满足每一水平中一项(行)条件。

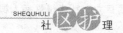

＊＊计算依据：步行＝3.3 METs,中等强度＝4.0 METs,大强度＝8.0 METs,身体活动能量消耗＝MET×每周活动天数×每天活动时间(分钟)。

(3)饮酒情况评估。分别收集管理对象饮用高度白酒、中度白酒、葡萄酒、啤酒等的频率和每次饮酒量。根据管理人群提供的饮酒信息,计算饮酒个体的平均每日酒精摄入量,并与推荐量进行比较,评价个体暴露水平,作为下一步限酒指导的依据。饮酒评价标准见表6-9。

表6-9　饮酒评价标准

类　别	标　准
成年男性	每天饮用酒折合成酒精量不超过25g,相当于啤酒750ml,或葡萄酒250ml,或38度白酒75g,或高度白酒50g。
成年女性	每天饮用酒折合成酒精量不超过15g,相当于啤酒450ml,或葡萄酒150ml,或38度白酒50g。

(4)超重和肥胖情况评估。对纳入管理的高危人群和患者,根据《中国成人超重和肥胖症预防控制指南》标准,计算个体BMI值,同时结合其腰围值,对个人超重和肥胖程度进行判断,了解个人对体重的知晓情况等,作为下一步体重控制指导的依据。体重评价标准见表6-10。

表6-10　体重评价标准

指　　标	判断标准
体重指数(BMI＊)	体重过低：BMI<18.5 体重正常：18.5≤BMI≤23.9 超重：24≤BMI≤27.9 肥胖：BMI≥28
腰　　围	正常：男性<85cm；女性<80cm

＊ BMI值＝体重(kg)/身高的平方(m²)

(5)吸烟程度和戒烟情况评估。根据管理人群提供的信息,对吸烟情况、戒烟情况、成瘾情况和被动吸烟情况进行评估,作为下一步指导戒烟和预防被动吸烟的依据。对纳入戒烟项目的管理对象,需要评估其对尼古丁的依赖程度,见表6-11,评分为0~3分者,为轻度依赖;4~6分为中度依赖;7分及以上为重度依赖。

表6-11　Fagerstrom 尼古丁依赖评分表

评分项目	0分	1分	2分	3分
您通常每天吸多少支卷烟?	≤10支	11~20支	21~30支	>30支
您早晨醒来后多长时间吸第一支烟?	>60分钟	31~60分钟	6~30分钟	≤5分钟
你最不愿意放弃哪支烟?	其他时间	早上第一支烟		
你早上醒来后第一个小时是否比其他吸烟时间多?	否	是		

续 表

评分项目	0分	1分	2分	3分
你是否在许多不准吸烟的场所很难控制吸烟的需求?	否	是		
你卧病在床仍旧吸烟吗?	否	是		

(6) 其他危险因素评估。根据当地实际情况及管理的慢性病情况,确定对其他相关危险因素进行评估。

(7) 患者的情况评估。根据管理的慢性病具体情况确定评估的指标,如高血压管理根据血压水平分为正常、正常高值血压和1、2、3级高血压;此外,根据合并的心血管危险因素、靶器官损害和同时患有的其他疾病,将高血压患者分为4层(组),即低危、中危、高危和很高危,以此确定治疗时机、治疗策略与估计预后。

血糖、血脂、血压等评价标准见表6-12、6-13、6-14、6-15。

表6-12 血糖评价标准

分 类	空腹血糖 mmol/L(mg/dl)
糖尿病	≥7.0(126)(两次)
空腹血糖受损(IFG)	≥6.1(110)且<7.0(126)
正 常	<6.1(110)

表6-13 血脂水平分层评价标准

分 层	血脂项目 mmol/L (mg/dl)			
	TC	LDL-C	HDL-C	TG
合适范围	<5.18(200)	<3.37(130)	>1.04(40)	<1.70(150)
边缘升高	5.18~6.19(200~239)	3.37~4.12(130~159)—	1.70~2.25(150~199)	
升 高	≥6.22(240)	≥4.14(160)	≥1.55 (60)	≥2.26(200)
降 低			<1.04(40)	

表6-14 血压标准

分 类	判断标准
正常血压 正常高值	90<SBP<120mmHg 且 60<DBP<80mmHg SBP120~139mmHg 和(或)DBP80~89mmHg
高血压	SBP≥140mmHg 和(或)DBP≥90mmHg

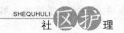

表 6 - 15　高血压患者分级评价标准

分　　级	标　　准
1 级高血压(轻度)	SBP140~159mmHg 和(或)DBP90~99mmHg
2 级高血压(中度)	SBP160~179mmHg 和(或)DBP100~109mmHg
3 级高血压(重度)	SBP≥180mmHg 和(或)DBP≥110mmHg

　　杨平把 100 人的健康信息与上述评价标准进行比对,将这 100 人分为慢性病患者、慢性病高危人群及一般人群,并对慢性病患者、高危人群的危险因素水平进行了确认,将这些信息逐一输入计算机,记录于个人健康档案中。

　　根据评估结果,带教老师选择几个典型的个案,和杨平一起制订个体化行为干预方案。杨平对个体化干预的流程有了较好的了解。

　　4. 个体化行为干预指导。各地可根据服务能力和接受服务人群的个人意愿,选择和确定对高危人群和慢性病患者的行为干预种类和具体方法,以下是针对高危个体的膳食、身体活动、限酒、戒烟及高血压患者的指导方法。

　　(1) 个体平衡膳食指导。以体重为核心控制指标,指导高危个体和慢性病患者的膳食改善,大致步骤如下:① 了解自己的体重和腰围,使管理对象知道超重及中心性肥胖对健康的危害,掌握自测体重和腰围的方法和判断标准,并养成经常测体重、腰围的习惯;② 进行个人膳食评价,使管理对象掌握简易膳食记录方法,通过定期膳食记录,评价其膳食摄入情况;③ 根据膳食指南等原则,结合管理对象危险因素和疾病情况,提供膳食指导方案;④ 按照每周总量控制的原则,自主调节食物摄入,提供食物能量消耗换算的方法,使管理对象能自己调控能量的摄入与支出。

　　(2) 个体身体活动指导。根据个体日常活动情况、工作性质、疾病情况及个人喜好等来指导身体活动。大致步骤如下:① 帮助管理对象掌握身体活动原则;② 根据管理对象危险因素和患慢性病的情况,帮助管理对象掌握如何选择适宜的身体活动形式、频率和时间,并能记录活动情况;③ 根据膳食能量摄入和身体活动水平,确定活动量和强度,保持能量平衡。

　　(3) 个体限酒指导。个体限酒指导的一般步骤如下:① 帮助管理对象了解自己每日酒精摄入量,以及是否超标;② 帮助管理对象了解饮酒过量对健康的危害;③ 用量化的方法指导个体如何控制饮酒量。

　　(4) 个体戒烟指导。了解管理对象烟草使用情况,对不吸烟或戒烟多年,记录在个人健康档案中,不用进行重复评估。对于吸烟者,则进行戒烟指导,其步骤大致如下:① 了解戒烟意向。② 增强戒烟的意愿,可用 5R 法:即利用吸烟和疾病、家庭成员健康等的相关关系(relevance)、吸烟会进一步增加个人和家庭成员疾病等风险(risk)、戒烟带来的益处(rewards)、戒烟的障碍(roadblock),以及戒烟会经历多次失败才能成功(repetition)等方面信息,逐步增强吸烟者的戒烟意愿。③ 对于表示愿意戒烟的管理对象,评价他们的戒烟意愿、理由、吸烟类型和成瘾的程度,以及周围环境的支持情况等。④ 帮助戒烟:确定戒烟日期;告知戒烟者通知家人和同事,创造一个有助于戒烟的环境;丢弃任何与吸烟相关的器具,如打火机、剩余的卷烟等;在常吸烟的地方放上警示牌,或要求其他人监督;建立一些补偿行为;处理戒断症状。⑤ 鼓励坚持,在戒烟的初期加强访视;在戒烟开始的第一周、第二周和第一个月内,访视不少于 6 次,了解戒烟的进展情况,以便随时提供帮助。访视可通过电话进行,并对复吸者给予戒烟鼓励,支持他们再次戒烟。

(5)对高血压患者的行为指导。根据《中国高血压防治指南(2005 年修订版)》,对纳入管理的高血压患者进行诊断分级、危险分层,并在分级和分层的基础上实施药物和非药物治疗措施,非药物治疗措施主要指生活方式指导和行为危险因素控制。

对于高血压患者的膳食、体力活动、饮酒和戒烟的指导,应遵循前面的一般指导策略,但要关注的重点是:① 膳食指导:重点有三方面,一是要特别关注食盐总量,包括烹调用盐、酱油和加工食品中总盐量的摄入,以每日 6g 作为目标,帮助和鼓励患者逐步降低摄入量并达到目标;二要鼓励患者坚持多吃蔬菜和水果;三是畜禽肉的摄入量要适当,膳食脂肪供能比不超标。② 身体活动指导:要结合患者血压分层结果,确定身体活动的指导原则,特别是对运动项目的种类、活动时间和强度等的确定,要让患者掌握运动禁忌,防止发生意外。③ 限酒指导:对于高血压患者,应告诫饮酒的危害,帮助其建立戒酒的决心并逐步采取行动。④ 戒烟指导:对高血压病情严重者,越应加强戒烟的劝阻和指导力度。

由于实习时间短,杨平对个体化干预的实施没能很好地在实践中体验,带教老师对干预实施、干预以后效果评价、社区常见健康指标的计算等通过多媒体对杨平等实习生进行了形象的讲解,使杨平对社区慢性病管理的整个过程有了较好的感性认识和理解。

5. 效果评价。慢性病管理中,根据高危人群和慢性病患者的危险水平和治疗情况,确定随访时间和干预方法,通过定期随访的信息收集对管理效果进行评价。

参照上述危险因素评估的标准对以下几个方面进行评价。

膳食:根据管理对象个人膳食信息,评价其膳食摄入、膳食结构、能量摄入等的改善情况;饮酒:根据管理对象饮酒情况,评价其酒精摄入量和改善情况;身体活动:根据管理对象身体活动信息,评价其身体活动水平改善情况;吸烟:对吸烟的量、吸烟习惯或戒烟情况进行评价;生物指标:对管理对象体重、腰围、血压、血脂、血糖等生物指标的动态变化情况进行评价;高血压患者:根据随访信息对高血压患者危险因素控制、依从性和治疗效果等进行评价。

在效果评价的基础上,与管理对象共同调整行为干预和治疗方案。

6. 计算群体指标,反馈信息。在上述个体信息收集的基础上,定期对服务人群的人群慢性病相关信息进行统计分析,包括人口学特征、慢性病的患病情况、人群分类情况、人群高血压、糖尿病、血脂异常的知晓和治疗情况,人群各种危险因素的流行情况,高血压患者的治疗情况等。重点掌握高危人群及慢性病患者危险因素及疾病现状和动态变化趋势,评估干预效果,并将结果反馈给卫生行政部门,为卫生决策提供参考依据。

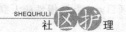

常用群体管理指标的计算如下。

（1）全人群。

基本管理率＝（全人群中已完成基本管理的人数/所有进入项目管理的总人数）×100％

（2）一般人群。

1年随访率＝（一般人群1年内进行随访的人数/一般人群总人数）×100％

随访人群基本管理率＝（随访的一般人群中，完成基本管理的人数/一般人群1年内进行随访的总人数）×100％

（3）高危人群。

膳食和身体活动等行为指导率＝（已提供膳食和身体活动等行为指导的高危人群人数/高危人群总人数）×100％

半年随访率＝（半年内已进行随访的高危人群人数/高危人群总人数）×100％

随访人群基本管理率＝（随访的高危人群中，完成基本管理的人数/高危人群半年内进行随访的总人数）×100％

随访人群膳食和身体活动等行为指导率＝（随访的高危人群中，完成膳食和身体活动指导的人数/高危人群半年内进行随访的总人数）×100％

体重管理率＝（进入体重管理的人数/超重且中心型肥胖总人数）×100％

（4）慢性病患者。

膳食和身体活动等行为指导率＝（已提供膳食和身体活动等行为指导的慢性病患者人数/慢性病患者总人数）×100％

高血压患者管理率＝（进入血压管理的高血压患者人数/筛查出的高血压患者总人数）×100％

高血压患者规范管理率＝（按照高血压防治指南要求进行规范化随访管理的高血压患者人数/进入血压管理的高血压患者总人数）×100％

高血压患者血压控制率＝（血压水平控制低于140/90mmHg的人数/进入血压管理的高血压患者总人数）×100％

糖尿病管理率＝（已进行管理的糖尿病患者人数/筛查出的糖尿病患者总人数）×100％

糖尿病规范管理率＝（按照糖尿病规范化管理方案要求进行随访管理的糖尿病患者人数/已进行管理的糖尿病患者总人数）×100％

通过前述实习过程，结合实习要求，杨平对慢性病管理及个体化干预的工作流程进行总结，以进一步强化所学知识和指导今后的工作。

二、慢性病管理流程

1. 个体化慢性病管理流程。针对个体的服务过程，应从收集服务人群健康信息、评估健康状况、提出个体化的行为干预和治疗措施，到随访并动态掌握管理对象的健康状况。这一过程应是连续不断的、长期的和动态的。

个体化慢性病管理流程见图6-2。

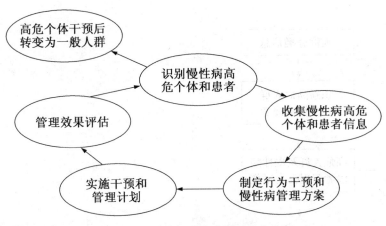

图6-2　个体化慢性病管理动态流程

2. 人群分类管理流程。 通过采集人群健康信息，按人群分类标准对人群进行分类，对筛选出来的高危人群和慢性病患者再次采集行为干预和疾病管理所需的相关信息，评价各种危险因素的暴露水平，对高危人群和慢性病患者制定个性化的行为干预和疾病管理方案，并进行跟踪随访和管理。实施干预和管理后，管理人群健康状况会发生变化，人群分类也在不断变化，其危险因素干预和疾病管理方案也要随之变动，形成一个动态循环的管理过程。人群分类管理流程见图6-3。

3. 慢性病高危人群和慢性病患者管理流程。 对筛查出的慢性病高危人群和慢性病患者按照行为干预方案进行干预和管理，其管理流程见图6-4。

4. 个体化行为干预业务流程。 对高危人群及慢性病患者行为干预，其膳食指导、身体活动指导、限酒指导、戒烟指导业务流程见图6-5、图6-6、图6-7、图6-8。

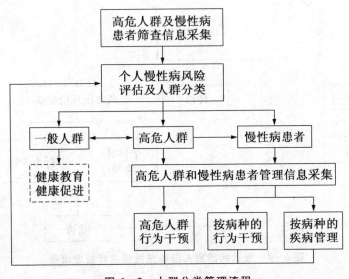

图6-3　人群分类管理流程

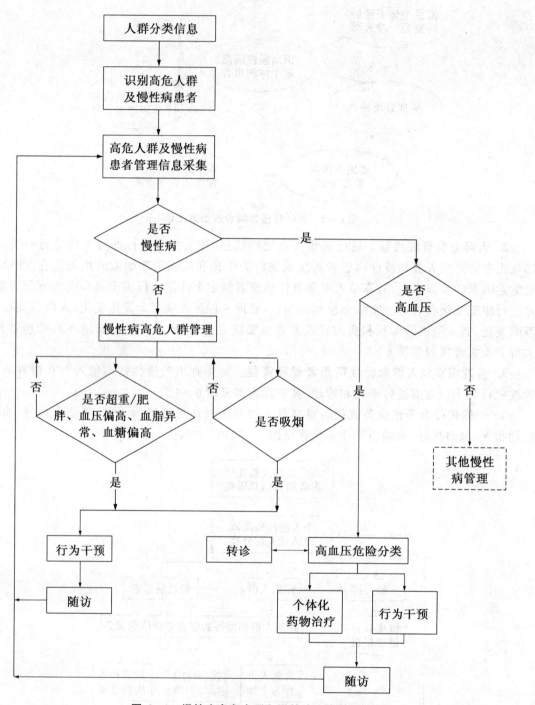

图6-4 慢性病高危人群和慢性病患者管理流程

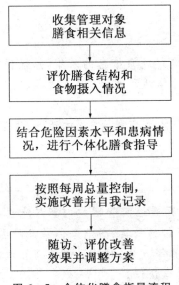

图 6-5 个体化膳食指导流程

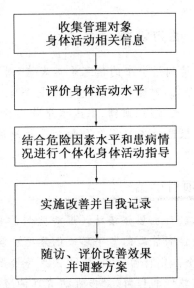

图 6-6 个体化身体活动指导流程

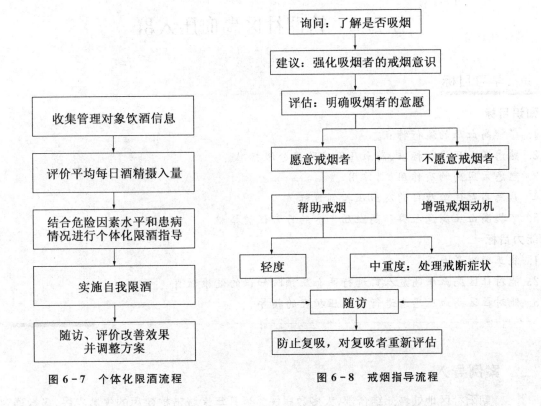

图 6-7 个体化限酒流程

图 6-8 戒烟指导流程

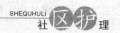

 能力训练

1. 请利用书中的信息采集表格,对至少 10 个人进行健康信息的采集,并根据收集的信息进行分析,对慢性病高危个体及个体的膳食状况、身体活动水平、饮酒状况、超重与否、尼古丁依赖及血脂、血糖、血压水平作出评价。

2. 根据个体的危险因素水平及健康现状,开展个体平衡膳食、身体活动、限酒、戒烟的指导活动。

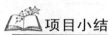 **项目小结**

本项目主要介绍社区疾病监测的相关知识和社区慢性病管理的内容与流程,护生通过对慢性病管理的各个环节的学习和实践,掌握健康信息采集、高危个体及危险因素水平分析、个体化行为干预、干预效果评价及管理指标计算等方法,对社区慢性病管理的目的、意义有较好的理解,对慢性病管理的流程有较好的感性认识。

(陈雪萍)

任务 2　管理社区高血压人群

学习目标

知识目标

1. 了解高血压的流行特点。

2. 熟悉高血压诊断标准、高血压及危险度分级标准。

3. 熟悉常用药物及作用、副作用。

4. 熟悉高血压治疗目的及血压控制目标。

5. 掌握高血压高危人群和高血压患者的日常保健措施。

能力目标

1. 能正确测量血压。

2. 能对社区高血压高危人群进行高血压预防知识的健康教育。

3. 能对社区高血压患者进行高血压护理的指导。

 案例导入

朝阳社区地处城郊结合部,大多数居民为近几年来城市扩建后的失地农民,多数通过出租房屋、开办"农家乐"旅游、餐饮服务等获得收益,生活较为富裕。但近几年来,因脑卒中致死、致残的病例大幅增加。社区护士张南为此组织人员对该社区 5 万多人口中 15 岁以上的人员进行了血压的普查,结果发现该社区人群高血压的患病率高达 24％,知晓率为 20.2％,治疗率为 14.7％,控制率为 5.1％。为进一步做好该社区高血压的控制和管理,张南首先对高血压的流行情况进行了复习,并对社区情况进行了比对。

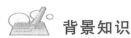 **背景知识**

一、高血压概述

高血压是危害人们健康的常见病、多发病,是心脑血管病重要的危险因素,控制高血压,进而减低心脑血管病的发病率和死亡率,日益成为一项紧迫的公共卫生问题。自从 1978 年世界卫生组织(WHO)首次制定高血压治疗指南以来,在大规模临床实验推动下,高血压治疗的观点策略发生了很大变化,在 1989 年、1993 年与 1999 年治疗指南相应作了修正和补充,我国在 1999 年 2 月颁布了《中国高血压防治指南》,2005 年根据我国近年来心血管流行病学和循证医学的进展,参考国内外最新研究成果和指南,对 1999 年《中国高血压防治指南》进行修订。

(一)高血压的流行情况

1. 高血压流行的一般规律。多年的流行病学研究显示,我国高血压流行具有以下规律。

(1)高血压患病率与年龄成正比。

(2)女性更年期前患病率低于男性,更年期后患病率增高。

(3)有地理分布差异。华北、东北属于高发区;西北及东南沿海各地属于低发区。

(4)同一人群有季节差异。冬季患病率高于夏季。

(5)与饮食习惯有关:高盐、高脂肪饮食者高血压患病率高,中等量以上饮酒者高血压患病率高。

(6)与经济文化发展水平呈正相关。经济发达的地区人均血压水平高。

(7)患病率与人群肥胖程度和精神压力呈正相关,与体力活动水平呈负相关。

(8)高血压有一定的遗传基础。直系亲属血压有明显关系,高血压患者的家属史明显。不同种族和民族之间血压有一定的群体差异。

2. 高血压流行特点。近年来,由于社会经济的快速发展和人们生活方式的变化,高血压病发病率高、并发症多而重,且呈增长的趋势。据 2002 年全国居民营养与健康状况调查资料显示,我国成人高血压患病率为 18.8％,估计全国患者数达 1.6 亿,心脑血管病占总死亡数的 44.4％,为死因首位,而总死亡的第一位危险因素就是高血压,可见我国高血压病存在患病率高、死亡率高、致残率高(三高)的特点。调查资料还显示高血压知晓率为 30.2％,治疗率为 24.7％,控制率为 6.1％,即知晓率低、服药率低、控制率低(三低)的现象。

(二)高血压发病的危险因素

原发性高血压的病因和机制尚不完全清楚,研究表明与肥胖、精神紧张、摄盐过多及遗传等因素有关。

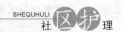

国际上已确定的高血压发病危险因素是：超重、高盐膳食和中度以上饮酒。我国的流行病学研究也证明这三大因素和高血压发病显著相关。此外，还与吸烟、血脂异常、糖尿病和胰岛素抵抗、缺少体力活动及精神、心理压力和社会因素有关。

高血压是脑卒中、冠心病发病的独立危险因素。

二、临床特征

(一)高血压诊断标准

1. 高血压标准。 根据2005年中国高血压指南，高血压的定义为：在未用抗高血压药的情况下，收缩压≥140mmHg(18.7kpa)和(或)舒张压≥90mmHg(12.0kPa)。

2. 正常高值血压。 2003年美国预防检测评估与治疗高血压全国委员会第7次报告(JNC7)中明确了"高血压前期"的概念，指出收缩压在120～139mmHg或舒张压在80～89mmHg为高血压前期。《中国高血压防治指南》中基本采用的是世界卫生组织诊断高血压的标准，其中根据我国流行病学数据分析结果，将120～139/80～89mmHg列为正常高值。血压处于正常高值者，应认真改变生活方式，及早预防，以免发展为高血压。

血压标准及其分级见表6-16。

表6-16 血压标准及分级

类　别	收缩压 （mmHg）	舒张压 （mmHg）
正常血压	＜130	＜85
正常高值	120～139	80～89
高血压	≥140	≥90
1级高血压("轻度")	140～159	90～99
2级高血压("中度")	160～179	100～109
3级高血压("重度")	≥180	≥110
单纯收缩期高血压	≥140	＜90

(二)临床表现

高血压病一般起病缓慢，部分患者无症状，仅在偶测血压或普查时发现，一般可有头晕、头痛、头胀、耳鸣、眼花、心悸、失眠等症状，多于情绪波动、精神紧张或劳累后出现，随着病情的发展，血压升高逐步明显而持久，上述症状渐见频繁，但症状的轻重与血压升高的程度可不完全成正比。早期除血压升高外，可无其他体征或实验室检查异常，后期则因并发心脑肾不同程度的损害而有相应的表现。少数患者在某些情况下，血压急剧增高，而出现高血压危象或高血压脑病的表现。

还有少数患者发病急骤，进展迅速，血压显著增高，伴器官损害，肾功能损害突出，预后差，称恶性高血压或急进型高血压。可表现为头痛、视力模糊、眼底出血、渗出或视神经乳头水肿、持续蛋白尿、血尿、管型尿等，患者可死于肾衰竭、脑卒中或心力衰竭，其发病机制尚不清楚，可能与治疗不及时或治疗不当有关。

（三）高血压危险度分级

根据血压水平,结合危险因素及合并的器官受损情况,将患者分为低危、中危、高危或极高危险组。

低度危险组:高血压1级,不伴有高脂血症、糖尿病、吸烟、老龄等心血管危险因素。治疗以改善生活方式为主,观察3~12个月仍无效,再给予药物治疗。

中度危险组:高血压1级,伴1~2个危险因素或高血压2级不伴有或伴有不超过2个危险因素者。治疗先改善生活方式,观察血压及危险因素数周后,再决定给予药物治疗。

高度危险组:高血压1~2级,伴至少3个危险因素、兼患糖尿病或靶器官损害;或高血压3级,无其他危险因素。必须尽快给予药物治疗。

极高危险组:高血压3级,伴1个以上危险因素;或高血压1~2级,伴靶器官损害及相关的临床疾病者(包括糖尿病)。必须立即开始药物治疗。

（四）高血压的治疗

1. 治疗目标。高血压患者的首要治疗目的是最大限度地降低心血管病和死亡的总危险。因此治疗不仅仅是为了降低血压,还需要治疗所有可逆的危险因素(如吸烟、血脂异常、糖尿病),合理控制并存的临床情况。

2. 高血压药物治疗原则。高血压是可以治疗的,正确认识高血压药物的疗效及副作用,坚持长期正规治疗。其原则:采用较小的有效剂量以获得可能有的疗效而使不良反应最小,如有效而不满意,可逐步增加剂量以获得最佳疗效;为了有效地防止靶器官损害,要求每天24小时内血压稳定于目标范围内,最好选用一天一次给药而有持续24小时作用的药物;用低剂量单药疗效不满意的,可以采用两种或多种降压药物联合治疗。

3. 常用的抗高血压药物。

(1)利尿剂。利尿剂是使用最早,最常用的降压药物,如双氢克尿噻、吲哒帕胺,对老年人收缩期高血压和肥胖的高血压患者降压尤为适用,但不适宜痛风、高脂血症及糖尿病患者。可与其他各类抗高血压药物合用,能增加降压的效果。不良反应有低血钾、高尿酸血症、高钙血症、高血糖和高血脂,另外,对肾功能减退的患者会有不利影响。

(2)β-受体阻滞剂。β-受体阻滞剂既能降低血压,又能减慢心率,应用很广泛。常用的有阿替洛尔(氨酰心安)、美托洛尔(倍他乐克、美多心安)、卡维地洛(达利全)、拉贝洛尔(柳胺苄心定)、比索洛尔(博苏)。β-受体阻滞剂适用于年轻人和心率偏快的高血压患者,对合并冠心病的高血压患者尤为适合。不良反应有心动过缓、诱发支气管哮喘、高血糖、高血脂等。因此,对心率慢、存在心脏传导阻滞和有哮喘的高血压患者禁止服用。

(3)钙拮抗剂。钙拮抗剂降压效果安全有效,其特点是在降压的同时,不降低重要器官的血液供应,对血脂、血糖的代谢没有影响,适用于老年高血压和已有心脑肾损害的高血压患者。钙离子拮抗剂常用的有两类:二氢吡啶类如硝苯地平(心痛定)、氨氯地平(络活喜)、非洛地平(波依定),常见的不良反应有面部潮红、头痛、心率加快、踝部水肿;非二氢吡啶类如维拉帕米(异博定)、地尔硫草(合心爽)等,可引起心脏传导阻滞,抑制心肌收缩。

(4)血管紧张素转换酶抑制剂。血管紧张素转换酶抑制剂是一类安全有效的降压药,它的种类最多,适应证最广,对血脂和血糖的代谢没有影响,对肾脏有保护作用,是高血压合并心力衰竭及糖尿病理想的首选药物。根据药物作用时间的长短,可分为短效、中效和长效等,短效的有卡托普利(开博通),中效的有依那普利(依那林),长效的种类很多,有苯那普利(洛汀新)、培多普利(雅施达)、福辛普利(蒙诺)、贝那普利(一平苏)、米达普利(达爽),等等。不良反应:最多见的是咳嗽,以咽痒、干咳为主,发生率10%～20%,其他少见的有血管神经性水肿、高血钾、白细胞下降、低血糖等。

(5)血管紧张素Ⅱ受体拮抗剂。这是一类最新的降压药,是在血管紧张素转换酶抑制剂的基础上开发成功的,不会引起咽痒干咳的不良反应,被认为是不良反应最少的一类降压药,最早应用的是氯沙坦(科素亚),以后不断开发的有缬沙坦(代文)、依贝沙坦等。可有轻度头晕、恶心等不良反应。

工作过程

一、社区高血压人群的评估

张南发现朝阳社区的高血压患病率明显高于全国水平,高血压知晓率、服药率和控制率低于全国水平,那么其中的原因是什么呢?张南首先利用慢性病管理中的相关信息采集表格对高血压人群进行信息采集,并进行危险因素的分析。

通过调查发现,该社区人群文化水平相对不高,主要的业余活动是搓麻将,平时饮食偏咸,喜饮酒,动物性食物摄入过多,超重、肥胖者较多。通过对调查数据的整理、分析,确认该社区高血压的主要影响因素是超重(肥胖)、膳食高盐、高脂饮食、活动过少、饮酒过多等。为此,张南与社区慢性病管理团队研究并制订该社区高血压管理的计划,开展社区人群健康教育与健康促进工作。

首先,通过门诊、随访、网站、墙报、宣传手册等各种方式进行健康教育,对高血压的危害、诊断标准、临床表现、治疗目标、常用药物及副作用等进行宣传。

张南与同事们一起,对确诊高血压的患者一一进行随访、定期监测,并根据不同情况针对饮食、运动、饮酒、肥胖等影响因素进行个体化的行为干预,并将这些常识向社区人群进行有效传播。

二、社区高血压高危人群和高血压患者的健康教育

(一)建立良好的生活方式

1.减重。控制总热量摄入,减少脂肪及限制过多碳水化合物类食物的摄入,增加运动,使体重指数(BMI)控制在24以下。如在人群中平均体重下降5～10kg,收缩压可下降5～20mmHg。高血压患者体重减少10%,则可使胰岛素低抗、糖尿病、高脂血症和左心室肥厚改善。在减重过程中还需积极控制其他危险因素。减重的速度可因人而异,但首次减重最好达到减轻5kg以增强减重信心,以后再根据自觉的症状和有关指标决定进一步减重的速度和目标。

2.合理膳食。减少钠盐,每日食盐不超过6g,少食各种咸菜及其他腌制食品;减少膳食脂肪,控制脂肪在总热量30%以下,食油每日20～25g,少吃肥肉、油炸食品及动物脑组织、鱼子、蟹黄、蛋黄及动物内脏等含胆固醇高的食物;补充适量优质蛋白质,蛋白质约占总热量

15%,动物蛋白占蛋白质20%。植物蛋白以豆类最好;注意补充钾和钙,多食绿色叶菜、鲜奶及豆制品类食物;多吃蔬菜和水果,每日新鲜蔬菜400～500g、水果200g。

3. 限酒戒烟。饮酒和血压水平及高血压患病率之间呈线性相关,大量饮酒可诱发心脑血管疾病发作,且饮酒影响降压药物的疗效,因此高血压患者应戒酒。如饮酒,建议男性饮酒每日酒精摄入不超过30g,即葡萄酒少于100～150ml,或啤酒少于250～500ml,或白酒小于25～50ml;女性则减半。吸烟使肾上腺素、去甲肾上腺素分泌增加,从而导致收缩压,舒张压增高,同时尼古丁能影响降压药物的疗效,应戒烟。

4. 适度运动。根据每个人的身体状况,以决定运动方式、强度、频度和持续运动时间。中老年患者应选择有氧、伸展及增强肌力的练习,具体项目可选择步行、慢跑、太极拳、气功、门球等。运动强度应因人而异,常用运动强度指标可用活动时最大心率达到170(或180)减去年龄,作为运动适宜心率。以活动后3～5分心率恢复正常,自觉舒适,精神愉快,睡眠、食欲良好为宜。运动频度一般要求每周3～5次,每次持续20～60分钟。运动不仅有利于血压下降,且对减轻体重、增强体力、降低胰岛素抵抗有利。但运动时忌体位突变,忌用力太猛,避免剧烈活动而诱发脑卒中等并发症。

5. 减轻精神压力。高血压病是生物、心理、社会因素综合作用所致的疾病。生活中应注意减轻心理压力,保持情绪稳定。要多发现生活中的积极因素,以乐观的态度对待人生,维持精神愉快。

(二)正确测量血压

测量血压是高血压诊断及评价其严重程度的主要手段,同时也是评价治疗效果和用药的依据。临床上通常采用间接方法在上臂肱动脉部位测得血压值。目前使用以下3种方法评价血压水平。

1. 诊所血压。诊所血压是目前临床诊断高血压和高血压分级的标准方法,由医护人员在标准条件下按统一的规范进行测量。一般要求选择符合计量标准的水银柱血压计测量。

2. 自测血压。自我测量血压是受测者在家中或其他环境里给自己测量血压。有助于评估血压水平,评价降压效应,改善治疗依从性。患者自我测量血压应做到:定体位、定肢体(一般选用右上肢肱动脉血压)、定血压计、定时间,相对固定的测量人员,并做好记录。同时注意正确测量方法:测前安静休息5分钟;无论采取何种体位,上臂均应置于心脏水平;将袖带紧贴缚在上臂,袖带下缘应在肘弯上2～3cm。将听诊器的探头置于肘窝肱动脉处;快速充气,气囊内压力应超过收缩压并再升高30mmHg(4.0kPa),然后以恒定速率(2～6mmHg/秒)缓慢放气;在放气过程中仔细听取柯氏音,收缩压读数取柯氏音第Ⅰ时相,舒张压读数取柯氏音第Ⅴ时相(消失音),柯氏音不消失者,以柯氏音第Ⅳ时相(变音)定为舒张压。根据血压的昼夜变化规律,测量时间一般选择在清晨清醒未活动时及下午16～18时测量。在气候、情绪变化时加测血压。最好选择符合计量标准的水银柱式血压计进行测量。也推荐使用符合国际标准(BHS 和 AAMI)的上臂式全自动或半自动电子血压计,必要时与水银柱式血压计同时测值校正。

3. 动态血压监测。动态血压监测应使用符合国际标准(BHS 和 AAMI)的监测仪,受测者处在日常生活状态下,测压间隔时间为15～30分钟,白昼与夜间的测压间隔时间尽量相同,一般监测24小时,如果仅作诊断评价,可以只监测白昼血压。动态血压监测参考

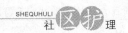

标准正常值：24 小时平均压＜130/80mmHg,白昼平均压＜135/85mmHg,夜间平均压＜125/75mmHg。正常情况下,夜间血压均值比白昼血压均值低 10％～15％。

（三）遵医嘱正确服药

1. 药物治疗适应证。高危和极高危患者,中危患者 3～6 个月内或低危患者 6～12 个月内血压未获控制者均应进行药物治疗。

2. 血压控制目标。一般高血压人群降压的目标值为＜140/90mmHg;糖尿病及肾病的高血压患者降压的目标值为＜130/80mmHg;老年高血压患者降压的目标值为收缩压＜150mmHg,但如果可能,应当尽量将其收缩压降至患者能够耐受的 140mmHg 以下。另需要对所有可逆的危险因素(吸烟、血脂异常、糖尿病)及其他相关临床疾病进行正确处理。

3. 提高用药的依从性。讲明用药的目的、原则,教育患者遵嘱用药,不可随意增减药量、停药或自行突然撤换药物,为防止遗忘,可将服药与日常活动结合起来执行。尽可能使用长效降压药。告知患者药物可能的副作用,注意自我观察。

（四）预防体位性低血压

从卧位、蹲位或坐位站立要慢,并在站立前先作适当的肢体活动;在服药后最初几个小时,避免长时间站立,或尽量选择在休息时间内服药;如在睡前服药,夜间起床排尿尤要注意缓慢起床。在患者首次服药、联合用药或加量时应特别注意预防体位性低血压。

（五）预防心脑血管意外

保持良好的心态,学会控制情绪,保持有规律的生活,充足的睡眠,防受寒,避免剧烈运动、过度用力和强烈应激等,避免使血压突然升高的各种因素,以防心脑血管意外。

（六）做好院前急救

一旦患者出现高血压急症,应迅速让患者绝对卧床休息,抬高床头,避免一切不良刺激,放松心理,保持呼吸道通畅,及时送医院治疗。

> 张南积极推进社区健康教育,通过各种媒介向社区进行广泛的知识传播,使人群认识到高血压病的危害、高血压病的危险因素、预防方法、治疗的意义等,培养社区人群良好的生活方式,坚持运动、合理膳食、不吸烟、不饮酒、防止肥胖。同时将社区高血压患病情况及影响因素向社区及政府有关部门报告,并提出相关建议,以促进社区环境的改善。
>
> 在大家的努力下,该社区向每个家庭提供盛 3g 食盐的小调匙,并在该社区的 5 个小区内分别建立了运动场所,开设了一家减肥门诊,为该社区高血压病的控制提供了环境的保障。

 能力训练

1. 请教会 10 位社区高血压患者进行血压测量。

2. 贾某,男,35 岁,出租车司机,在血压普查时发现血压较高(150/90mmHg),后经复查确诊为高血压患者。患者身高 170cm,体重 80kg,不吸烟,平素体健,父母无高血压病病史。由于工作关系,每天早餐、中餐吃得较少,中餐通常在外吃快餐,为补充一天的消耗,常在晚餐增加大量的肉类食物,并喝些酒(约 500g 黄酒/天)。偶尔在休息天带妻儿外出郊游,平时下班后即在家休息,基本不参加其他体育活动。请你根据患者的具体情况,制订一份个体健康教育计划。

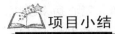 **项目小结**

　　本项目通过对高血压病流行情况、危险因素、临床特点及日常保健的介绍,使学生熟悉高血压病危险因素、诊断标准、危险度分级、高血压病的危害;掌握高血压病的防治措施及日常保健的基本方法。对如何开展社区高血压病的控制有一个以社区为对象的全局考虑,并能对社区高血压病患者进行健康指导。

（陈雪萍）

任务3　管理社区冠心病人群

学习目标

知识目标

1. 了解社区冠心病的流行特点。
2. 掌握社区冠心病的危险因素、临床特点。
3. 掌握社区冠心病高危人群和冠心病患者的日常保健措施。

能力目标

1. 能对社区冠心病高危人群进行冠心病预防知识的健康教育。
2. 能对社区冠心病患者进行冠心病护理的指导。

 案例导入

　　广州市××社区,18岁以上自然人口共2254人(其中男性791人,女性1463人)。居民生活较为富裕。但是近几年来健康问题也呈上升趋势。为进一步了解该社区冠心病的患病情况,由经过培训的专职医务人员对该社区人群进行面谈及体格检查,并完成了社区冠心病危险因素的调查。调查结果显示:该社区人群冠心病的患病率为6%(高于我国35岁以上的冠心病患病率为2%～5%),男女冠心病患病率无明显差异。为了做好该社区冠心病的控制和管理,社区护士王平首先对冠心病的流行情况进行了复习。

 背景知识

冠心病是冠状动脉粥样硬化性心脏病的简称。冠心病有心绞痛和心肌梗死等表现。

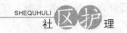

一、冠心病的流行情况

近年来,中国冠心病的发病率和死亡率迅速上升,严重威胁人民的健康。冠心病多发生在40岁以后,男性多于女性,脑力劳动者多于体力劳动者,城市多于农村。随着生活方式的改变,冠心病发病率还呈现出年轻化的趋势。

二、冠心病发病的危险因素

一项大样本追踪调查显示,在中国人群中冠心病的主要危险因素包括:高血压、吸烟、血脂异常、糖尿病、超重肥胖等。

(一)高血压

冠心病的发病及其并发症所造成的死亡,是随着血压的升高而增加的。血压升高可导致冠状动脉和脑动脉粥样硬化,冠状动脉粥样硬化病人60%~70%有高血压,高血压病人患冠心病者是血压正常者的4倍。

(二)吸烟

烟草中的尼古丁可使心率加快,心肌耗氧量增加,外围血管和冠状动脉收缩,并使血压升高。另外,还可以使血液中一氧化碳浓度增高,导致血液携氧能力下降,诱发和加重动脉粥样硬化。吸烟者与不吸烟者比较,冠心病的发病率和死亡率增高2~6倍,且与每日吸烟的支数成正比。

(三)肥胖

体重超重的肥胖者,易患冠心病,尤其是体重迅速增加者。

(四)血脂异常

血脂异常是指由于遗传因素,或脂肪摄入过多,或脂质代谢紊乱使总胆固醇、低密度脂蛋白胆固醇及甘油三酯升高,以及高密度脂蛋白胆固醇降低。无论哪种指标异常都伴有冠心病发病率和死亡率的增加。

(五)糖尿病

糖尿病对全身的血管都有破坏作用。没有得过心肌梗死的糖尿病病人与没有糖尿病的心肌梗死病人具有同样的死亡危险,而患过心肌梗死又患有糖尿病的病人,8年内有近一半死亡。

(六)其他危险因素

如年龄、性别、职业、饮食、遗传因素、缺乏锻炼、长期精神紧张和情绪因素等。

三、冠心病的临床特征

(一)临床表现

心绞痛的临床表现为胸骨中上部压榨痛,放射至肩,休息或服硝酸甘油可缓解,还有胸闷、气短等不典型症状。心肌梗死表现为胸痛症状持久而严重,休息和服硝酸甘油不能缓解。

(二)诊断

主要通过临床表现、心肌酶学检查和心电图诊断心绞痛或心肌梗死。近年来,出现了许多新的检查方法和技术,如放射性核素检查、超声心动图、冠状动脉造影、心血池显像等。

（三）治疗

药物治疗主要有抗血小板聚集药物,以阿司匹林最为常用。扩张冠状动脉的药物,以硝酸甘油类为主。介入治疗主要针对药物治疗不能控制的冠心病病人,方法有经皮腔内冠状动脉成形术、冠状动脉内斑块旋切术、冠状动脉支架术等。冠心病外科治疗的手术方法主要是冠状动脉搭桥手术。

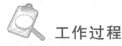

工作过程

一、社区冠心病人群的评估

王平发现该社区冠心病的患病率为 6%,高于我国 35 岁以上的冠心病患病率为 2%～5%。

于是,她首先利用慢性病管理中的相关信息采集表格对该社取冠心病人群进行信息采集,并进行危险因素的分析。

调查发现,该社区人群文化水平相对不高,主要的业余活动是搓麻将。平时饮食偏咸,喜饮酒,动物性食物摄入较多。吸烟、超重、肥胖者较多。通过对调查数据的整理、分析,确认该社区冠心病发病的主要影响因素是超重(肥胖)、高脂饮食、活动过少、吸烟、饮酒等。为此,王平与社区慢性病管理团队一起研究并制订了该社区冠心病管理的计划,开展社区人群健康教育与健康促进工作。

为加强社区人群对冠心病预防知识的知晓率,并改变人们的不良生活方式,王平对社区冠心病高危人群和冠心病患者安排了针对性的讲座,主要包括:冠心病预防的生活须知,如活动、休息和排便的注意事项;硝酸甘油服用的注意事项。

二、社区冠心病高危人群和冠心病患者的健康教育

1. 坚持"三个半",危险减一半。专家指出,日常生活中坚持"三个半分钟",可以明显降低发生心脑血管病的危险。"三个半分钟"即:夜间或清晨醒来,睁开眼睛后继续平卧半分钟,再在床上坐半分钟,然后双腿垂床沿坐半分钟,最后再下地活动。

2. 社区冠心病患者的一、二、三、四、五。一个注意:就是要注意锻炼时不要过猛过累和时间过长。要根据身体状况选择适合的运动方式。二个绝对:就是饮食中绝对不喝酒、绝对不吸烟。因喝酒、吸烟都会加重病情,应禁止。三个多:就是多吃水果、多吃蔬菜、多吃蛋白质。四个避免:就是避免情绪激动、过于疲劳、大便秘结和感冒。情绪过于激动会伤害身体,过喜、过悲、过怒、过忧、过思、过恐、过惊都对病情不利,过于疲劳、便秘和感冒都会增加心脏负担。五个少:就是饮食方面要少吃糖、少吃盐、少吃动物脂肪、少喝浓茶、晚饭要少吃。晚饭吃得过多过饱会加重心脏负担。

3. 冠心病患者的工作和休息。参加一定量的工作,对增强体力、改善心脏功能、促进心脏侧支循环形成、调整脂肪代谢等均有好处。同时还能使精神愉快、心情舒畅,增强战胜疾病的信心。冠心病患者必须合理安排工作,活动量要逐渐增加,要避免连续进行紧张繁忙的工作,注意劳逸结合。全天从事脑力活动者,应有一定时间的体力活动(如散步、工间操、打拳等)。

日常生活中要避免过快或突然用力的动作,如:赶公共汽车或猛然举重物等。饭后因心脏负担加重,容易发生心绞痛,故应休息半小时再活动。冬天应保暖、避免迎风或在雪地上快步行走。在任何情况下一旦发作心绞痛,应立即停止活动并安静休息。患病多年的陈旧性心肌梗死,如无心绞痛发作,心功能尚好,可以从事一定量工作。但急性期仅过去几个月的陈旧性心肌梗死,难以肯定病灶是否完全愈合,且病情不稳定,应多休息或试以半日轻度工作。心肌硬化患者往往有心功能减退或心律失常,劳动力大部分丧失,故应多休息,亦可酌情做轻微的家务劳动和体育活动。

4. 社区心肌梗死患者排便注意事项。老年急性心肌梗死病人用力排便时,可导致血压升高,心率加快,心肌耗氧量增加,心肌缺血加重,使梗塞范围扩大,导致严重后果。因此积极防治便秘,注意排便时安全非常重要。

(1)家属要给病人以周到护理,帮助病人养成定时排便的习惯,以形成条件反射。

(2)卧床病人一般不习惯于卧床排便,要耐心说服病人并帮助适应。实在不适应者可略抬高床头,增加舒适感,易使大便排出。

(3)患者应吃低脂、低糖、易消化饮食并少量多餐。要鼓励病人多吃水果、蔬菜等含膳食纤维丰富的食物,以利于排便。

(4)习惯性便秘者可服缓泻剂,如三天未解大便,当有便意时可使用开塞露或石蜡油,如粪块质硬不能排出,应立即设法掏出。要尽量避免灌肠,以免便次增多,影响休息,增加心脏负荷。

5. 使用硝酸甘油注意事项。硝酸甘油是治疗心绞痛的特效常用药品之一,该药为速效、短效制剂,含服 1~3 分钟生效,可维持作用 10~30 分钟。使用时应注意:

(1)该药味稍甜并带刺激性,含在舌下有烧灼感,这是药物有效的指征。

(2)该药挥发性强,对光不稳定,故应放于棕色玻璃瓶内密封保存。携带时不要放在贴身口袋内,以免长期受体温影响降低药效。

(3)每天反复开盖可影响有效期,使之缩短为 3~6 个月。故应注意有效期,取药应快开快盖,用后盖紧,并及时更换药物。

6. 冠心病患者家属须知。冠心病患者的康复与家庭有密切关系。家人应经常鼓励患者与疾病作斗争,增强战胜疾病的信心,并致力于创造充满生机与欢乐的家庭氛围。在患者康复期,最好陪患者一起进行康复活动。如果患者不舒服,应督促和陪伴去医院检查诊治。长年累月地服药,患者会心中厌烦,此时家属应耐心劝导,及时提醒患者服药。在家里要为患者创造一个安静的休息环境,以保证患者有充足的睡眠。患者一定不能长时间看电视,尤其是使人紧张激动的惊悚片、武打片或足球赛。为了患者早日康复,家人要耐心说服,必要时关掉电视。也应尽量阻止患者长时间打麻将或打扑克。不少家属唯恐患者吃不好,而千方百计改善生活,结果大量高脂、高热量饮食反而对患者有害无益,因此要为患者多准备清淡饮食。家属还应学点冠心病知识,发生急症时,首先要卧床、镇静,并含服硝酸甘油;同时应立即拨打急救电话。家属平时应掌握现场急救操作方法,如发生心搏骤停等危症,则应迅速抢救,这样才能挽救患者的生命。

王平通过对社区人群的冠心病预防的健康教育,同时通过随访、社区墙报、宣传手册等各种方式进行宣传,使人群认识到冠心病的危害,同时对冠心病的危险因素、预防方法、治疗的措施等知识有了较大的普及。在随后几个月的随访过程中,王平发现社区人群在生活方式方面有了改变,如:戒烟、减重、合理饮食等常识广为社区居民所采用,尤其是社区的冠心病患者及家庭更加注意这些保健措施了。王平打算过一段时间再对居民预防冠心病的健康行为作调查,评价一下冠心病健康教育的效果。

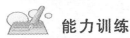 **能力训练**

请你根据患者的具体情况,制订一份个体健康教育计划。

王某,男性,45 岁,中专文化,职员。

诊断:冠心病、心绞痛、高脂血症。有吸烟史,每日 20 支,吸 23 年。性格特征:A 型性格。父母无冠心病病史。由于工作关系,每天早餐、中餐吃得较少,中餐通常在外吃快餐,为补充一天的消耗,常在晚餐增加大量的肉类食物,并喝些酒(约 500g 黄酒/天)。偶尔在休息天带妻儿外出郊游,平时下班后即在家休息,基本不参加其他体育活动。

项目小结

本项目通过对冠心病流行情况、危险因素、临床特点及日常保健知识的介绍,使学生掌握冠心病危险因素、冠心病的危害、预防措施及日常保健的基本方法,使学生能以社区为对象开展社区冠心病的全面管理,能针对社区冠心病的高危人群和患者进行相应的健康指导。

(陶红苗 泮昱钦)

任务4 管理社区糖尿病人群

学习目标

知识目标

1. 了解糖尿病的流行特点。

2. 掌握社区糖尿病的危险因素和临床特点。

3. 熟悉常用降糖药物及作用、副作用。

4. 掌握社区糖尿病高危人群和糖尿病患者的日常保健措施。

5. 掌握糖尿病患者低血糖的预防和处理。

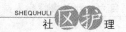

能力目标

1. 能对社区糖尿病高危人群进行糖尿病预防知识的健康教育。
2. 能对社区糖尿病患者进行糖尿病护理的指导。
3. 教会社区糖尿病患者正确地测量血糖和尿糖。
4. 教会社区糖尿病患者正确地进行自身胰岛素注射。

案例导入

双流县地处成都市南郊,近年来经济发展迅速,人们生活水平显著提高,为了解四川省双流县糖尿病患病现况以及人们对糖尿病相关知识的知晓情况,社区护士刘小敏为此组织人员对该社区5万多人口中20岁以上的人员进行了血糖的普查,结果发现该社区人群糖尿病的患病率高达6%。本次问卷调查还发现该社区大部分人知晓糖尿病相关知识,这说明近年来健康教育工作收到了一定成效,但仍有46.25%的人不知晓哪些人是糖尿病高危人群,37.5%的人不知晓糖尿病的危害性,33.75%的人不知晓怎样才能预防糖尿病。为进一步做好该社区糖尿病的控制和管理,刘小敏首先对糖尿病的流行情况进行了复习。

背景知识

一、糖尿病概述

糖尿病是一种多病因的代谢疾病,特点是慢性高血糖,伴有因胰岛素分泌缺陷或作用缺陷引起的碳水化合物、脂肪和蛋白质代谢紊乱。其主要特点是高血糖及糖尿。

(一)糖尿病的流行情况

糖尿病是一种常见病、多发病,在我国以及其他国家发病率都很高。发达国家糖尿病患病率在6%~10%以上,我国糖尿病患病率约在2%~4%。到目前为止,全国糖尿病患者人数已在3000万以上,成为继心血管和肿瘤之后第三位"健康杀手"。糖尿病可导致失明、心脑血管疾病、肾功能衰竭、神经病变、肢体坏疽以致截肢、昏迷等多种并发症,严重影响生活质量。

(二)糖尿病发病的危险因素

糖尿病的危险因素可以分为可控制和不可控制因素两大类。

1. 可控制的危险因素。 包括体重超重、吸烟、缺乏体育锻炼、高血压和高血脂。

2. 不可控制的危险因素。 包括遗传、年龄、妊娠糖尿病、巨大分娩儿等。

二、临床特征

(一)糖尿病诊断标准

糖尿病的诊断由血糖水平确定,判断为正常或异常的分割点主要是依据血糖水平对人类健康的危害程度人为制定的。随着就血糖水平对人类健康影响的研究及认识的深化,糖尿病诊断标准中的血糖水平分割点将会不断进行修正。中华医学会糖尿病学分会建议在我国人群中采用 WHO(1999)诊断标准。诊断标准见表 6 - 17。

表 6 - 17　糖尿病的诊断标准

1.	糖尿病症状＋任意时间血浆葡萄糖水平≥11.1mmol/L(200mg/dl)或
2.	空腹血浆葡萄糖(FPG)水平≥7.0mmol/L(126mg/dl)或
3.	OGTT 试验中,2 小时 PG 水平≥11.1mmol/L(200mg/dl)

(二)临床表现

糖尿病的临床表现可归纳为糖、脂肪及蛋白质代谢紊乱症候群和不同器官并发症及伴发病的功能障碍两方面表现。初诊时糖尿病患者可呈现以下一种或几种表现。

1. 慢性物质代谢紊乱。患者可因血糖生高后尿糖排出增多致渗透性利尿而引起多尿、烦渴及多饮。组织糖利用障碍致脂肪及蛋白质分解增加而出现乏力、体重减轻,儿童尚可见生长发育受阻。组织能量供应不足可出现易饥及多食。此外,高血糖致眼晶状体渗透压改变影响屈光度而出现视物模糊。

2. 急性物质代谢紊乱。可因严重物质代谢紊乱而呈现酮症酸中毒或非酮症性高渗综合征。

3. 器官功能障碍。患者可因眼、肾、神经、心血管疾病等并发症或伴发病导致器官功能不全等表现方始就诊而发现糖尿病。

4. 感染。患者可因并发皮肤、外阴、泌尿道感染或肺结核就诊而发现糖尿病。

(三)糖尿病的治疗

限于目前的医学水平,糖尿病还是一种不可根治的慢性疾病,因此糖尿病需要持续的医疗照顾。从生物医学的角度,糖尿病的治疗目标是通过纠正糖尿病患者不良的生活方式和代谢紊乱以防止急性并发症的发生和减低慢性并发症的风险。但是在对糖尿病的管理过程中,提高糖尿病患者的生活质量和保持良好的心理状态也是糖尿病重要的治疗目标。因此,在糖尿病管理小组中,患者本人是关键的成员,任何治疗方案的实施都要考虑到患者个体化的要求,并不可忽略患者的家庭和其他的心理因素。

1. 治疗目标(见表 6 - 18)。

表 6 - 18　糖尿病的控制目标(亚洲-太平洋地区　2 型糖尿病政策组)

	理　　想	良　　好	差
空腹血糖(mmol/L)	4.4～6.1	≤7.0	＞7.0
非空腹血糖(mmol/L)	4.4～8.0	≤10.0	＞10.0
HbA$_1$c(%)	＜6.5	6.5～7.5	＞7.5
血压(mmHg)	＜130/80	130/80～140/90	≥140/90
BMI(kg/m^2)男性	＜25	＜27	≥27

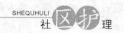

续　表

	理　想	良　好	差
女性	＜24	＜26	≥26
TC(mmol/L)	＜4.5	≥4.5	≥6.0
HDL－C(mmol/L)	＞1.1	1.1～0.9	＜0.9
TG(mmol/L)	＜1.5	1.5～2.2	≥2.2
LDL－C(mmol/L)*	＜2.6	2.6～3.3	＞3.3

2. 糖尿病药物治疗原则。

(1) 临床选用抗糖尿病药物要合理。1 型糖尿病患者于确诊后应立即应用以胰岛素为主的治疗,同时予以饮食疗法,口服药仅作辅助治疗。2 型患者于确诊后,如无急性感染,大手术前,应先予以饮食治疗,特别是超重或肥胖患者。在病情允许下尚应鼓励开展体育活动。经过 1 个月的观察和复查,如血糖仍未达到控制目标时,才考虑加用抗糖尿病口服药,必要时使用胰岛素。

(2) 降糖药。小剂量起始,根据血糖逐渐加量。

1) 磺脲类:2 型糖尿病非肥胖型首选。餐前服用,可与其他降糖药物配合使用。常用药物有优降糖、达美康、美吡达、瑞易宁、糖适平等。

2) 双胍类:2 型糖尿病肥胖型,以餐后血糖升高为主者首选。使用胰岛素治疗的I型糖尿病患者血糖波动大时也可使用,餐时或餐后服用,常用药物有美迪康、二甲双胍、格华止等。

3) α-糖苷酶抑制剂:以餐后血糖升高为主、伴有高胰岛素血症者首选,可与其他类降糖药合用,常用药有拜糖平、倍欣。

4) 胰岛素:适应证为 1 型糖尿病、糖尿病急性并发症(糖尿病酮症酸中毒、乳酸性酸中毒、非酮症高渗性昏迷)、2 型糖尿病口服磺脲类药物原发或继发性失效、2 型糖尿病的应激状态(严重感染、脑卒中、急性心肌梗死、外伤、手术、围妊娠期)、2 型糖尿病并严重并发症(糖尿病、肾病、肾功能不全、视网膜病变、眼底出血等)、2 型糖尿病血糖明显升高的正常或低体重者。

 工作过程

一、社区糖尿病人群的评估

由于双流县××社区的糖尿病患病率明显高于全国水平,那么会有哪些因素导致糖尿病患病率偏高呢?刘小敏非常疑惑,她决定首先利用慢性病管理中的相关信息采集表格对糖尿病患者人群进行信息采集,并进行危险因素的分析。

通过调查发现,该社区居民糖尿病患病率偏高,其主要的业余活动是搓麻将,平时饮食偏咸,喜饮酒,动物性食物摄入过多,吸烟、超重、肥胖者较多。通过对调查数据的整理、分析,确认该社区糖尿病的主要影响因素是超重(肥胖)、高脂饮食、活动过少、吸烟、饮酒过多等。刘小敏认为生活方式的改变和人口老龄化是该社区糖尿病患病率迅速增长的根本原因,另外,糖尿病预防和处理的健康教育工作深度和普及面都不够,居民的糖尿病知识和自我防治意识欠缺,是促使糖尿病患病率升高的重要因素。双流县居民对糖尿病的高危人群、危害性和预防知识方面的知晓情况不尽如人意。

因此,社区护士刘小敏准备加强这方面健康教育,提高知晓率,从而改变人们的不良生活方式,这是降低糖尿病发病率从而降低患病率的首选措施。于是,刘小敏对社区糖尿病高危人群和糖尿病患者安排了四次有针对性的讲座,主要包括:什么是良好的生活方式、如何监测血糖或尿糖、如何进行自身胰岛素的注射、糖尿病并发症有哪些并应如何预防。

二、社区糖尿病高危人群和糖尿病患者的健康教育

(一)建立良好的生活方式

1. 饮食。饮食治疗是所有糖尿病治疗的基础,是糖尿病自然病程中任何阶段预防和控制糖尿病必不可少的措施,不良的饮食习惯还可导致相关的心血管危险因素,如高血压、血脂异常和肥胖。

(1)饮食治疗的目标和原则。

1)控制体重在正常范围内。

2)单独或配合药物治疗来获得理想的代谢控制(包括血糖、血脂、血压),有利于对糖尿病慢性并发症的预防。

3)饮食治疗应个体化。即在制定饮食计划时,除了要考虑到饮食治疗的一般原则外,还要考虑到糖尿病的类型、生活方式、文化背景、社会经济地位、是否肥胖、治疗情况、并发症和个人饮食的喜好。

4)膳食总热量的 20%～30% 应来自脂肪和油料,其中少于 1/3 的热量来自于饱和脂肪,单不饱和脂肪酸和多不饱和脂肪酸之间要达到平衡。如患者的低密度脂蛋白胆固醇水平 ≥2.6mmol/L(100mg/dl),应使饱和脂肪酸的摄入量少于总热量的 10%。食物中的胆固醇含量应<300mg/d。如患者的低密度脂蛋白胆固醇水平≥2.6mmol/L(100mg/dl),食物中的胆固醇含量应减少至<200 mg/d。

5)碳水化合物所提供的热量应占总热量的 55%～65%,应鼓励患者多摄入复合碳水化合物及富含可溶性食物纤维素的碳水化合物和富含纤维的蔬菜。对碳水化合物总热量的控制比控制种类更重要。在碳水化合物总热量得到控制的前提下,没有必要严格限制蔗糖的摄入量。

6)蛋白质不应超过需要量,即不多于总热量的 15%。有微量白蛋白尿的患者,蛋白质的摄入量应限制在低于 0.8～1.0g/kg 之内。有显性蛋白尿的患者,蛋白质的摄入量应限制在低于 0.8g/kg。

7)限制饮酒,特别是肥胖、高血压和(或)高甘油三酯血症的患者。酒精可引起应用促胰岛素分泌剂或胰岛素治疗的患者出现低血糖。为防止酒精引起的低血糖,饮酒的同时应摄入适量的碳水化合物。

8)可用无热量非营养性甜味剂。

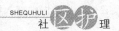

9）食盐限量在 6g/d 以内，尤其是高血压患者。

10）妊娠的糖尿病患者应注意叶酸的补充以防止新生儿缺陷。钙的摄入量应保证 1000～1500mg/d，以减少发生骨质疏松的危险性。

（2）糖尿病患"三宜三不宜"健康食谱。

对糖尿病患者来说，米饭不能吃饱，水果不能吃多，甜品基本不碰。糖尿病患者"三宜"健康食谱：

五谷杂粮，如莜麦面、荞麦面、燕麦面、玉米面等富含维生素 B、多种微量元素及食物纤维的主食，长期食用可降低血糖、血脂；

豆类及豆制品，豆类食品富含蛋白质、无机盐和维生素，且豆油含不饱和脂肪酸，能降低血清胆固醇及甘油三酯；

苦瓜、洋葱、香菇、柚子、南瓜可降低血糖，是糖尿病患者最理想的食物，如能长期服用一些蜂胶，则降血糖和预防并发症的效果会更好。

糖尿病患者日常饮食要警惕的"三不宜"食谱：

不宜吃各种糖、蜜饯、水果罐头、汽水、果汁、果酱、冰淇淋、甜饼干、甜面包及糖制糕点等，因为这些食品含糖很高，食用易出现高血糖；

不宜吃含高胆固醇的食物及动物脂肪，如动物的脑、肝、心、肺、腰、蛋黄、肥肉、黄油、猪牛羊油等，这些食物易使血脂升高，易发生动脉粥样硬化；

不宜饮酒，酒精能使血糖发生波动，空腹大量饮酒时，可发生严重的低血糖，而且醉酒往往能掩盖低血糖的表现，不易发现，非常危险。

2. 运动。具有充沛体力活动的生活方式可加强心血管系统的功能和体能感觉，改善胰岛素的敏感性、改善血压和血脂。经常性的运动可改善血糖的控制并减少降糖药物的用量。因此，运动治疗应成为所有糖尿病患者糖尿病管理方案中的一个必不可少的组成部分。所有患者均应在制定运动计划之前进行医学检查。

（1）运动治疗的原则。运动治疗的原则是适量、经常性和个体化。运动计划的制订要在医务人员的指导下进行。以保持健康为目的的体力活动为每日至少 30 分钟中等强度的活动，如慢跑、快走、骑自行车、游泳等。但是，运动项目要和患者的年龄、健康状况、社会、经济、文化背景相适应，即运动的项目和运动量要个体化。应将体力活动融入到日常的生活中，如尽量少用汽车代步和乘电梯等。运动的强度可根据运动一小时后的心率与预期最大心率间的关系（有自主神经病变者不适用）来估计。

（2）运动治疗的注意事项。

1）因人而异，循序渐进，贵在坚持，注意安全。

2）运动疗法必须与饮食控制、药物治疗三者紧密结合，合理安排。一般要求每个患者在实施饮食控制及必要的降糖药物治疗基础上，应在血糖和尿糖适当控制后开始运动疗法。避免空腹或降糖药物高峰时运动，以免引起低血糖反应。

3）要求每次运动做好运动前的准备活动和运动后的整理活动，活动时间分别约 5～10 分钟，这不仅有助于提高锻炼效果，而且可避免身体损伤。

4）糖尿病患者外出运动时，应随身携带糖尿病保健卡，卡上应有本人的姓名、年龄、家庭住址和电话号码，以保证发生意外时别人能帮助处理。保健卡应放在明显的地方，外出活动时应告诉家人活动的时间和地点。

5）运动装要宽松，特别是鞋袜，不要磨破脚，要做好足部的保健。

6）随身携带糖果和饼干，以防出现低血糖反应（如视觉模糊、脉搏异常加快、出汗、疲劳、手颤、头痛、意识模糊、手和舌发麻、身体协调性差等）时实时服用。

7）由于胰岛素和运动都可增加葡萄糖的摄取，两者联合使用比单独使用时的降糖效果明显，因而应注意运动时使用的胰岛素的剂量和作用时间。一般来说，在运动前 2～3 小时内使用的短效胰岛素应降低剂量。胰岛素注射部位原则上以腹部脐下为好，避开运动肌群，以免加快胰岛素吸收诱发低血糖。

8）运动时感觉周身发热、出汗，运动时以能说出完整的话为宜。如出现胸痛、胸闷，应立即停止运动，原地休息，必要时实时就近诊治。

9）做好自我监护。患者应了解糖尿病的基础知识及防治方法，有条件应学会自测血糖、尿糖、血压及脉搏等，以便及时发现病情变化，防止意外发生。

10）在应用口服降糖药及注射胰岛素的病例中，常有出现低血糖的可能，运动疗法也有这样的可能。因此，应用时也应配合一些食物的增减或减少胰岛素的用量。特别是进行高强度运动时，有引起血糖上升，导致酮症发生的可能。

（二）正确监测血糖和尿糖

血糖监测是糖尿病管理中的重要组成部分，血糖监测的结果可被用来反映饮食控制、运动治疗和药物治疗的效果并指导对治疗方案的调整。血糖水平的监测可通过检查血和尿来进行。但检查血糖是最理想的，如不能查血糖，可检查尿糖作参考。血糖监测的频率取决于治疗方法、治疗的目标、病情和个人的经济条件。血糖监测的基本形式是患者的自我血糖监测。

1. 血糖和尿糖的自我监测。由患者在家中采用便携式的血糖仪所进行的血糖自我监测对改善治疗的安全性和质量是必需的。测血糖也是防治低血糖的重要措施。用胰岛素治疗的患者和妊娠期的糖尿病患者必须自测血糖，用口服降糖药的患者也最好自测血糖。医生或糖尿病教育者应每年检查1～2次患者的自我监测技术，尤其当自我监测结果与糖化血红蛋白或临床情况不相符时，必须检查其监测技术的质量控制情况（包括对照静脉血浆葡萄糖水平监测和自我血糖监测的一致性）。血糖自我监测的注意事项：

（1）注射胰岛素或使用促胰岛素分泌剂的患者应每日监测血糖 1～4 次。

（2）1 型糖尿病患者应每日至少监测血糖 3～4 次。

（3）生病时或剧烈运动之前应增加监测次数。

生病或血糖>20mmol/L（>360mg/dl）时，应同时测定血酮或尿酮体，检测时间：

—每餐前；

—餐后 2 小时；

—睡前；

—如有空腹高血糖，应监测夜间的血糖。

血糖控制良好或稳定的患者应每周监测一天或两天。血糖控制良好并稳定者监测的次数可更少。

血糖控制差/不稳定的患者或患有其他急性病者应每日监测直到血糖得到控制。

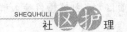

血浆葡萄糖水平比全血葡萄糖水平高10%～15%,在解释血糖水平时应注意所采用的仪器是检测的血浆葡萄糖还是全血葡萄糖。

尿糖的自我监测是血糖自我监测不能实行时的替代方法,尿糖的控制目标是阴性。

2. 医院中的血糖监测。因血糖控制差,合并糖尿病并发症和其他伴随疾病而住院接受治疗的糖尿病患者的血糖监测的次数应适当增加。

3. 尿糖的监测。在经济条件允许的情况下,应尽量采用血糖监测。尿糖监测包括单次尿糖监测和分段尿糖监测。尿糖监测不能代替血糖的监测。因尿糖不能精确地反映血糖的动态变化,尤其是老年人。如果血糖水平在肾糖阈值(多数人为180mg/dl)之下时尿糖监测就不能反映血糖的变化。尿糖的控制目标应为阴性。对于接受血糖强化控制处于药物调整期的患者,尿糖阴性时应依靠血糖监测来了解血糖的变化情况。

(三)遵医嘱正确注射胰岛素

糖尿病患者的常用药,许多患者都需要在家自己注射胰岛素,那么应该如何正确、安全地注射胰岛素呢?

1. 正确选择注射部位和工具。每次注射部位都应轮换,可按照以下原则:选左右对称的部位轮流注射,如先选左右上臂,并左右对称轮换注射。待轮完后,换左右腹部。这样可避免因不同部位胰岛素吸收不同而造成血糖波动。常用注射部位有上臂外侧、腹部、大腿外侧、臀部,不同部位胰岛素吸收由快至慢,依次为腹部、上臂、大腿、臀部,如果偶尔吃饭时间提前,则选腹部注射;如果推迟,则选臀部注射。注射工具应选用胰岛素专用注射器或胰岛素笔,上述注射工具操作简单,剂量准确,针头幼细,大大减轻了疼痛感。在这里,特别要提醒正在注射胰岛素的糖尿病患者,无论是专用注射器还是笔用针头,均应为一次性使用,重复使用会使针头变钝,产生肉眼不易察觉的缺口和倒钩,增加疼痛感,甚至有断针和皮肤感染的危险。

2. 胰岛素的购买与储存。用完胰岛素需要再到医院购买时,一定要携带病历及用完的胰岛素瓶子,以便医生准确地开处方。若到药店购买,要注意检查有效期以及是否与医生要求使用的胰岛素相符合。

未开封的胰岛素应放在冰箱冷藏室内(温度在2～8℃)储存,不能放入冷冻室,否则会破坏胰岛素的蛋白质成分。如果没有冰箱,应放在阴凉处,且不宜长时间储存。使用中的胰岛素可放在室温下,避免阳光直射,使用时间不超过30天。

3. 学会自我观察。经常用手指按压注射部位有无硬结、疼痛感,严重时应请教专业医护人员,打针时要避开这些部位。注射胰岛素的人,应自备血糖仪,保证每天自测血糖,了解血糖波动情况,每次将结果记录下来,以便复查时医生调整胰岛素用量。随身携带含糖食物以备自救,包括2～4块糖果或方糖、5～6块饼干、1调羹蜂蜜等。如有心慌、饥饿感、头晕、出冷汗等症状,应立即自测血糖或去医院,进食含糖食物后,一般能在15分钟内缓解,仍未缓解者应到医院诊治。

(四)预防并发症

1. 低血糖。糖尿病患者最常见的低血糖症与药物治疗不当有关。胰岛素治疗中低血糖症常见。口服降糖药物中磺脲类药物主要刺激胰岛素分泌,故各种磺脲类药物用法不当时均可导致低血糖症。临床表现:交感神经兴奋的表现包括心慌、出汗、饥饿、无力、手抖、视物模糊、面色苍白等。中枢神经系统症状包括头痛、头晕、定向力下降、吐词不清、精神失常、意识障碍、昏迷。部分患者在多次低血糖症发作后会出现无警觉性低血糖症,患者无心慌、出汗、视物模糊、饥饿、无力等先兆,直接进入昏迷状态。持续时间长(一般认为 6 小时)且症状严重的低血糖可导致中枢神经系统损害,甚至不可逆转。

(1) 低血糖预防措施。

1) 预防低血糖的关键是要告诉正在使用促胰岛素分泌剂或使用胰岛素治疗的糖尿病患者发生低血糖症的可能性。

2) 患者应熟悉低血糖的症状以及自我处理低血糖症的方法。

3) 外出时随身佩带病情卡,万一发生低血糖昏迷时能及时得到他人帮助。

4) 糖尿病患者家属及照顾的人员要充分了解患者使用的降糖药,监督患者不误用或过量使用降糖药物。

5) 老年患者血糖不宜控制太严,空腹血糖不超过 7.8mmol/L(140mg/dl),餐后血糖不超过 11.1mmol/L(200mg/dl)即可。

6) 病情较重,无法预料患者餐前胰岛素用量时,可以先吃饭,然后再注射胰岛素,以免患者用胰岛素后尚未进食而发生低血糖。

7) 初用各种降糖药时要从小剂量开始,然后根据血糖水平逐步调整药物剂量。

8) 1 型糖尿病作强化治疗时容易发生低血糖,为了防止低血糖,患者要在每餐前、后测定血糖,空腹血糖控制在 4.4~6.7mmol/L 为宜,餐后血糖<10mmol/L,晚睡前血糖 5.6~7.8mmol/L,凌晨 3 时血糖不低于 4mmol/L。

(2) 低血糖处理措施。糖尿病性低血糖对人体危害很大,低血糖昏迷超过 6 小时,常会有不可逆转的脑组织损害,病愈后可遗留各种脑病后遗症。有的患者常因抢救无效而死亡,所以,一旦发生低血糖反应,应立即进行处理,不可拖延。

1) 对症状轻、意识清醒的患者,可口服糖水或糖块、饼干、馒头等食物。

2) 对重症有精神症状及意识不清者,应立即送医院治疗。

2. 糖尿病足。糖尿病足是指糖尿病患者全身大小动脉,特别是下肢动脉出现血栓,形成血管狭窄,进而导致患者足部供血不足。因糖尿病神经病变而引起足部感觉缺失和损伤的脚部病变,常见于糖尿病病史长,长期血糖控制不好的中年人。糖尿病患者应注意以下几点:

(1) 每次穿鞋前,一定要注意仔细检查鞋子内有无坚硬的异物,以免磨损脚部皮肤导致受伤。

(2) 每天晚上,患者可用 40~45℃的温水泡脚 15~20 分钟,洗脚后用干燥的纯棉毛巾擦干脚,包括脚趾间的皮肤,以保持脚部的清洁与血液流通,清洗时切忌水温过热,以免烫伤皮肤,避免使用电热毯、热水袋,也不要洗桑拿浴、烤火炉、泡热水澡。

(3) 在日常生活中,患者要穿吸汗性较好的棉袜及宽松舒适的鞋子,而不要穿窄小挤脚、硬底硬帮的皮鞋,以免挤压脚部,使血液循环不良;也不要赤脚走路,以免受到意外伤害;同时切记不要做跑步、打球等剧烈运动。

(4) 剪趾甲时,患者不可剪得太深,以免损伤皮肤,造成甲沟感染。

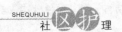

刘小敏组织了社区健康教育,并积极推进教育的效果,通过各种媒介向社区进行广泛的知识传播,使人群认识到糖尿病病的危害、糖尿病病的危险因素、预防方法、治疗的意义等,培养社区人群良好的生活方式,坚持运动、合理膳食、不吸烟、不饮酒、防止肥胖。同时将社区糖尿病患病情况及影响因素向社区及政府有关部门报告,并提出相关建议,以促进社区环境的改善。

 能力训练

请你根据患者的具体情况,制订一份个体健康教育计划。

周某,男性,49岁,职员,初中文化。诊断:2型糖尿病。口干、多饮、疲乏无力、夜尿多,确诊糖尿病1年。近半月来因口干、乏力明显,空腹及餐后2小时血糖明显增高,出现左足拇趾溃疡。有吸烟史,每日20支,吸23年。平素体健,父母无糖尿病病史。由于工作关系,每天早餐、中餐吃得较少,中餐通常在外吃快餐,为补充一天的消耗,常在晚餐增加大量的肉类食物,并喝些酒(约500g黄酒/天)。偶尔在休息天带妻儿外出郊游,平时下班后即在家休息,基本不参加其他体育活动。

项目小结

本项目通过介绍某些社区糖尿病患病的现状,引发社区健康工作者的责任感,同时要求掌握糖尿病的相关知识,如糖尿病流行情况、危险因素、临床特点及日常保健,使学生能以社区为对象开展社区糖尿病的全面管理,能针对社区糖尿病的高危人群和患者进行相应的健康指导。

(陶红苗)

任务5　管理社区癌症人群

学习目标

知识目标

1. 了解社区癌症的流行特点。

2. 熟悉社区癌症的危险因素和临床特点。

3. 熟悉社区癌症的常用治疗方法。

4. 掌握社区癌症高危人群和癌症患者的日常保健措施。

能力目标

1. 能对社区癌症高危人群进行癌症预防知识的健康教育。

2. 能对社区癌症患者进行癌症护理的指导。

案例导入

　　××社区 2009 年覆盖本社区所有户籍居民最新肿瘤登记资料显示本社区已成癌症高发地区,男性发病危险高于女性。据统计,每 10 万人口中新发生癌症 312 例。无论是男性还是女性,肺癌是本社区恶性肿瘤增幅最大的病种,发病率高居榜首。其次是肝癌、胃癌、结直肠癌、食管癌。女性中乳腺癌的发病率在 30 年内上升了近 2 倍。调查的结果着实让社区护士方燕大吃一惊。面对近几年来本社区癌症病例的大幅增加,方燕首先查阅了全国的癌症流行情况,并与社区情况进行了比较。

背景知识

一、癌症概述

　　癌症是一组疾病,其特征为异常细胞的失控生长,并由原发部位向其他部位播散,这种播散如无法控制,将侵犯要害器官,引起衰竭,最后导致死亡。

(一)癌症的流行情况

　　癌症严重威胁人类健康和生命,它和心血管疾病位居全世界死亡原因的前两位。全世界每年约有 700 万人新患癌症,500 多万人死于癌症。我国目前每年平均约有 150 万人新患癌症,每年约有 80 万人死于癌症。世界卫生组织最新数据表明,到 2010 年,癌症将成为导致人类死亡的第一诱因,而不健康的生活方式则是导致这一困境的关键所在。其中以肺癌、胃癌、食管癌、肝癌、乳腺癌、宫颈癌最为多见,约占全部恶性肿瘤的 70%～80%。

(二)癌症发病的危险因素

　　卫生部印发的《中国癌症预防与控制规划纲要》(2004—2010 年)中表明,我国癌症的主要危险因素依次为吸烟、乙肝病毒感染、膳食不合理及职业危害。

　　1. 吸烟。许多研究已经证实吸烟是致癌因素。焦油中含有多种致癌物质,当烟草燃烧的烟雾被吸入时,焦油颗粒便附着在支气管黏膜上,经长期刺激,可诱发癌变。肺癌是我国的第一大癌症,而控烟可减少大约 80% 以上的肺癌和 30% 的总癌死亡。同时控烟还可减少慢性肺病、脑卒中、缺血性心脏病和肺结核等疾病的发病率。

　　2. 乙肝病毒感染。我国乙肝病毒的感染率达 60%,乙肝病毒的携带率大于 10%,是造成慢性肝炎、肝硬化及肝癌的主要原因。最有效的预防乙肝病毒感染的措施就是新生儿接种乙肝病毒疫苗,切断母婴传播。

　　3. 膳食不合理。从世界范围看,膳食不合理是仅次于吸烟的第二个重要的、可避免的癌症危险因素。人类癌症中约有 1/3 与膳食不当有关。近 20 年来,随着经济发展和人民生活的改善,居民的膳食结构及生活方式发生了明显的“西方化”趋势,城市和富裕农村中超重和肥胖已成为重要的公共卫生问题,同时也是结直肠癌及乳腺癌发病率上升的重要原因。而在贫困地区,一些营养素的缺乏与某些癌症的高发密切相关(如硒的缺乏与食管癌)。

　　4. 职业危害。随着经济的发展,我国职业危害以及由此导致的癌症逐年增加。我国于

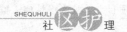

2002年印发的《职业病目录》中,将石棉所致肺癌、间皮瘤,联苯胺所致膀胱癌,苯所致白血病,氯甲醚所致肺癌,砷所致肺癌、皮肤癌等明确列为职业性恶性肿瘤。

二、临床特征

(一)临床表现

大多数的癌症早期无特殊症状,晚期癌症患者根据癌症原发及转移部位不同会出现各种局部症状,同时伴随有一些全身症状,例如疼痛、疲乏、恶病质等。

(二)诊断

癌症的诊断方法包括影像学检查、病理学检查、内镜检查、放射免疫学检查等。相当一部分肿瘤可以通过详细询问病史、全面的体格检查而被发现。另外,通过开展区域性防癌普查,能够发现早期癌症患者,对提高癌症患者的生存率非常重要。

(三)治疗

目前,临床治疗癌症比较有效的方法主要是外科手术、放射疗法和化学疗法。近年,介入疗法、生物疗法、基因疗法等新的治疗方法在临床得到应用。另外,我国一些传统的中药具有抗癌作用。

工作过程

一、社区癌症人群的评估

为下一步做好该社区的癌症控制和管理,张燕首先查阅了本社区癌症人群调查的相关信息,并进行危险因素的分析。

结果发现:该社区肿瘤发生具有地区性特点,即周边城区男性一生发生恶性肿瘤的危险性比中心城区男性高出2.84个百分点,而中心城区女性一生发生恶性肿瘤的危险比周边城区的女性高出2.35个百分点。另一肿瘤发生特点是年龄特点,即居民中65岁者一生发生肿瘤的危险性为10.44%,而75岁者一生发生肿瘤的危险性为21.13%。

肺癌和乳腺癌是本社区最常见的恶性肿瘤。而无论男性或女性,肺癌都是第一位的癌症死亡原因,其中85%者与吸烟有关。乳腺癌在本市女性中发病率在30年内上升了近两倍。乳腺癌危险因素普遍存在,特别是膳食脂肪摄入与乳腺癌发病率呈同步上升趋势。

上述发现让社区护士张燕心中有了底,因为在周边城区的男性中吸烟率多年居高不下;中心城区女性普遍脂肪摄入量高、不经常进行体育锻炼;再加上本社区属于市区地段,交通拥堵、空气污染等现象严重。

于是,张燕与社区慢性病管理卫生人员团队一起研究并制订该社区癌症预防和管理的计划,开展社区人群健康教育和癌症患者的管理。主要包括:良好的生活方式的养成、癌症的早期发现、癌症患者的社区护理。

二、社区癌症高危人群和癌症患者的健康教育

(一)养成良好的生活方式

85%以上的人类肿瘤由环境因素引起,通过消除已知的致癌因素和实施健康教育计划,

许多癌症是可以预防的。那么,如何预防癌症的发生呢？专家普遍认为,通过改变个人不良生活方式,可以达到预防癌症的目的。

1. 宣传戒烟。被动吸烟往往对不吸烟者危害更大,因此应提倡在所有公共场所禁烟。过度饮酒是引起癌症的另一个重要原因,尤其同时饮酒和吸烟,患癌症的危险性更大。对于已抽烟者来说,戒烟相对比较困难,因此,宣传戒烟尤其应从青少年和女性开始。

2. 避免酗酒。科研证实限酒能大大降低肝癌和胃肠道癌的发生。

3. 提倡进行适当的体育锻炼。体育活动能促进肠道收缩,加快排泄肠道内食物残渣中致癌物质,可减少结肠癌的发生。长期坐姿工作的人,应定期活动,至少每周3次,每次30分钟。

4. 改进饮食习惯。教育居民多食含有丰富维生素的食品,如绿色蔬菜和水果(富含维生素 A、维生素 C)、番茄和柠檬(富含维生素 C),以及谷物和植物油(富含维生素 E)等可防止各种癌症的发生。

5. 减重。肥胖的人患大肠癌、乳腺癌、前列腺癌、子宫癌和卵巢癌的危险性比正常体重的人大。适当运动、限制高热量食物,尤其动物脂肪和糖的摄入,可以降低这些癌症的发生。

6. 过度日光照射易引起皮肤癌症(基底细胞癌、鳞状细胞癌、恶性黑色素瘤等)。户外工作者应注意防止日光直接照射,戴帽、穿防护衣和涂防晒油可以预防皮肤癌症的发生。

(二)癌症早期发现

对于恶性肿瘤,早期正确诊断是施行合理治疗及治疗成功的关键。开展防治结合的肿瘤普查,是早期发现恶性肿瘤的最好方式,尤其是肿瘤高发区,更要经常定期进行普查。只要重视癌症的早期症状和体征,及时进行检查,或定期进行普查,大部分癌症可以做到早期发现。世界卫生组织提出的恶性肿瘤8个早期警号：① 可触及的硬结或硬变,如乳腺、皮肤及舌部发现的硬结；② 疣(赘瘤)或黑痣发生明显的变化；③ 持续性消化不正常,持续性嘶哑、干咳、吞咽困难；④ 月经不正常的大出血,经期以外的出血；⑤ 鼻、耳、膀胱或肠道不明原因的出血；⑥ 久不愈的伤口；⑦ 不消的肿胀；⑧ 原因不明的体重下降。

社区护士张燕通过组织社区居民进行防癌抗癌的健康教育工作,提高了他们的防癌意识。但是对于那些抽烟酗酒的居民,要改变原来的生活方式,实在比较难。张燕就发动了他们的家庭成员,特别是有小孩和孕妇的家庭,让家庭中的老人和妻子一起参与教育和说服工作,收到了良好的成效。为了调动社区居民体育运动的积极性,张燕联系了本市医学院一些护理专业的同学,帮助社区制作了很多关于生活方式和运动对健康的影响的宣传资料,让社区居民提高运动的兴趣。

三、癌症日常保健

1. 手术后患者的护理。社区护士要了解患者所接受的手术的方式、范围,评估患者伤口愈合情况,制定护理计划。如果患者有造口,要了解造口的情况以及患者和家属是否掌握了护理方法。

2. 放化疗患者的护理。了解患者化放疗方案、常见副作用及其出现时间。注意监测患者的白细胞、血小板计数,有呕吐、腹泻的患者要注意防止脱水和水电解质失衡,督促有口腔溃疡的患者保持口腔清洁,防止并发感染。教会患者及家属观察放化疗的副作用,并掌握应对措施。副作用严重时指导患者及时就医。

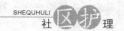
3. 带有管道患者的护理。部分处于化疗间歇期的患者可能带有深静脉插管或静脉高营养管道回家休养。社区护士要定时进行管道护理,教会患者及照顾者观察感染征象,注意保持局部干燥。

4. 癌症患者的康复护理。一些术后患者需要进行康复,如乳腺癌患者需要进行上肢功能的锻炼;喉癌术后患者需要接受人工喉发音的训练。社区护士要了解患者的需要,制定个体化的康复护理计划,协助患者恢复功能,必要时为患者联系专业康复师。

5. 癌症患者的日常生活。癌症患者的生活环境应整洁舒适;饮食清淡易消化,注意补充热量和蛋白质;每天应根据身体情况适当运动,行动不便的患者也应经常到户外呼吸新鲜空气,晒太阳。乐观、良好的心态对于癌症患者的康复和提高生活质量是非常有益的。社区护士可以把社区内的癌症患者组织起来,开展各种活动,让他们互相交流抗癌经验及康复体会。

6. 临终患者的护理。

详见本书项目六 社区临终护理。

张燕不仅忙于癌症的预防工作,同时也经常随访社区的癌症患者,如社区老王肺癌术后还需要定期放疗,张燕每周一次随访,主要是帮助患者做好饮食管理,增强机体抵抗力;注意督促患者定期检查血常规,警惕有无白细胞、血小板计数等下降而引起感染或出血;督促患者保持口腔清洁。另外,社区胡女士,乳腺癌术后化疗阶段,脱发严重,情绪比较低落。张燕每周上门随访两次,安慰开导胡女士给予心理支持;胡女士化疗后脱发严重,影响了胡女士的个人形象,张燕建议家属给胡女士买来假发套,胡女士情绪好转;同时,由于胡女士化疗后食欲下降,张燕又忙着指导家属为患者准备营养丰富的饮食……

 能力训练

陈某,男性,59岁,工人,初中文化。诊断:肺癌。两年前因不明原因咯血确诊晚期肺癌1年并行周期性化疗。有吸烟史,每日20支,吸烟史40年。平素有高血压病,父母无癌症病史。由于工作关系,每天大量吸烟和喝酒(约500g黄酒/天)。平时下班后即待在家里休息,基本不参加其他体育活动,偶尔在休息天带妻儿外出郊游。请你根据患者的具体情况,制订一份个性化的家庭健康教育计划。

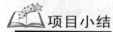 **项目小结**

本项目通过介绍社区癌症发病的现状,要求学生了解癌症的流行情况,熟悉癌症发病的危险因素、临床特点,掌握癌症的预防知识和癌症患者的日常保健知识,使学生能以社区为对象开展社区癌症的全面管理,能针对社区癌症的高危人群和患者进行相应的健康指导。

(陶红苗)

任务6　管理社区脑卒中人群

学习目标

知识目标

1. 了解社区脑卒中的流行特点。

2. 掌握脑卒中的流行特点。

3. 掌握脑卒中危险因素、临床特点。

4. 掌握社区脑卒中高危人群和脑卒中患者的日常保健措施。

5. 掌握长期卧床脑卒中患者的并发症预防。

能力目标

1. 能对社区脑卒中高危人群进行脑卒中预防知识的健康教育。

2. 能对社区脑卒中患者进行脑卒中护理的指导。

案例导入

　　赵某,男性,45岁,身高1.70m,体重90kg,工程师,大学本科,是一家工厂的设计科主任,负责该厂的机械设计工作。2004年12月,因厂里效益不好,停薪留职后在上海开办了一家业务中介部,主要业务是帮助某些厂家设计一些机器设备,工作比较繁忙,经常需要制图到深夜。其妻40岁,是另一家工厂的出纳员,丈夫去上海工作后,带着13岁的女儿留在家里。赵某平素业务应酬多,抽烟喝酒都无节制,而且已有高血压病史10年(有家族史),一天一次服用尼莫地平10mg,不过经常忘记服药。

　　某日上午,赵某与往常一样起床,结果摔倒在地,被住在隔壁的公司业务员发现后即把他迅速送医院急诊。赵某左侧肢体均不能活动,说话吐字不清,经过CT检查和数字减影全脑血管造影检查,被确诊为脑卒中。

　　赵某智力基本正常,存在言语沟通障碍,左侧肢体偏瘫,生活不能自理,由妻子全程陪护。急性期过后,妻子帮助他找了个保姆照顾他白天的生活起居,每周一次送去康复治疗所进行康复治疗。

　　为预防发生赵某这样的情况,同时也为指导家属帮助社区脑卒中患者进行康复治疗,社区护士陈华首先对脑卒中的流行情况进行了复习,并对赵某的发病原因进行了分析。

背景知识

一、脑卒中概述

(一)脑卒中的流行情况

随着我国国民经济的快速发展,人们生活条件和生活方式的明显改变,加之迅速到来的

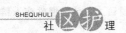
人口老龄化,导致国民的疾病谱、死亡谱发生了很大的变化。目前脑血管病已成为危害我国中老年人身体健康和生命的主要疾病。据卫生部统计中心发布的人群监测资料显示,无论是城市或农村,脑血管病近年在全死因顺位中都呈现明显前移的趋势。城市居民脑血管病死亡已上升至第一、二位,农村地区在 20 世纪 90 年代初脑血管病死亡列第三位,90 年代后期升至第二位。国内完成的 7 城市和 21 省农村神经疾病流行病学调查结果显示,我国城市脑血管病的年发病率、死亡率和时点患病率分别为 219/10 万、116/10 万和 719/10 万;农村地区分别为 185/10 万、142/10 万和 394/10 万。据此估算,全国每年新发脑卒中约 200 万人,每年死于脑血管病约 150 万人,存活的患者数(包括已痊愈者)600 万～700 万。脑血管病是致残率很高的疾病。据统计,在存活的脑血管病患者中,约有 3/4 不同程度地丧失劳动能力,其中重度致残者约占 40%。目前,全国每年用于治疗脑血管病的费用估计要在 100 亿元以上,加上各种间接经济损失,每年因此病支出接近 200 亿元人民币,给众多家庭造成沉重的经济负担。

(二)脑卒中发病的危险因素

脑血管病的危险因素分为可干预与不可干预两种,年龄和性别是两个不可干预的危险因素。随着年龄的增长,脑卒中的危险性持续增加,55 岁以后每 10 年卒中的危险性增加 1 倍。世界各国普遍存在性别之间的明显差异,从总体看,卒中的发病率男性高于女性,男女之比约为(1.1～1.5):1。此外,不可干预的危险因素还有种族和家族遗传性。可干预的一些主要危险因素包括高血压、心脏病、糖尿病、吸烟、酗酒、血脂异常、颈动脉狭窄、缺乏体育活动、饮食营养不合理、口服避孕药等。

(三)临床特征

1. 临床表现。

(1)脑卒中的先兆症状。脸部、手臂或腿部麻木,尤其是身体单侧麻木;说话困难或理解困难;单眼或双眼视力出现问题,视物不清;行走困难,头晕眼花,失去平衡或协调能力;不明原因的剧烈头痛。

(2)出血性脑卒中的临床表现。脑出血多突然发病,症状在数分钟至数小时内达高峰,多有血压明显升高,常有头痛、呕吐、肢体瘫痪、失语和意识障碍。临床表现轻重主要取决于出血量和出血部位。蛛网膜下腔出血时突发头部剧烈胀痛或炸裂样痛,位于前额、枕部或全头部,常伴恶心、喷射状呕吐。50%的患者发病时有短暂的意识障碍或烦躁、谵妄等精神症状,脑膜刺激征。

(3)缺血性脑卒中的临床表现。脑血栓形成的患者多在安静状态下发病,发病较缓,有先兆症状,意识清楚,偏瘫,失语,症状和体征因受累血管不同而不同。脑栓塞的患者有心肌梗死等病史,发病急、偏瘫、短暂意识丧失、肢体抽搐。

(四)诊断

根据病史、临床表现怀疑为脑卒中的患者应尽快进行头颅 CT 检查;对蛛网膜下腔出血的患者应争取进行数字减影全脑血管造影或核磁共振成像检查,以明确出血原因及病变性质。对条件不具备又需要尽快明确诊断者,可行腰穿。

(五)脑卒中的治疗

治疗缺血性脑卒中的治疗要点是溶栓治疗,发病后越早开始治疗,效果越好,病残程度就有可能越低。但必须严格掌握适应证和禁忌证,否则容易合并颅内出血或其他内脏出血,增加死亡率和致残率。出血性脑卒中的治疗要点是止血和降颅压。

工作过程

一、社区脑卒中人群的评估

通过对上述案例中赵某的评估,社区护士发现赵某发生脑卒中有以下危险因素:① 男性,工作压力大;② 高血压病史和高血压的家族遗传史;③ 服药不规则;④ 无节制的吸烟、酗酒习惯;⑤ 缺乏体育活动,肥胖。

社区护士陈华同时也走访了社区其他居民(一般35岁以上)平时的生活习惯,发现居民们比较喜欢搓麻将,平时也喜饮酒、吸烟,肥胖者较多。陈华也从社区卫生服务站调出了居民们近两年的健康档案,发现社区35岁以上的居民有一半左右血脂都偏高。

陈华与社区卫生工作人员一起研究并制订该社区脑卒中管理的计划,对居民们开展社区人群脑卒中健康教育工作。对于情况类似赵某的居民,开展家庭康复护理健康教育讲座,使家属能充分利用有效资源为患者提供康复护理并预防并发症的发生。健康教育的主要内容包括:对脑卒中的危害、诊断标准、临床表现、治疗目标、常用药物及副作用等进行宣传。

二、社区脑卒中高危人群和脑卒中患者的健康教育

(一)脑卒中高危人群的指导

略,详见项目五 慢性病的社区管理任务—管理社区高血压人群。

脑血管病病程长,治疗效果差,恢复慢,并发症多,在家中除用药物治疗外,还需加强护理。良好的护理在某些方面起到药物起不到的作用,从而促进康复。

(二)发病时的家庭救护

保持心脏功能,尽快清除患者口鼻中黏液、呕吐物,昏迷患者头偏向一侧以保持呼吸道通畅。搬运患者时,卧位者不要坐起或站立,住楼房的患者在搬动时应注意头部向上,以减少脑部充血。

(三)康复护理

到患者家中进行康复护理。指导照顾者帮助患者被动运动,协助患者练习床上翻身、床上坐起、床边行走、室内行走以及一些小关节的精细运动。与患者、照顾者一起制订康复护理计划,使者主动活动和被动活动相结合,床上锻炼和下地锻炼相结合,全身锻炼和局部锻炼相结合。身体条件允许的患者可以到社区医院的康复训练室,在专业康复师的指导下,进行康复训练。

(四)居家环境的评估

社区护士在对脑卒中患者进行家庭访视时,要注意评估患者的居住环境,居室内是否有不利于患者活动的障碍物或可能导致患者受伤的隐患。例如:门槛可能会绊倒患者,也不方便轮椅的出入;带轮子的桌椅可能会使患者摔倒;蹲式厕所不利于患者自己处理排泄问题

等等。护士应指导家属进行必要的改造,以方便患者的活动,保障患者的安全。

(五)并发症的预防

脑卒中的患者由于长期卧床,容易出现褥疮、泌尿系感染、肺炎、便秘等并发症。护士在家庭访视时要注意观察患者有无并发症的早期表现,指导照顾者掌握预防并发症的护理要点及方法。例如不能下床的患者应经常扶起来坐一坐,轻轻拍打后背,促进两侧肺底的血液循环,预防坠积性肺炎。患者容易发生排尿障碍,应多饮水。预防压疮要给患者经常翻身,按摩受压部位等。护士还应经常检查照顾者的工作,发现问题及时予以纠正。

(六)重视患者的心理问题

脑卒中的患者由于自理能力受限,病程较长,容易对治疗产生急躁情绪,或失去信心。护士应让患者参与康复护理计划的制订,所提目标要切合实际,不要过高,以免影响患者的情绪。当患者取得进步时,要及时鼓励。

> 陈华通过对社区脑卒中高危人群的健康教育,使居民们认识到脑卒中的危害、脑卒中发病的危险因素、预防方法等,同时在平时的生活中培养良好的生活方式,如坚持运动、劳逸结合、合理膳食、不吸烟、不饮酒、防止肥胖,同时控制高血压。
>
> 对于社区像赵某这样的患者,由于患者失去生活自理能力,社区护士陈华对赵某家进行了家庭访视,而后对赵某家的环境作了一些指导,鼓励赵某的妻子支持和配合赵某的康复治疗,如对家庭环境作了必要的改造,方便患者的活动,同时保障患者的安全。
>
> 每周一次的康复治疗,社区护士陈华也劝导赵某的妻子前往。不久,赵某的妻子也学会了帮助赵某康复训练的一些小窍门,如协助患者练习床上翻身、床上坐起、床边行走、室内行走以及一些小关节的精细运动。赵某也在社区护士的鼓励和妻子的关照下,坚持训练。目前,他已能在拐杖的支持下独立行走,他自信自己能脱离拐杖独立行走。

 ## 能力训练

请你根据以下患者的具体情况,制订一份个性化的健康教育计划。

韩某,男性,65岁,工人,初中文化。诊断:多发性脑梗死。左上下肢不能活动,说话吐词不清。确诊脑卒中5年。目前存在轻度智能障碍,言语障碍,左上下肢瘫,鼻饲饮食。有吸烟史,每日10支,吸烟史30余年。平素有高血压、糖尿病病史。因脑梗死后肢体瘫痪,几乎每天待在家,一日三餐均依靠保姆照顾,户外活动很少。很少与人说话,性格孤僻、内向,常常因此而默默一个人流泪。

项目小结

> 本项目通过对脑卒中的流行情况、危险因素、临床特点及日常保健知识的介绍,使学生掌握脑卒中的危险因素、脑卒中的危害、预防措施及日常保健的基本知识,使学生能以社区为对象开展社区脑卒中的全面管理,能针对社区脑卒中的高危人群和患者进行相应的健康指导。

自测习题

一、选择题（A1 型题）

1. 高血压病的主要危害是 （ ）

    A. 发生高血压急诊而危及生命

    B. 长期高血压，引起心脑血管病而危及生命

    C. 血压过高引起严重的心悸、胸闷等临床症状而影响日常生活和工作

    D. 引起生活方式的改变而降低生活质量

    E. 引发糖尿病

2. 以下哪项是国际上已确认的高血压病的危险因素 （ ）

    A. 性别　　　　　B. 种族　　　　　C. 地区　　　　　D. 膳食高盐

    E. 体重

3. 高血压是以下哪一疾病的独立危险因素 （ ）

    A. 糖尿病　　　　B. 脑卒中　　　　C. 肿瘤　　　　D. COPD

    E. 甲亢

4. 根据我国高血压防治指南，某成年女性在没有服药的情况下血压为 138/86mmHg，请问此属于 （ ）

    A. 正常高值血压　　B. 高血压　　　　C. 高血压前期　　D. 正常血压

    E. 3 级高血压

5. 高血压病治疗以改善生活方式为主，观察 3～12 个月仍无效者再行药物治疗的是以下哪一情况 （ ）

    A. 低度危险组　　B. 中度危险组　　C. 高度危险组　　D. 极高危险组

    E. 联合危险组

6. 伴有哮喘的高血压病患者治疗应避免哪一类药物 （ ）

    A. 利尿剂　　　　　　　　　　　B. β-受体阻滞剂

    C. 钙拮抗剂　　　　　　　　　　D. 血管紧张素转换酶抑制剂

    E. 镇静剂

7. 高血压患者的日常指导，以下错误的是 （ ）

    A. 有规律地进行有氧运动

    B. 多食蔬果

    C. 每天食盐小于 6g

    D. 多食动物性食物，如猪脑、内脏等以补充蛋白质

    E. 定期监测血压

8. 糖尿病的典型症状是 （ ）

    A. 多尿、多饮、多食和体重减轻　　　B. 性欲减退、月经失调

    C. 便秘、腹泻交替出现　　　　　　　D. 视力模糊等

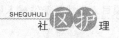

E. 皮肤瘙痒

9. 胰岛素适应证为　　　　　　　　　　　　　　　　　　　　　　（　　）

  A. 1 型糖尿病　　　　　　　　　　B. 糖尿病急性并发症

  C. 2 型糖尿病口服磺脲类药物有效　　D. 2 型糖尿病的应激状态

  E. 2 型糖尿病并严重并发症

10. 不属于糖尿病危险因素的是　　　　　　　　　　　　　　　　　（　　）

  A. 年龄　　　　　　B. 性别　　　　　C. 血脂异常　　　D. 不合理膳食

  E. 中心性肥胖

11. 以下不属于糖尿病常见症状的是　　　　　　　　　　　　　　　（　　）

  A. 尿失禁或尿潴留　　　　　　　　B. 体位性低血压

  C. 间歇性跛行　　　　　　　　　　D. 咳嗽、喘息

  E. 白内障

12. 不属于糖尿病慢性并发症的是　　　　　　　　　　　　　　　　（　　）

  A. 冠心病　　　　　　B. 脑卒中　　　　C. 糖尿病足　　　D. 糖尿病眼病

  E. 糖尿病低血糖

13. 糖尿病的微血管病变不包括　　　　　　　　　　　　　　　　　（　　）

  A. 多发性周围神经病变　　　　　　B. 出血性脑血管病

  C. 糖尿病性眼病　　　　　　　　　D. 糖尿病肾病

  E. 败血症

14. 关于糖尿病的诊断标准,正确的是　　　　　　　　　　　　　　（　　）

  A. 口服葡萄糖耐量试验 2 小时葡萄糖水平≥11.1mmol/L

  B. 口服葡萄糖耐量试验 2 小时葡萄糖水平≥13mmol/L

  C. 任意时间血浆葡萄糖水平≥6.7mmol/L

  D. 任意时间血浆葡萄糖水平≥7.0mmol/L

  E. 任意时间血浆葡萄糖水平≥11.1mmol/L

15. 不属于糖尿病低血糖反应的处理原则的是　　　　　　　　　　（　　）

  A. 在患者出现症状怀疑发生低血糖反应时,应立即测定血糖以明确诊断

  B. 如果无血糖检测条件时,所有怀疑为低血糖反应的患者不能按低血糖处理

  C. 清醒的病人应尽快给予葡萄糖或蔗糖溶液、糖果等

  D. 意识不清的病人,可先静脉推注 50% 葡萄糖 20～40ml

  E. 注射胰岛素后应按时进餐

16. 1 型糖尿病作强化治疗时容易发生低血糖,为了防止低血糖,患者应做事项中不包括

  　　　　　　　　　　　　　　　　　　　　　　　　　　　　（　　）

  A. 每餐前、后测定血糖

  B. 血糖控制在 4.4～6.7mmol/L 为宜

  C. 餐后血糖<10mmol/L

  D. 晚睡前血糖 5.6～7.8mmol/L

  E. 凌晨 3 时血糖不高于 5mmol/L

17. 不属于胰岛素治疗反应时应观察的项目是　　　　　　　　　　　（　　）

    A. 高血糖反应　　　　　　　　　　B. 胰岛素抗药性

    C. 胰岛素性水肿　　　　　　　　　D. 脂肪营养不良

    E. 胰岛素过敏反应

18. 糖尿病患者运动的注意事项中错误的是　　　　　　　　　　　　（　　）

    A. 运动装要宽松,特别是鞋袜

    B. 不需在血糖和尿糖适当控制后才开始运动疗法

    C. 避免空腹或降糖药物高峰时运动,以免引起低血糖反应

    D. 外出运动时,应随身携带糖尿病保健卡

    E. 随身携带糖果和饼干

19. 血糖自我监测的注意事项错误的是　　　　　　　　　　　　　　（　　）

    A. 注射胰岛素或使用促胰岛素分泌剂的患者应每日监测血糖 1～4 次

    B. 剧烈运动之前无需增加监测次数

    C. 血糖＞20mmol/L 时,应同时测定血酮或尿酮

    D. 血糖控制良好或稳定的患者应每周监测一天或两天

    E. 血糖控制差的患者应每日监测直到血糖得到控制

20. 常用于肝癌普查的指标是　　　　　　　　　　　　　　　　　　（　　）

    A. 癌胚抗原　　　B. 肝功能检查　　　C. 甲胎蛋白　　　　D. 乙肝病毒筛查

    E. 凝血功能

21. 下面不是常见癌症危险信号的是　　　　　　　　　　　　　　　（　　）

    A. 持续进食后上腹部饱胀感　　　　B. 吞咽食物时胸骨后不适感或哽噎感

    C. 原因不明的体重减轻　　　　　　D. 持续性咳嗽,痰中带血

    E. 习惯性失眠

22. 促进肿瘤发生的不良生活方式不包括　　　　　　　　　　　　　（　　）

    A. 积极参加锻炼　　B. 饮酒　　　　　C. 吸烟　　　　　　D. 生活不规律

    E. 食用霉变食物

23. 冠心病可改变的危险因素是　　　　　　　　　　　　　　　　　（　　）

    A. 年龄　　　　　　B. 性别　　　　　C. 吸烟　　　　　　D. 遗传因素

    E. 冠心病家族史

24. 冠心病不可改变的危险因素是　　　　　　　　　　　　　　　　（　　）

    A. 性别　　　　　　　　　　　　　B. 吸烟

    C. 西方的饮食方式　　　　　　　　D. 从事体力活动少

    E. 超重和肥胖者

25. 以剧烈而持久的胸痛为主要表现的,属于冠心病分类中的　　　　（　　）

    A. 无症状性心肌缺血　　　　　　　B. 缺血性心肌病

    C. 心肌梗死型　　　　　　　　　　D. 心绞痛

    E. 猝死

26. 以发作性胸骨后疼痛主要表现的,属于冠心病分类中　　　　　　（　　）

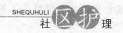

A. 猝死　　　　　B. 心绞痛　　　　C. 心肌梗死型　　D. 缺血性心肌病

E. 无症状性心肌缺血

27. 心绞痛发作时含服硝酸甘油片后起效的时间是　　　　　　　　　（　　）

    A. 1～2 分钟　　　B. 3～4 分钟　　　C. 4～5 分钟　　　D. 5～6 分钟

    E. 7～8 分钟

28. 心绞痛的诱发因素不包括　　　　　　　　　　　　　　　　　　（　　）

    A. 过劳　　　　　B. 激动　　　　　C. 寒冷　　　　　D. 肥胖

    E. 用力排便

29. 心绞痛和心肌梗死的胸痛特点,相同的是　　　　　　　　　　　　（　　）

    A. 时间　　　　　B. 部位　　　　　C. 程度　　　　　D. 伴随

    E. 缓解因素

30. 心肌梗死可出现的症状中错误的是　　　　　　　　　　　　　　（　　）

    A. 短暂胸痛　　　B. 心力衰竭　　　C. 心律失常　　　D. 胃肠道症状

    E. 低血压和休克

31. 心绞痛发作时舌下含服硝酸甘油片不应当　　　　　　　　　　　（　　）

    A. 首次剂量加倍　　　　　　　　　B. 将药置于舌下

    C. 老人服后宜平卧片刻　　　　　　D. 在舌下保留一些唾液,唾液不可过少

    E. 不可不断将含有硝酸甘油的唾液下咽

32. 指导病人及家属保存药物错误的是　　　　　　　　　　　　　　（　　）

    A. 药应保存在浅色瓶中　　　　　　B. 随身携带药片以应急

    C. 家人应知道药物放置的地方　　　D. 硝酸甘油应放在家中易拿取的地方

    E. 备用药中的硝酸甘油 6 个月换一次

33. 在心肌梗死康复护理指导中,应提倡的活动是　　　　　　　　　（　　）

    A. 举重　　　　　B. 篮球　　　　　C. 爬山　　　　　D. 跑步

    E. 散步

34. 有关冠心病的流行情况错误的是　　　　　　　　　　　　　　　（　　）

    A. 多发生在 40 岁以后　　　　　　B. 男性多于女性

    C. 脑力劳动者多于体力劳动者　　　D. 农村多于城市

    E. 呈现出年轻化的趋势

35. 以下有关脑卒中的流行病学特点描述正确的是　　　　　　　　　（　　）

    A. 发病率低　　　B. 复发率高　　　C. 死亡率低　　　D. 致残率低

    E. 北方发病率较低

36. 以下有关脑卒中的危险因素描述正确的是　　　　　　　　　　　（　　）

    A. 高密度脂蛋白升高,发病危险性增加

    B. 高血压是脑卒中最重要的危险因素

    C. 心房纤颤不是脑卒中的危险因素

    D. 脑卒中的发病危险度与吸烟量无关

    E. 女性脑卒中的发病率和死亡率普遍高于男性

37. 脑梗死起病多见于 　　　　　　　　　　　　　　　　　　　　（　　）
　　A. 情绪激动时　　　B. 活动过程中　　　C. 安静休息时　　　D. 用力时
　　E. 兴奋时

38. 脑卒中患者最常见的功能障碍是 　　　　　　　　　　　　　　　（　　）
　　A. 运动障碍　　　B. 感觉障碍　　　C. 认知障碍　　　D. 语言障碍
　　E. 营养失调

39. 脑卒中的常见临床表现不包括 　　　　　　　　　　　　　　　　（　　）
　　A. 一侧肢体无力　　B. 一侧下腹痛　　C. 一侧面部麻木　　D. 视物旋转
　　E. 说话不清

40. 脑卒中发病时的家庭救护 　　　　　　　　　　　　　　　　　　（　　）
　　A. 尽快清除病人口鼻中黏液、呕吐物　　　B. 昏迷病人头偏向一侧
　　C. 保持呼吸道通畅　　　　　　　　　　　D. 搬运病人时,卧位者不要坐起或站立
　　E. 住楼房的病人在搬动时应注意头部向下

41. 对长期卧床的脑卒中偏瘫患者,预防皮肤损伤不应做到 　　　　　（　　）
　　A. 应选择合适的床垫,以硬枕、硬垫为好　　B. 定时变换体位
　　C. 翻身时可在床上拖拉患者　　　　　　　　D. 保持床单干燥、平整
　　E. 维持患者足够的营养

42. 脑卒中可干预的危险因素不包括 　　　　　　　　　　　　　　　（　　）
　　A. 高血压　　　B. 心脏病　　　C. 颈动脉狭窄　　　D. 吸烟
　　E. 性别

二、选择题(A2 型题)

1. 某高血压患者,70 岁,较肥胖,同时患有糖尿病,血压为 148/95mmHg,根据高血压危险度分级标准,此属于 　　　　　　　　　　　　　　　　　　（　　）
　　A. 低度危险组　　　B. 中度危险组　　　C. 高度危险组　　　D. 极高危险组
　　E. 联合危险组

2. 高血压患者付某,女,40 岁,同时患有糖尿病,血压 155/95mmHg。其血压控制目标一般为 　　　　　　　　　　　　　　　　　　　　　　　　　　（　　）
　　A. 140/90mmHg 以内　　　　　　　　B. 150/90mmHg 以内
　　C. 130/80mmHg 以内　　　　　　　　D. 140/85mmHg 以内
　　E. 120/70mmHg 以内

3. 男,55 岁,诊断为糖尿病,一直给予胰岛素治疗,应用正规胰岛素错误的是　（　　）
　　A. 皮下注射　　　B. 常换部位　　　C. 餐前使用　　　D. 小量开始
　　E. 室温保存

4. 女性患者,糖尿病病史 20 年,诉视物不清,胸闷憋气,两腿及足底刺痛,夜间难以入睡。近来,足趾渐变黑,该病人并发的疾病不包括 　　　　　　　　　（　　）
　　A. 白内障或视网膜病变　　　　　　　B. 冠心病
　　C. 神经病变　　　　　　　　　　　　D. 肢体坏疽
　　E. 足部感染

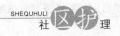

5. 男,40,有慢性肝炎史 15 年,近来腹胀、消瘦,上腹部触到拳头大质硬、表面不光滑包块,最可能的诊断是 （　　）

    A. 原发性肝癌　　　B. 转移性肝癌　　　C. 慢性肝炎　　　D. 肝脓疡

    E. 肝硬化

6. 患者陈某,男,59 岁,吸烟史 30 余年,近一个月来出现低热、胸痛、咳嗽、咯痰、有时痰中混有血,最可能的诊断是 （　　）

    A. 胃癌　　　　　　B. 肺癌　　　　　　C. 原发性肝癌　　　D. 肺气肿

    E. 心肌梗死

7. 某心肌梗死患者,男,70 岁,长期卧床休息,在排便方面需要注意的不包括 （　　）

    A. 应吃低脂、低糖、易消化饮食　　　　B. 少量多餐

    C. 习惯性便秘者可服缓泻剂　　　　　　D. 排便困难时,嘱患者用力排便

    E. 多吃水果、蔬菜

8. 某冠心病患者,男,60 岁,长期服用硝酸甘油需要注意事项错误的是 （　　）

    A. 棕色玻璃瓶内密封保存　　　　　　　B. 携带时需放在贴身口袋内

    C. 注意有效期　　　　　　　　　　　　D. 取药应快开快盖,用后盖紧

    E. 观察血压变化

9. 患者李某,男,69 岁,两年前曾因脑卒中住院治疗,现遗留右侧肢体瘫痪长期卧床休息,社区护士需要帮助患者认识到脑卒中可改变的危险因素,并予积极纠正,危险因素不包括 （　　）

    A. 高血压　　　　　B. 心脏病　　　　　C. 糖尿病　　　　　D. 吸烟

    E. 性别

10. 某脑卒中病患者,男,60 岁,长期瘫痪在床已 5 年多,该疾病的特点不包括 （　　）

    A. 病程长　　　　B. 治疗效果差　　　C. 恢复慢　　　　D. 并发症多

    E. 预后均良好

三、选择题(A3 型题)

(1~3 题共用以下题干)

男,19 岁,诊断 1 型糖尿病 2 年,平时每日用胰岛素 40U,控制血糖满意,今因出差中午未进午餐,下午感乏力、心慌、出冷汗。

1. 最有可能的诊断是 （　　）

    A. 糖尿病酮症　　　　　　　　　　　　B. 糖尿病高渗综合征

    C. 急性心肌梗死　　　　　　　　　　　D. 低血糖

    E. 脑血管意外

2. 该患者的急救有效措施是 （　　）

    A. 减少胰岛素用量　　　　　　　　　　B. 就地休息

    C. 立即输入氯化钠　　　　　　　　　　D. 立即食糖果或含糖饮料

    E. 加大饭量

3. 1 型糖尿病死亡的主要原因是 （　　）

    A. 冠心病　　　　B. 脑血管病　　　C. 肾小球硬化症　　D. 酮症酸中毒

　　E. 感染性休克

（4～7题共用以下题干）

　　黄某，男，65岁，冠心病病人。平素时有发作性胸痛，含服硝酸甘油后缓解。平静休息时也感觉胸闷、心悸和乏力。

　　4. 护士应指导黄某　　　　　　　　　　　　　　　　　　　　（　　）

　　　　A. 绝对卧床休息　　　　　　　　　　B. 活动不受限制

　　　　C. 活动照常，增加午休　　　　　　　D. 起床稍事活动，增加间歇休息

　　　　E. 限制活动，多卧床休息

　　5. 该患者心绞痛胸痛特点不包括　　　　　　　　　　　　　　（　　）

　　　　A. 疼痛位于胸骨后　　　　　　　　　B. 一般持续数分钟

　　　　C. 常有明显诱因　　　　　　　　　　D. 呈针刺样疼痛

　　　　E. 休息后可缓解

　　6. 典型心绞痛不发生于　　　　　　　　　　　　　　　　　　（　　）

　　　　A. 卧床时　　　　　B. 严寒时　　　　C. 情绪激动时　　　D. 饱餐时

　　　　E. 吸烟时

　　7. 心绞痛的错误护理是　　　　　　　　　　　　　　　　　　（　　）

　　　　A. 发作时立即跑去医院　　　　　　　B. 习惯性便秘者可服缓泻剂

　　　　C. 积极防治便秘　　　　　　　　　　D. 少食多餐，不宜过饱

　　　　E. 戒烟

（8～10题共用以下题干）

　　患者，男，62岁，2天前突然右眼黑蒙。左侧肢体无力，约10分钟后恢复，今日又再发左侧肢体无力，数小时后方才缓解。

　　8. 最有可能的诊断为　　　　　　　　　　　　　　　　　　　（　　）

　　　　A. 脑栓塞　　　　　B. 脑血栓形成　　　C. 多发性脑梗死　　　D. 脑出血

　　　　E. 短暂性脑缺血发作

　　9. 脑血管病的最危险因素　　　　　　　　　　　　　　　　　（　　）

　　　　A. 高血压　　　　　B. 心脏病　　　　C. 糖尿病　　　　　D. 吸烟

　　　　E. 血脂异常

　　10. 该患者长期卧床容易导致并发症，并发症不包括　　　　　　（　　）

　　　　A. 褥疮　　　　　B. 泌尿系感染　　　C. 肺炎　　　　　D. 便秘

　　　　E. 心脏病

四、名词解释

1. 1级高血压

2. 正常高值血压

3. 糖尿病

五、简答题

1. 简述高血压患者预防体位性低血压的方法。

2. 何为高血压病的"三高"与"三低"？

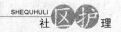
3. 简述抗高血压药物的种类和常见不良反应。

4. 简述高血压患者的饮食要求。

5. 简述高血压患者的运动方法。

6. 列举常用口服降糖药。

7. 简述世界卫生组织提出的恶性肿瘤 8 个早期警号。

（陶红苗　泮昱钦）

项目七 社区重点人群健康管理

任务 1 管理社区妇女的群体健康

案例导入

社区护士章玲因工作调整现分管××社区妇女保健工作,本社区共有妇女 784 名。章护士通过查阅社区妇女健康档案并进行了统计分析,同时将数据与当地其他社区进行比较,发现该社区妇女婚前体检率只有 58%;45% 的婴儿人工喂养;产后妇女乳腺炎发病率高;因绝经期症状而就诊的妇女也比较多。章护士拟将通过围婚期、围生期和围绝经期 3 阶段的保健提高该社区妇女保健意识,了解常见妇女保健知识,并能积极参与社区开展的各项保健活动,从而提高该社区妇女健康水平。

背景知识

妇女人口约占人口总数的一半,做好妇女保健工作、保护妇女身心健康,直接关系到子孙后代的健康、民族素质的提高和计划生育基本国策的贯彻落实。妇女保健是以维护和促进妇女健康为目的,开展生殖健康为核心的保健工作。社区妇女保健工作要对围婚期、围生

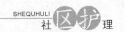
期、围绝经期妇女进行健康管理。社区护士要有组织地定期进行妇女常见病、多发病的普查、普治,降低孕产妇死亡率和围生儿死亡率,减少患病率,控制妇女一生不同时期疾病的发生,控制性传播疾病的感染,从而提高妇女健康水平。

 工作过程

> 为了更有效地管理妇女人群的健康,章护士决定对本社区的妇女常见健康问题归为 3 类:围婚期、围生期和围绝经期。并对这 3 类妇女进行针对性的护理。

一、围婚期

围婚期是指从婚前择偶、确定婚姻对象到结婚后怀孕前这段时期。社区护士应充分运用宣传、咨询等多种形式开展围婚期保健,使年轻人确立正确的恋爱观,在婚前了解性和婚育方面的知识,积极做好身心方面的婚前准备,保证结婚双方和子代的健康。

(一)护理评估

1. 评估社区围婚期妇女的数量、年龄结构、民族、职业、受教育程度和家庭结构类型等。

2. 评估社区围婚期妇女保健服务机构的类型、服务范围、技术水平等。

3. 评估社区围婚期妇女对性知识的了解程度、婚前体检率和计划生育实施情况。

4. 评估社区个体围婚期妇女的特殊情况,如婚期检查异常妇女、某种避孕方法无效的妇女和多次怀孕失败的妇女等。

> 该社区目前有围婚期妇女 364 名。章护士通过问卷调查,对社区围婚期妇女就婚前性行为、婚前同居、婚前检查和避孕方法的选择等观念和知识进行了了解,发现该社区围婚期妇女对有关性知识基本了解,但性责任意识淡薄,对婚前医学检查的意义和内容了解不充分。

(二)护理诊断

1. 知识缺乏。与受教育程度、缺乏性知识、缺乏对婚前检查了解、避孕知识掌握不全等有关。

2. 婚前体检率下降。与社区卫生服务机构缺乏知识宣传、服务满意度下降有关。

3. 避孕效果不良。与缺乏避孕知识、避孕方法选择不当有关。

> 章护士于是与社区其他妇女卫生工作人员进行了讨论,并邀请了社区几位妇女代表一起参加,围绕目前围婚期妇女的主要护理问题展开积极的探讨,根据围婚期妇女们的实际情况,制定切实可行的围婚期(婚前、婚后、孕前)健康教育计划,使社区围婚期妇女能了解性健康知识;能积极参与婚前体检;能根据自身要求采取有效的避孕措施,在社区护士指导下能选择正确方法应对异常情况。

(三)护理措施

1. 婚前知识教育。

(1)性健康知识教育。性健康知识教育包括生理、心理、社会适应能力和道德 4 个方面,通过教育,使围婚期青年了解两性生殖器的解剖、生理功能,了解性生活既是一种本能活动,是种族延续的需要,是爱情的行为,良好的性生活也有利于夫妻生活和谐,同时也要树立性的责任感,增强性冲动和性刺激的自我调节能力,避免婚前性行为和非法同居等给个人、家庭和社会带来危害。

(2)婚前医学检查。婚前医学检查主要是对影响结婚和生育的疾病进行医学检查,通过询问病史、体格检查、实验室检查及其他辅助检查,明确有无影响结婚生育的疾病(包括生殖系统发育障碍、畸形)。另外根据检查结果,如患有严重遗传病或有遗传病家族史的男女青年,应劝告他们婚后不要生育;有近亲血缘关系的禁止婚配;患有《中华人民共和国传染病防治法》中规定的艾滋病、淋病、梅毒、麻风病以及影响结婚和生育的其他传染病在传染期内应暂缓结婚;对一些诊断有困难的疑难病症应到专科医院进一步确诊等。

2003年10月我国开始实施新的《婚姻登记条例》,婚前医学检查从强制改为自愿,婚检率呈下降趋势,社区护士应指导教育青年为了家庭、母婴健康,为了保证出生人口的素质,积极主动进行婚前检查。

2. 婚后受孕保健知识教育。

(1)计划生育与优生优育。实行计划生育是国家的基本国策;公民有生育的权利,也有依法实行计划生育的义务,夫妻双方在实行计划生育中负有共同的责任;鼓励公民晚婚晚育,提倡一对夫妻生育一个子女。社区护士配合计划生育管理部门采取多种形式进行科学避孕节育知识、生殖保健知识和计划生育相关法规知识宣教,提高群众的法制观念和依法生育的自觉性,正确处理婚、孕、生、养、育的问题。

优生优育有利于提高人口素质,也有利于提高家庭的生活质量。出生缺陷的发生主要与遗传、不良环境影响、营养素缺乏、母亲疾病特别是感染性疾病等因素相关。预防出生缺陷,社区护士应加强优生知识的宣教,积极做好婚前保健、孕前保健,指导夫妻双方在生活、工作中如何避免有害因素影响,应用有效方法控制和消除不良因素,从而预防出生缺陷的发生。

(2)节育方法的咨询和指导。节育是保证计划生育有效实施的重要举措,社区护士应通过广泛深入的宣传教育,让广大育龄妇女了解常用的避孕方法,使她们掌握各种避孕方法的避孕原理、使用方法、优缺点和可能遇到的问题及注意事项,并根据自身的健康与生育状况自愿选择适合自身特点的、安全有效的避孕方法,在避孕方法选择的过程中,社区护士应给予必要的技术指导和帮助,从而有效地实现避孕节育目的。常用的避孕方法有:

1)药物避孕法。药物避孕法是目前应用较广的一种避孕方法,避孕效果好,停药后能较快恢复生育功能。有内用避孕药法如口服避孕药、避孕针及阴道药环等,有外用药物避孕法如避孕药膏、栓剂、片剂及避孕药膜等。患有严重的心血管疾病、糖尿病、血液病、甲状腺功能亢进、子宫肿瘤、乳房肿块、恶性肿瘤者不宜使用口服避孕药法,月经期间隔时间偏长或45岁以上妇女不宜服药避孕。

2)工具避孕法。外用避孕工具:如避孕套、阴道隔膜。避孕套使用一般无禁忌,并能防止性疾病传播,应用较广。

宫内节育器:宫内节育器又叫避孕环。是用不锈钢、塑料或硅橡胶等材料制成,阻止受精卵着床,从而达到避孕的目的。避孕时间可达数年,目前我国多数育龄妇女采用该方法。生殖器畸形或肿瘤、痛经或经量过多、生殖系统急慢性炎症和患有严重贫血、心脏病、曾有宫

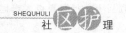

外孕史者等均不宜放置宫内节育器。宫内节育器一般在月经干净后 3～7 天内、人工流产术后、正常分娩 3 个月后、剖宫产半年后放置节育器。

3）安全期避孕法。是根据女性月经周期的自然规律,选择适当的性交时间,使卵子和精子不能相遇而达到避孕的目的。安全期避孕法效果并不可靠,不宜提倡。

4）人工流产。是避孕失败后的一种补救措施,是在妊娠 24 周以前采用人工方法,把已经发育但还没有成熟的胚胎和胎盘从子宫中取出,达到结束妊娠的目的。包括早期人工流产和中期引产。

3. 怀孕前的准备。女性生殖器官一般在 18 岁以后才逐渐发育成熟,骨骼在 23 岁左右发育成熟,而 35 岁以后,易出现难产和胎儿先天性缺陷,因此女性最佳生育年龄在 23 岁以后,35 岁以前;青年夫妇一般结婚 2～3 年后生育,有利于夫妇健康,在经济上和精力上也能做好充分准备;受孕时机最好选择在双方身体状况良好,妊娠前未接触过对胎儿有害的物质,如放射线、铅等,妊娠时间安排在双方工作或学习都不紧张的时期,如服用避孕药还应先停服药物后半年再受孕;季节的选择易在春末受孕,即每年 4 月左右,有利于精子、卵子结合发育,同时妊娠 3 个月后,正是胎儿大脑及神经系统形成的时期,而这时五谷丰登,果蔬丰富,便于供给孕妇丰富食品,有利于胎儿的发育。

> 章护士按围婚期妇女们的居住小区进行分组,将以上知识通过各种形式,如板报、讲座、家庭访视、音像资料等开展健康教育,在社区各卫生服务站放置免费避孕套,并定时上门发放,及时给予特殊围婚期妇女避孕措施的指导等。经过护理措施实施,该社区围婚期妇女的活动参与率逐渐升高,围婚保健知识知晓率提高,并能结合自身需求主动咨询和采取有效的避孕措施。

二、围生期保健

围生期在我国是指怀孕满 28 周至新生儿出生后一周,围生期保健是指为了保证母儿健康,应用围生医学知识,采取系列监护、预防措施、组织实施与管理,以保证对孕产妇、胎婴儿的系统管理和重点监护。

> 该社区目前有围生期妇女 162 名。为了制订翔实的围生期保健计划,章护士对这 51 名妇女作了初步的调查。

（一）护理评估

1. 评估社区育龄妇女的数量、动态资料和计划生育实施情况。
2. 评估社区孕妇围生期保健手册建立和检查登记情况。
3. 评估社区孕妇妊娠后的生理、心理变化。
4. 评估社区孕妇对妊娠期保健知识的了解程度。
5. 评估产后妇女生理、心理变化。
6. 评估产后妇女对保健知识的了解程度和新生儿护理能力。

> 章护士通过评估社区育龄妇女基本资料、围生期保健手册和产后家庭访视资料等,判断社区育龄妇女普遍缺乏相关知识,可能与受教育程度、不正确的传统的保健意识有关。章护士根据育龄妇女知识缺乏的程度、内容等进行整理,形成了以下的护理诊断。

（二）护理诊断

1. 知识缺乏。 与受教育程度、缺乏妊娠保健和产后保健知识等有关。

2. 孕产妇患病率上升。 与社区经济条件、孕产妇保健意识缺乏和社区妇女保健工作开展效果不良有关。

3. 新生儿护理不良。 与缺乏新生儿护理知识、护理操作方法不当有关。

　　章护士就目前存在的护理问题及相关因素、可采取的护理措施、措施的可行性、可利用的社区资源和具体的分工合作等内容与社区其他相关妇女卫生工作人员共同讨论协商，制订详尽的护理干预措施，并在产前检查、上门随访等护理过程中充分征求育龄妇女们的意见和建议，结合围生期妇女的主要健康问题和她们能有效采取的自我护理的方法等实际情况，制订调整可行的围生期（孕期和产后）健康教育计划，目标是使孕产妇能了解妊娠保健知识、产后保健知识和新生儿保健知识；能有效调整妊娠和产后的生理、心理变化；能按照围生期保健手册及时检查；能正确实施新生儿护理操作，从而整体降低社区孕产妇、胎儿和新生儿的发病率、死亡率。

（三）护理措施

1. 孕期检查与产前健康教育。 自妊娠初期开始至妊娠结束，孕妇要进行产前检查，初查时间在确诊早孕时开始，系列检查时间从怀孕 20 周开始，孕 20 周至 36 周之间每 4 周一次，孕 36 周后每周一次。目前我国城乡已普遍实行孕产期保健三级管理，推广使用孕产妇系统保健卡。

　　社区护士应根据孕妇不同的妊娠阶段，利用产前检查等机会进行产前健康教育，可将孕妇及其丈夫（亲属）集中在一起，通过讲课、座谈、看录像、幻灯、图片及科普小品等方式讲解有关妊娠、胎儿发育、分娩、产后和照顾新生儿的有关知识和技巧，使他（她）们了解妊娠分娩时的正常的生理现象，并且针对不同个体的生理改变及需要，给予科学的保健指导，解除紧张恐惧心理。

2. 孕期指导。

（1）摄取合理均衡的营养。

1）妊娠期间孕妇每天需增加 300～500cal 的热量，鼓励其多进食糖类及碳水化合物，如谷物、土豆、豌豆等。多进食富含蛋白质的食物，以动物蛋白为主，同时增加富含植物蛋白的食物，预防贫血及缺钙。同时，为满足胎儿生长需要，应摄入足够的维生素、矿物质和微量元素。尤其注意补充含叶酸、铁、锌丰富的食物。

2）孕妇不宜吸烟、饮酒，并应尽量避免被动吸烟。不可使用各种成瘾药物，如可卡因、海洛因或大麻等。有早孕反应时，可采取少量多餐的饮食方式。晨起时，若因空腹或突然改变姿势而引起恶心、呕吐，可在起床前先进食少量食物，并缓慢起身。如每日呕吐超过 3 次，连续 3 天，则应到医院接受治疗，补充丢失液体，以免对胎儿造成损害。

3）妊娠期用药时应考虑到药物对胎儿的影响，孕期使用任何非处方药均应在医生或护士指导下用药，以防药物对胎儿造成不良影响。

（2）个人卫生与衣着指导。孕妇的新陈代谢旺盛，汗腺及皮脂腺分泌增多，经常洗澡能促进血液循环并感到清洁舒适。妊娠期有阴道出血现象及妊娠 28 周以后，应禁止洗盆浴，以防污水进入阴道，可行淋浴及擦浴。阴道分泌物增多，应每日清洁外阴并更换内裤。

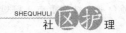

孕期衣服应宽松、舒适,不束胸或扎紧裤带,贴身衣服应为纯棉质地,宜穿平跟或低跟鞋,鞋应宽松、柔软、防滑。袜子宜选择宽松的棉袜,不宜穿紧的合成纤维的袜子。

(3)休息、工作和日常活动指导。指导孕妇注意休息,健康的孕妇可从事一般的日常工作、家务劳动等,但在工作时应注意劳逸结合,避免进行重体力劳动,避免从事需长久站立或坐着的工作。

孕妇应适当增加睡眠时间,每晚保证至少 8～10 小时睡眠。采取舒适和安全的姿势休息,孕妇休息时可采取左侧卧位。如有入睡困难,睡前可洗热水澡、热水泡脚或饮牛奶等方法帮助入睡。

孕妇在日常活动中应注意活动姿势,以避免疲劳或造成损伤。指导孕妇学习正确的站姿、坐姿、从坐姿站起、从卧姿站起、提重物等姿势。鼓励孕妇进行适当的锻炼,建议孕妇适当进行散步、游泳等运动,但应注意避免进行跳跃、负重、仰卧起坐及某些需要平衡的运动。此外,还应指导孕妇依其不同的妊娠期进行适当的产前运动,以增强孕妇腹部、骨盆肌肉,利于胎儿成长,同时有利于在分娩时放松肌肉,减轻分娩时的疼痛,并可增强产道弹性,以利胎儿顺利娩出。

(4)乳房自我护理。妊娠后,乳腺发育增大,应佩带合适的乳罩,乳罩的罩杯应能覆盖整个乳房。避免用肥皂清洁乳头。为产后更好地进行母乳喂养,孕妇应自怀孕 6 个月起对乳头进行轻柔的转动和牵拉,但有早产史的孕妇应避免刺激乳头。有乳头凹陷的孕妇应指导其矫正乳头,可进行霍夫曼牵引,即孕妇将其拇指或食指相对地置于乳晕的边缘附近,然后向下按压乳房呈水平或竖直方向向外牵张。

(5)性生活指导。整个妊娠期间孕妇如没有出现阴道出血、早产、胎膜早破等异常现象,均可进行性生活,但最好有所节制,尤其是孕 12 周内及 28 周后应尽量避免,最好停止性生活,以免发生流产、早产和感染。

(6)家庭自我监护。指导孕妇及家属学习观察胎动及进行胎动计数,听胎心率等,通过胎动次数及强弱的观察来了解胎儿是否发生宫内缺氧或死亡的危险。胎动减少或过于频繁说明胎儿可能发生缺氧或情况危急,应立即就医。此外,向孕妇宣教如出现下列危险征兆,也应立即到医院就诊:发生阴道出血是胎盘早剥、子宫颈或阴道损伤的先兆;腹痛是早产、胎盘早剥的先兆;突然自阴道内流出大量液体是早破水的先兆;体温超过 38.3℃,并伴有寒战,是感染的表现;眩晕、视力模糊、复视是高血压、先兆子痫的症状。

(7)心理护理。孕妇常出现情绪无端的变化,情绪起伏波动很大,可从非常愉悦至极度沮丧,尤其在妊娠末期更常发生,往往会因为一些小事情而哭泣。社区护士应动员孕妇的家庭成员、亲朋好友以及所居住社区的相关人员共同参与,根据围生期妇女的不同心理特点,帮助和关心她们的生活,实施必要的心理护理,开展有利于身心健康的活动,减轻她们的心理负担和压力,使她们能够在妊娠期始终保持稳定而愉快的情绪。

3. 产后护理和指导。

(1)定期进行家庭访视。产妇出院后家庭访视至少 3 次,出院 3 天内第 1 次,产后 14 天第 2 次,产后 28 天第 3 次。高危产妇或发现异常情况时应酌情增加访视次数。访视前应了解产妇的一般状况,访视时应检查产妇的健康状况,检查、评估婴儿的健康状况,督促产妇到医院进行产后复查,对产妇进行产后生活保健指导。每次访视结束后应认真记录访视情况、护理建议和已经实施的处理方法。

（2）产后日常生活的保健。

1）休养环境。产妇需要冷暖适宜、安静舒适的休养居室环境。一般居室环境温度宜为20～22℃，光线适宜，保持空气清新，通风良好。

2）产妇的心理指导。在产后，产妇可因各种原因发生心理障碍，包括产后沮丧和产后抑郁，应及时解除产妇由于社会、心理因素所带来的心理压力，给予相应的心理辅导，促进和帮助产妇适应母亲角色；指导产妇与婴儿进行交流、接触，培养良好的亲子关系以及增强产妇的自信心；鼓励产妇与配偶和亲友沟通、交流经验、宣泄情绪，使产妇得到多方的理解和支持。

3）合理的饮食。社区护士应帮助产妇摄入适当和均衡的食物，以便保证足够的热量，促进身体健康。产妇可适当增加食量但少量多餐，食用易于消化的食物，多喝汤汁类，促进乳汁分泌。

4）适当的运动和休息。产后24小时应卧床休息，两天后适当运动，适度的运动有助于预防和减轻因生产所致的身体不适和功能失调，并可促进产妇各器官恢复，但应避免过于疲劳。要保证充足的睡眠，尽量利用婴儿睡眠时休息。

5）个人卫生。坚持每日用温水漱口、洗脸、洗脚。经常用温水擦浴或淋浴。注意外阴部清洁卫生，每日清洗（产后四周内禁止盆浴），勤换内衣，使用消毒会阴垫，并注意经常更换，预防感染。如伤口肿胀疼痛，可用75%酒精或50%硫酸镁纱布湿敷。

6）产后夫妇性生活。一般情况下，夫妇在6周后可进行性生活，但社区护士应向产妇宣教哺乳期间也可能受孕，在哺乳期间也需采取避孕措施，并指导其选择适合的避孕措施，如使用阴茎套为较好的避孕措施。

7）指导正确使用药物。由于许多药物在被产妇摄入体内后，都会通过乳汁影响婴儿，因此产妇在服用任何药物前均应先询问医护人员，以确定该药物是否会对婴儿造成损害。

（3）乳房护理和喂养指导。

1）乳房护理。指导产妇在喂奶前半小时至1小时进行乳房护理，乳房清洁后再适当地进行热敷和按摩；每次哺乳后均应将乳房内剩余的乳汁挤空，以利于乳汁分泌；注意观察乳房，如有肿胀、硬块和乳头皲裂等情况应及时就医。

2）喂养指导。宣教母乳喂养的优点，鼓励产妇坚持母乳喂养；指导产妇正确的喂养姿势和方法；哺乳过程中应注意保持婴儿呼吸道的通畅，避免发生窒息；注意喂奶后及时为婴儿排出胃内空气。

（4）指导产妇学习有关新生儿护理的知识。指导产妇学习如何给婴儿换尿布、沐浴、脐部护理及皮肤护理等。婴儿的衣物应选择质地柔软、容易吸汗的棉织品；及时更换尿布；婴儿大小便后，应用温水清洗，然后再用清洁的布拍干；新生儿沐浴后应尽量避免使用痱子粉，防止对皮肤产生刺激和吸入呼吸道造成吸入性肺炎。

章护士的护理团队通过开展产前访视、产前检查和产前健康教育对孕妇进行卫生指导、用药指导和自我监护指导，通过产后家庭访视实施产后日常生活指导、心理保健、母乳喂养指导和新生儿护理知识、操作指导等，系列措施受到了围生期妇女的欢迎。经过两个月的随访，社区孕产妇能按能围生期保健手册及时检查，母乳喂养率达99%，产妇乳腺炎患病率下降，基本都能正确实施新生儿护理操作。

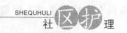

三、围绝经期保健

围绝经期是妇女生命中不可逾越的一个生理时期,指的是妇女从接近绝经出现与绝经有关的内分泌、生物学和临床特征起至最后一次月经后一年,此期,女性卵巢功能逐渐衰退,排卵功能逐渐丧失,激素的分泌量也随之减少,生殖器官缓慢萎缩,第二性征逐渐退化。这一时期一般发生在45~55岁。

> 该社区目前有围绝经期妇女258名。为了详细了解围绝经期妇女的自我保健的现状,章护士对这258名绝经期妇女作了初步的调查。

(一)护理评估

1. 评估社区围绝经期妇女的数量、健康档案建立情况。
2. 评估社区围绝经期妇女对生理、心理变化知识及围绝经期保健知识的了解程度。
3. 评估社区围绝经期妇女保健知识教育开展情况。
4. 评估社区居民娱乐团体建立和活动开展情况。

> 章护士经过对社区围绝经期妇女的数量、围绝经期妇女保健知识教育开展情况的调查,发现围绝经期妇女及其家属们对围绝经期生理和心理的变化了解甚少,有些自我护理知识是从朋友亲戚那里听来后被错误理解的;有的妇女有了围绝经期症状后害怕得了不治之症;还有的妇女则是不断有求医行为等等。由于缺乏这些保健知识,家庭纠纷也比较多见。根据目前本社区围绝经期妇女的健康护理现状,章护士判断围绝经期妇女们存在以下护理问题。

(二)护理诊断

1. 知识缺乏。与围绝经期妇女和家属受教育程度、缺乏围绝经期保健知识有关。

2. 社区健康教育开展不足。与围绝经期妇女保健意识、社区资源缺乏有关。

3. 围绝经期妇女患病率升高。与缺乏围绝经期保健知识、社区提供保健服务不足有关。

> 章护士邀请了社区一些症状比较严重的绝经期妇女,并邀请了社区几位妇女卫生工作人员一起讨论了关于围绝经期妇女保健的相关话题,总结了围绝经期妇女的卫生常识和围绝经期妇女自我护理方法,根据本社区围绝经期妇女们的实际情况和社区资源,为这些妇女和家庭制订了简单、易操作的健康教育计划,目标是使围绝经期妇女及其家属能了解围绝经期生理、心理变化和保健知识;在社区护士指导下能有效实施自我保健;能避免、减轻或推迟围绝经期的临床症状,减少对工作生活影响;降低围绝经期妇女患病率,促进身心健康。

(三)护理措施

1. 正确认识。正确认识围绝经期有关知识,认识到围绝经期症状的出现是人体的生理变化,消除恐惧和忧虑心理,建立乐观和积极态度。配偶及其他家庭成员应了解妇女围绝经期生理、心理变化,给予理解和支持,并适时提供安慰,帮助安全度过围绝经期。

2. 合理营养。养成良好的饮食习惯。多吃杂粮、蔬菜、水果;保证优质蛋白摄入;注意补充钙质，多食用牛奶、豆制品或服用各种钙片；食物应多样化，不偏食；少吃甜食，炸、腌、酱制品；吃好早餐，定时定量；禁吸烟、酗酒。

3. 保证睡眠。 每晚睡眠 7～8 小时，适当午睡；加强体育活动，根据自身具体情况、爱好兴趣和体力选择不同的运动方式，如散步、太极拳、气功、球类等，多参加户外活动及晨间锻炼，生活做到有规律。

4. 规律和谐的性生活。 适宜的性生活能增进夫妻间的情爱，有利于妇女的身心健康，每月 1～2 次，同时仍要注意避孕。

5. 保持外阴部清洁。 经常清洗外阴，避免使用碱性高的洗涤用品，注意性生活前后清洗外生殖器，及时治疗子宫功能性出血、宫颈慢性炎症等疾病。

6. 定期检查。 预防妇科疾病。围绝经期是妇科疾病的好发年龄，如妇科恶性肿瘤。应每半年至一年定期进行一次体格检查，包括宫颈细胞涂片、X 线射线检查、乳癌筛查等。同时要了解恶性肿瘤的主要危险因素、肿瘤早期症状和自我检查方法，改变不良的生活方式，及早发现异常，早期诊断和治疗。

7. 并发症的治疗。 对围绝经期症状较严重的妇女和为防治骨质疏松、心血管疾病的发生，可在医生指导下进行激素替代治疗，以提高生活质量及健康水平。

8. 心理调节。 心理问题也是围绝经期主要症状之一，如精神萎靡、情绪易波动、紧张焦虑等。围绝经期妇女应注意自我调节，避免劳累和紧张，积极参加文娱和体育锻炼，多参加社交活动，保持乐观情绪，妥善处理人际关系，学会各种自我放松的方法，提高适应能力。

　　章护士的护理团队通过开展家庭知识竞赛、家庭访视过程中宣教、对家属进行围绝经期知识讲座、印制和发放相关知识小册子等系列活动，社区的围绝经期妇女和家属能基本了解围绝经期内分泌改变导致妇女生理和心理上的不适，家属能充分谅解围绝经期妇女的情绪波动，并学会提供不同精神心理支持方法，帮助妇女顺利度过围绝经期。

ZHI SHI TUO ZHAN

知识拓展

一、妊娠期常见症状和处理

（一）恶心、呕吐

恶心、呕吐是妊娠早期症状之一，从妊娠 5、6 周开始，7、8 周达高峰，最常见于早晨空腹起床时，也有孕妇对油腻食物、特殊气味、烟味等敏感所引起，一般 12 周后自然消失。如恶心、呕吐轻微，可吃些水分较少的苏打饼干、三明治或吐司，同时注意少量多餐；如呕吐剧烈，可服用维生素 B_6 减轻症状，伴有缺水及电解质平衡失调须及时到医院就诊；如有消化不良，可口服维生素 B_1 10mg 及酵母片 2～3 片，或每日 3 次服用健脾中药。

（二）下肢肌肉痉挛

多见于妊娠后期，常于夜间发生。可服用钙片 2 片，鱼肝油丸 1 丸，维生素 E 5～10mg，一日 3 次。痉挛发作时，将腿伸直并行局部按摩，痉挛将会迅速消失。

（三）下肢静脉曲张

避免长时间站立或长坐不起，经常改变体位；夜间睡眠可采用侧卧并适当垫高下肢，以利静脉回流；穿紧腿长裤也可有效避免下肢静脉曲张的发生。

（四）下肢水肿

常于妊娠后期出现，踝部及小腿下半部轻度水肿，经休息后消退，属正常现象。若下肢水肿明显，经休息后不消退，应想到妊娠高血压综合征、合并肾脏疾病或其他合并症，查明原因后予及时治疗。睡眠取左侧卧位，垫高下肢水肿可减轻，另避免摄入含盐过高的食物。

（五）便秘

妊娠期因肠蠕动及肠张力减弱，子宫压迫，加之运动量减少，容易出现便秘。孕妇应适当运动，养成定时排便的习惯，摄取足够的水分，多吃含纤维素多的蔬菜、水果，必要时可口服缓泻剂。有效防止便秘，也可减少妊娠晚期痔疮的发生。

（六）卧位低血压综合征

妊娠末期，孕妇若较长时间取仰卧姿势，巨大的子宫压迫下腔静脉，使回心血量减少，心搏出量减少，出现低血压。侧卧位可使下腔静脉血流通畅，从而使血压恢复正常。

二、产后运动指导

（一）产后运动的目的

产后运动有助于增强腹肌张力、恢复身材、促进子宫复旧、骨盆韧带肌肉的收缩和复旧；能促进血液循环，预防血栓性静脉炎；能促进肠蠕动，增进食欲，防止便秘。

（二）产后运动的注意事项

1. 注意环境空气流通，选择硬板床或在地板上做运动。

2. 选择宽松或弹性好的衣裤，运动前排空膀胱，运动后注意补充水分。

3. 避免饭前或饭后1小时内进行，每天早晚各15分钟，至少持续两个月。

4. 所有运动遵循循序渐进、持之以恒原则，避免劳累，如有恶露增多或疼痛需暂停，恢复正常后再实施。

（三）常见的产后运动

1. **腹式呼吸运动**。平卧放松，用鼻深吸气，使腹部隆起，再慢慢由嘴吐气并松弛腹部肌肉，重复5～10次，从产后第1天开始做。

2. **头颈部运动**。平卧，可用双手协助托起头部，利用腹肌收缩力量使下颌靠近胸部，身体其他各部位保持不变，重复10次。从产后第2天开始做。

3. **胸部运动**。平卧，手平放两侧，将双手向前直举，双臂向左右伸直平放，然后上举至两掌相遇，再将双臂向后伸直平放，再回前胸后复原，重复5～10次。从产后第3天开始做。

4. **缩肛运动**。仰卧屈膝，有节奏抬高臀部，并吸气紧缩阴道周围及肛门口肌肉，重复5次，从产后第1天开始做。

5. **腿部运动**。仰卧平躺，不用手帮助举右腿使腿与身体呈直角，然后慢慢将腿放下，左右交替同样动作，重复5～10次，从产后第5天开始做。

6. **臀部运动**。仰卧平躺，将左腿弯举至脚跟触及臀部，大腿靠近腹部，然后伸直放下，左右交替,同样动作 5～10 次。从产后第 7 天开始做。

7. 仰卧起坐运动。仰卧平躺,两手掌交叉托住脑后,用腰及腹部力量坐起,用手掌碰脚尖两下后再慢慢躺下,重复做 5～10 次,从产后第 14 天起开始做。

三、围绝经期妇女生理、心理变化

(一)生理变化

1. 月经变化。围绝经期可出现月经周期紊乱或月经量的改变。如月经不规则、周期延长或缩短、月经量增多或减少等,主要由于卵巢功能衰退所致。

2. 生殖器退行性变化。绝经后外阴部皮下脂肪减少,小阴唇和阴蒂萎缩,阴道变短、变窄,阴道黏膜变薄,分泌物减少,子宫萎缩,输卵管退化,生殖功能下降。因上述变化,容易出现性交不适、性交困难和阴道炎、尿道炎等。

3. 血管舒缩失调。潮热、潮红、出汗和夜间盗汗是常见临床表现。潮热表现为胸、颈及面部的突然发热,常在午后、黄昏和夜间发作,同时可伴有出汗、皮肤发红,有人还伴有头晕、耳鸣、头部压迫感和胸闷感等。发作频率和持续时间存在较大个体差异。

4. 其他症状。因雌激素分泌减少,加速了骨组织丢失,易出现骨质疏松并增加骨折危险性;失去雌激素保护,心血管疾病易感性增加,生殖系统癌症发病率增加。

(二)心理变化

由于内分泌环境发生改变,而人生正好处于事业、家庭压力事件集中阶段,容易出现心理问题,包括精神减退、注意力不集中;情绪易波动,控制能力下降;紧张、焦虑,严重可出现忧郁、绝望和无助;性格固执、自我封闭,内心产生挫折、内疚、自责感。症状有较大个体差异,可呈阶段性、波动性变化。

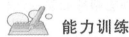

能力训练

李某,女性,51 岁,已婚,高中语文教师,担任高三班主任。因临近高考,李老师经常加班帮助学生复习。学校已明确规定班级学生的高考结果将直接与教师考核挂钩,因此李老师近期常感到疲劳,注意力不集中,夜间难以入睡,经常出汗,在家常常因小事与丈夫吵架。另外,最近一次月经提前,一次月经延后。李老师咨询社区护士小张,告之小张自己非常困惑和焦虑。如果你是小张,你将如何帮助李老师?请列出护理计划。

项目小结

本项目任务一主要介绍妇女人群的 3 个特殊阶段(围婚期、围生期、围绝经期)特殊的生理、心理变化特点和相应的保健知识,使学生能针对这些特殊人群及其家庭的护理问题,进行针对性的健康教育,提高特殊妇女人群自我护理和家庭护理的能力。

(冯小君)

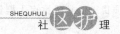
任务2 管理社区婴幼儿、学龄前儿童 和青少年的群体健康

 学习目标

知识目标

1. 掌握学龄前儿童和青少年的概念。
2. 熟悉学龄前儿童和青少年的生理、心理特点。
3. 掌握学龄前儿童和青少年的社区健康指导内容。
4. 熟悉青少年学校卫生保健指导内容。
5. 掌握学龄前儿童和青少年的常见健康问题和护理。

能力目标

1. 能在社区制订学龄前儿童和青少年健康教育方案并有效实施。
2. 能制订一份完整的学龄前儿童和青少年健康问题的护理计划并有效实施。

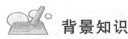 **案例导入**

　　冷空气来袭，一周内××社区卫生服务中心的门诊量直线上升。社区护士李丽通过统计门诊登记情况，发现70%的病例为上呼吸道感染、发热，其中婴幼儿占50%，社区内××小学学生占10%。同时还发现患儿家长有的缺乏喂养知识，有的过于溺爱，导致患儿缺乏生活规律，××小学医务室缺乏消毒隔离制度等等。李护士拟将进一步对社区进行评估，发现护理问题，并制订计划和实施，以促进社区学龄前儿童和青少年的社区健康管理工作，提高学龄前儿童和青少年的健康水平。

背景知识

一、学龄前儿童和青少年概念

　　小儿的生长发育是一个连续的过程，且有阶段性，并非等速进行。在不同的年龄阶段其生理、心理有不同的特点，通常将小儿的成长过程分为7个时期，即胎儿期（从受精卵至出生）、新生儿期（出生后28天内）、婴儿期（出生28天至1周岁）、幼儿期（1～3周岁）、学龄前期（3～6周岁）、学龄期（7～13周岁）、青春期（女孩从11～18周岁、男孩从13～20周岁）。社区服务中通常将其中新生儿期、婴儿期、幼儿期、学龄前期合称为广义的婴幼儿（0～6岁），也称学龄前期。青少年期包括学龄期（7～12岁）和青春发育期（13～20岁），是从儿童向成人转变的过程，是人身体发育、性格、理想、爱好、品德等形成的关键时期，此期发育是否良好，将直接影响成年后的身体、心理和生殖功能等方面的健康。

二、青少年生长发育的特点

1. 学龄期。

（1）生理特点。男女儿童在 10 岁以前,每年身高、体重均增长明显,女孩比男孩一般增长慢些,10 岁以后同年龄的女孩身高、体重就普遍超过男孩,男孩 12 岁起,生长发育突然加快,身高年增长率可达 3%～5%,体重年增长率可达 10%～14%;大脑发育为脑细胞的结构和功能进入复杂化的成熟阶段,智力发育迅速;骨骼为弹性大、硬度小,不易骨折变形;关节伸展性好,但牢固性弱,易发生脱臼;呼吸循环系统发育未完善,呼吸、心跳频率较快。

（2）心理特点。语言、情感、智力等发面发展迅速,对生活环境中各种事物的认知能力增强。这一时期大脑的联想、推理、抽象、概括思维逐渐形成。同时也是儿童性格、行为习惯逐渐养成的阶段。

2. 青春期。

（1）生理特点。青春期最主要的表现为性成熟和第二性征出现,男性主要表现为遗精,首次遗精的正常年龄为 12～19 岁,第二性征主要表现为胡须、腋毛、阴毛、胸毛、喉结突起、变声等;女性主要表现为月经来潮,音调变高,乳房丰满而隆起,阴毛、腋毛增长,同时骨盆增大、臀部变圆,胸、肩部的皮下脂肪更多,显现了女性特有的体态。

（2）心理特点。自我意识强烈,产生自我和性别角色认同感,同时独立意识迅速发展,并开始通过自己的学习、生活和人际关系的扩大,尝试以成人的身份出现,但由于思想不够成熟,常具有情绪不稳定、易冲动等特点。

工作过程

社区护士李丽针对目前社区门诊量急剧上升的趋势,对本社区的幼儿园、中学等进行了随机性实地考察,并与部分就诊小儿患者父母就小儿患病的情况进行了评估性交谈。主要目的是评估以下几个方面的问题。

一、护理评估

1. 评估社区婴幼儿、学龄前儿童和青少年的数量、身体素质和发育状况。
2. 评估社区托幼机构、学校的健康保健开展情况。
3. 评估社区活动锻炼设施、安全环境。
4. 评估社区婴幼儿、学龄前儿童预防保健工作开展情况。
5. 评估社区婴幼儿、学龄前儿童、青少年家庭结构、家长的受教育程度。

社区护士李丽通过以上几方面的评估,发现该社区儿童免疫力低下,易患上呼吸道感染的主要原因是:家长普遍缺乏儿童的保健知识,有的缺乏喂养知识;有的过于溺爱,导致患儿缺乏生活规律;因天气冷,学校和幼儿园教室通风不佳,××小学医务室缺乏消毒设施和隔离制度等等。社区护士对该社区做出以下护理诊断。

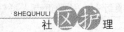

二、护理诊断

1. 知识缺乏。与家长受教育程度不高、缺乏对家庭教育的重视、社区卫生服务机构缺乏知识宣传等有关。

2. 学龄前儿童患病率增高。与缺乏喂养和教育知识、社区卫生保健工作开展不力有关。

3. 青少年体质不良。与学校缺乏卫生保健机构设置、保健任务内容不明确有关。

针对以上护理诊断,社区护士李丽整理了相关的健康教育知识,并与社区卫生服务中心的相关人员讨论并共同制订了具体的健康教育计划,目标是保证社区卫生服务中心能有效地开展学龄前儿童和青少年的保健工作;学校建立完善的保健机构和制度;家长能掌握正确的养育知识,使学龄前儿童和青少年患病率下降,身体素质提高。

三、护理措施

(一)婴幼儿和儿童的健康指导

1. 指导家长合理喂养。

(1)婴儿喂养。① 提倡母乳喂养。② 4 个月后婴儿开始添加辅食。社区护士应指导家长合理添加辅食,介绍辅食添加步骤、原则和食物的选择和制作。③ 指导断奶,一般应在逐渐增加辅食的同时,逐渐减少哺乳次数,10~12 月时完全断奶,最迟不超过 1 岁半,最好选择春、秋天气凉爽季节断奶。④ 母乳分泌不足时,指导混合喂养;因各种原因致无法母乳喂养时,选用牛奶或配方奶进行人工喂养。

(2)幼儿喂养。① 幼儿牙齿已萌出,咀嚼消化功能逐渐增强,食物应从流食、半流食逐渐过渡到软食,但仍应细、软、烂,品种可多样化,避免生硬、粗糙、油腻或刺激性的食物。② 家长应了解幼儿的进食特点,掌握正确的喂养方法和技巧,如带刺或带骨的食物,应去刺或骨后才喂食。③ 鼓励孩子正确使用餐具和独立进食,养成不挑食、不偏食的良好习惯。

(3)学龄前期儿童的喂养。此期儿童活动量增大,营养需要量也相应增加,饮食结构接近成人,应注意食物多样化,荤、素、粗、细搭配;避免给予过于坚硬、油腻或辛辣刺激性的食物;营造良好的就餐环境和气氛,鼓励小儿一起准备餐具桌椅和参加食物制作;家长多进行营养知识、食品卫生和防止烫伤等健康知识的教育。

2. 指导家长保证婴幼儿休息和适当活动。创建良好的生活环境,保证婴幼儿足够的休息、睡眠。6 个月前每日需 15~20 小时,1 岁需 15~16 小时,2~3 岁需 12~14 小时,4~6 岁需每日睡 11~12 小时;培养婴幼儿良好的睡眠习惯,避免抱、拍、摇着入睡,或口含手指入睡和蒙被子睡觉等不良习惯;睡前不宜过度兴奋或进行剧烈运动;培养小儿午睡习惯等。

根据年龄特点和健康状况,选择不同的活动内容。婴幼儿活动量应循序渐进,由简到繁,由易到难。家长应帮助婴儿做四肢活动,尽可能多进行户外运动,呼吸新鲜空气,接受阳光沐浴,增强体质和预防佝偻病的发生。帮助指导幼儿做游戏、进行户外活动和体育活动,加强体格的锻炼,并在活动中培养良好的自我概念。

3. 指导家长定期为婴幼儿预防接种和生长发育的监测。指导和督促家长按期、定时给予婴幼儿预防接种,每年对小儿进行 1~2 次健康检查和体格测量,监测其生长发育状况,指导家长学习对婴幼儿生长发育的重要指标进行评估,以便及时发现问题并处理。

4. 指导家长培养婴幼儿自理能力,养成良好生活习惯和道德品质。

(1)根据不同年龄小儿的生理、心理发展特点,结合游戏、玩具、运动等形式,启发、诱导小儿教育,培养小儿良好的道德品质。

(2)指导家长训练婴幼儿大小便,教会家长一些训练技巧,如3个月后开始把尿、会坐后训练小儿坐盆排便、1岁时开始白天不兜尿布等。18～24个月时,幼儿开始能够自主控制肛门和尿道括约肌,应养成定时排便的习惯。

(3)培养幼儿生活自立能力,鼓励幼儿自己穿衣服、吃饭、收拾玩具,培养饭前、便后洗手,早晚洗脸刷牙、漱口、洗臀部、洗澡、定期剪指甲等良好的个人卫生习惯,在训练过程中多采用赞赏和鼓励的方法。

(二)婴幼儿常见健康问题及护理

1. 发热。引起婴幼儿发热的原因很多,分为感染性和非感染性两大类。感染性发热由各种急性传染病如麻疹、水痘、流感和上呼吸道感染、气管炎、肺炎等感染性疾病引起,非感染性发热可由风湿热、儿童类风湿病、白血病等原因引起。婴幼儿抵抗力低,如果发热持续时间过长或体温过高,易导致机体代谢紊乱,各器官功能受损,高热还可引起惊厥。发热护理措施有:① 环境:清洁、安静,居室空气要流通,减少亲友探视,防止交叉感染,保证患儿的休息。② 饮食:选择清淡易消化的流质饮食或半流质饮食,少量多餐,多喝水,适当吃些新鲜水果及饮用果汁等,保证足够的水分供给。③ 观察:每4小时测体温一次,高温患儿每1～2小时测一次。并注意观察精神状态、面色、呼吸等。④ 保持皮肤清洁,衣服不易过厚,特别是婴幼儿不可包裹太紧,避免影响散热。⑤ 物理降温:患儿体温超过38.5℃,则应采取降温措施。患儿头部冷敷或枕冰袋或在患儿颈部、腋下、腹股沟等处放置冰袋。此外,还可指导家长为患儿进行温水擦浴或用30%～50%酒精进行擦浴。必要时,遵医嘱使用退烧药。给予降温措施后,应注意观察患儿有无体温骤降,大量出汗,软弱无力等现象,如有虚脱现象应及时就医,降温后1小时内应注意重复测量体温。

2. 婴幼儿腹泻。婴幼儿腹泻是由多病原、多因素引起的以大便次数比平时增多及大便性状有改变为特点的小儿常见病。尤其以6个月～2岁婴幼儿发病率较高,夏、秋季节多见。幼儿腹泻可由感染和非感染两大因素引起,感染性腹泻的主要病原为细菌与病毒。非感染性腹泻发病原因可由饮食不当引起,如食物过量,食物成分不适宜或变化过快,突然增加辅食等。腹泻根据病情可分为轻症腹泻和重症腹泻。轻症腹泻可出现食欲缺乏,溢奶或呕吐,大便次数增多,每日可达4～5次甚至10余次,每次量不多,为黄绿色糊状便,杂有白色或黄白色奶瓣,可有泡沫或少量黏液,小儿精神尚好,体温大多正常,多可在数日内痊愈。重症腹泻多由肠道感染所致,常急性起病,可出现严重的胃肠道症状,腹泻频繁,每日可达10次以上,甚至数十次,大便量多,呈水样或蛋花汤样,伴有黏液,小儿有发热、食欲缺乏、呕吐、精神萎靡或烦躁不安等症状。如为重度腹泻,应及时就医。轻度腹泻护理:① 腹泻患儿应及时就医,根据病因制订治疗方案。② 及时补充液体,防止因大便中的水分丢失过多而发生脱水。可以随时喂水、米汤、果汁,最好喂服口服补液盐。③ 调整饮食,无须禁食。母乳喂养的继续母乳喂养,若病儿不是母乳喂养的可用病儿食用的奶或奶制品继续喂养。6个月以上病儿可继续吃已习惯的平常饮食,如粥、面条、鸡蛋、蔬菜等。但加工要细、碎,使之容易消化,腹泻时避免变化食物品种或给

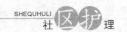
不易消化食物。④ 应做好消毒隔离,食具、水杯、水瓶要经常消毒。衣物要勤洗、勤晒。护理患儿后应及时清洗双手。⑤ 做好臀部护理。病儿每次大便后应及时更换尿布,并用温开水冲洗肛门及周围,预防发生臀红及泌尿系感染。如已形成臀红,可涂鞣酸软膏或金霉素鱼肝油等。⑥ 注意观察并记录大便次数、性状、颜色及量的变化,出现次数频繁、口渴明显、双眼凹陷、尿量明显减少等脱水表现及高热等症状,应及时到医院做进一步治疗。

3. 贫血。 贫血是小儿时期常见的一种症状或综合征,是指末梢血液中单位容积内红细胞数,血红蛋白量以及红细胞压积低于正常,或其中一项明显低于正常。常见的有新生儿生理性贫血、营养性缺铁性贫血、营养性巨幼细胞性贫血等。贫血常见症状包括易疲倦、皮肤(尤其是脸、唇、眼睑、甲床等)苍白、肌肉无力、毛发干枯、营养不良、头疼、注意力不集中、抵抗力差等,长期慢性贫血可致生长发育迟缓。贫血患儿的护理有:① 注意休息,生活有规律,安排适量的活动。② 合理安排饮食,纠正不良饮食习惯(如偏食);指导合理搭配膳食,多食用动物血、黄豆、肉类等含铁丰富食物,服用维生素 C、果糖、脂肪酸促进铁吸收;指导按时添加含铁丰富的辅食。③ 指导家长遵医嘱协助患儿口服铁剂或叶酸等。口服铁剂应在饭后 1 小时内服用,且不可与牛奶、茶水或钙片等同时服用,以免影响铁剂吸收。由于铁剂和维生素 C 一起服用,会促进铁的吸收,所以服用铁剂时可喝含维生素 C 的果汁,如橙汁等。如铁剂为液体,应使用吸管服用,避免与牙齿接触使牙齿着色。④ 因贫血患儿身体抵抗力较差,易发生感染,应注意预防。

4. 维生素 D 缺乏性佝偻病。 维生素 D 缺乏性佝偻病是由于儿童体内维生素 D 不足致使钙、磷代谢失常的一种慢性营养性疾病,多见于 3 个月~2 岁小儿,早期主要表现神经兴奋性增高,如易激惹、烦恼、夜间啼哭、睡眠不安、汗多刺激头皮而出现枕秃等,以后逐渐出现骨骼改变,如前囟门闭合延迟(正常应在 1.5 岁前闭合),出牙晚,头较大、呈方形,肋骨下缘外翻,鸡胸,"O"形腿等及肌肉松弛,生长发育迟缓,免疫力低下等全身症状。维生素 D 缺乏性佝偻病预防和护理有:① 从胎儿期开始预防,孕妇应加强户外活动,饮食应含丰富的维生素 D、钙、磷和蛋白质等营养物质,防止胎儿宫内维生素 D 储存不足。② 提倡母乳喂养,及时添加辅食,定期健康体检。③ 婴儿应保证一定时间的户外活动,阳光要直接照射,同时注意防止受凉,给予预防量的维生素 D 和钙剂。④ 避免让患儿长时间坐、站或走,以免骨骼畸形。鼓励患儿做俯卧、抬头、扩胸等动作,并为患儿做下肢肌肉按摩,以矫正畸形。⑤ 对重症患儿应注意其安全,避免发生骨折。

社区护士李丽根据该社区目前儿童的健康问题,协助家长制订小儿喂养方案;普及婴幼儿喂养知识,就如何添加辅食、婴幼儿膳食的制作等内容开展专题讲座;指导家长实施婴幼儿"三浴"锻炼,保证婴幼儿充足的睡眠时间,养成良好的睡眠习惯、饮食习惯等,同时教会家长正确实施婴幼儿发热的家庭护理。另外,李丽也对附近社区幼儿园进行随访,对幼儿园教师、管理人员在呼吸道感染和饮食方面也做了一些必要的小儿卫生知识教育,主动指导幼儿园通风和消毒隔离设施的完善。两周后,社区卫生服务中心婴幼儿上呼吸道感染的就诊率呈下降趋势。

(三)青少年的健康保健指导

社区护士李丽在对学校的随访过程中还发现中小学学生存在着许多健康隐患,如女中学生比较注重自身的体形而过度节食;而有的学生则有过食行为;部分学生每天看电视或上网的时间较长,有的放学回家就玩游戏或干脆上网吧;也有不完整家庭使学生处于无人监管状态等等问题。社区护士李丽还对社区中小学的卫生保健环境进行评估,发现学校领导普遍缺乏对学校卫生工作的重视,学校医务室人员编制不足或缺失,《学校卫生工作条例》执行不够,各项保健制度缺乏或不完善。针对这些问题,社区护士制订了以下青少年卫生指导措施。

1. 指导家长保证合理营养摄入。 青春期能量需求个体差异较大,除保证其能量、蛋白质供给外,还应注意维生素、钙、铁、碘等微量元素矿物质的供给,以满足骨骼生长发育需要;避免不良饮食习惯和行为,如爱吃简易饮食、不爱吃新鲜蔬菜和水果、用控制进食量的方法追求苗条身材等。

2. 指导家长创建良好生活环境。 青少年时期正处于生长发育的高峰时期。健康的生活环境能减少疾病的发生机会。如居室宜用自然光线,阳光充足,每日定时通风,保持空气清新。温湿度适宜,温度以 18～22℃ 为宜,相对湿度以 50%～60% 为宜,居室的布置应协调、明朗,室内设置及物品摆放应遵循安全原则。

3. 指导青少年加强体格锻炼,积极参加各种体育活动。 运动有利于成长与发展,有利于维持健康,通过活动的丰富性和竞赛形式,激发青少年参与运动的热情,如做体操、参加团体游戏或比赛等,还可进行空气浴、日光浴、温水浴或游泳等活动。运动要讲究规律性,有计划,有步骤地逐步增加运动强度和复杂程度,并持之以恒,运动前要做好热身准备,剧烈运动后应慢跑、行走以放松全身。

4. 指导家长培养青少年良好的生活习惯。 青少年时期要保证充足的睡眠和休息,一般每日睡眠时间 4～6 岁需 11～12 小时,7 岁以上不少于 10 小时。青少年时期是行为意识形成时期,要培养其养成良好的卫生习惯、睡眠习惯,养成良好的坐、立、行、走的姿势;要坚持体育锻炼;养成良好的用眼卫生习惯;培养良好的口腔卫生习惯,注意牙齿保健,早晚刷牙,饭后漱口;培养爱劳动的习惯,鼓励参加力所能及的家务劳动和社会公益活动;禁止吸烟、酗酒和滥用成瘾药物。

5. 指导家长加强青少年思想品德、安全教育。 指导家长注意培养青少年独立生活能力,培养良好的心理素质和性格;注重道德品质的培养,树立正确的人生观和世界观;加强性知识、性道德教育;注意宣教禁止玩火、擅自游泳、攀高,遵守交通规则等,预防儿童及青少年发生外伤、触电、食物或药物中毒、溺水及交通事故等。

6. 加强心理健康指导。 青少年自我意识发展过程中,易产生自我拒绝,表现为过分怀疑自己、否定自我、缺乏自信心,易产生情绪低沉、抑制、沮丧、行为异常、适应性差等。家长、老师、同学应加强与其进行有效沟通,帮助解决他们面临的困难,引导他们树立正确的自我观念并通过心理疏导,帮助青少年不断提高自身解决问题的能力和应对各种压力和危机的能力。

7. 青少年学校卫生保健指导。 学校是青少年最主要的学习和生活场所,学校卫生工作直接影响青少年的健康水平,根据《学校卫生工作条例》规定,学校卫生工作主要任务是:监测学生健康状况;对学生进行健康教育,培养学生良好的卫生习惯;改善学校卫生环境和教学卫生条件;加强对传染病、学生常见病的预防和治疗。而且教育行政部门负责学校卫生工作的行政管理,卫生行政部门负责对学校卫生工作的监督指导。各学校可根据实际情况设

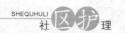

立校医院或者卫生科（室）、配备专职卫生技术人员或配备专职或者兼职保健教师，开展学校卫生工作。

李丽一方面通过上述指导及与家长有效沟通，指导家长有效地提供青少年健康的生长环境，保证平衡丰富的饮食和培养良好的生活习惯，另一方面与相应卫生、教育行政部门和学校所属街道等协调，帮助学校医务室制定和完善生活制度、体格锻炼制度、消毒隔离制度、安全制度和健康检查制度，并协助开展健康教育知识讲座、急救知识培训和定期检查和反馈等。学校引进了一名医务人员，保证了学生体育锻炼和作息时间，定期进行体格检查并建立健康档案，建立了心理咨询室，聘任心理咨询师等，促进了学生身心的健康发展。同时也就青少年常见健康问题护理给予指导。

（四）青少年期常见健康问题及护理

1. 肠道寄生虫病。

（1）特点。肠道寄生虫病是儿童时期的常见病。感染轻者可出现消化吸收功能紊乱和营养障碍，重者可对全身或重要器官造成严重损害。儿童常见的寄生虫病有蛔虫病、蛲虫病和钩虫病等。感染时可出现恶心、呕吐、食欲缺乏、腹痛、腹泻、肛周及会阴瘙痒等症状。

（2）护理措施。向家长和患儿宣教预防措施。患儿应注意个人卫生，勤剪指甲，养成饭前便后洗手的好习惯。并注意不吮手指，不喝生水、不生吃水果、蔬菜要洗净或水果削皮后再食用，给予患儿高蛋白、高热量和高维生素且易消化的食物。注意环境卫生，对学校学生应定期进行普查，定期集体服用驱虫药。如有腹痛症状，注意观察腹痛的性质、发作时间、程度、部位、伴随症状以及有无腹肌紧张、压痛、反跳痛等，如无急腹症征象，可给予局部按揉。必要时遵医嘱给予解痉镇痛药，如发现急腹症征象，应及时携患儿就医。患儿如有肛周或会阴部瘙痒，指导家长每日睡前及晨起后用温水洗患儿肛周和会阴部，洗后应更换内裤，以避免虫卵的反复感染。

2. 麻疹。

（1）特点。麻疹是由麻疹病毒引起的急性呼吸道传染病，该病通过飞沫传播和口鼻分泌物接触传染，感染后可获得终身免疫。麻疹传染性极强，好发于冬、春两季。可出现发热、咳嗽、鼻炎、结膜炎、科氏斑点等症状，全身皮肤出现红色斑丘疹，斑丘疹退后留下色素沉着，并伴有糠麸样脱屑。麻疹是自愈性疾病，约在发病后 7～10 天就逐渐痊愈，无须特殊治疗，仅对症处理即可，但要预防肺炎、脑炎等并发症发生。

（2）护理措施。保持室内环境安静舒适，空气清新，温湿度适宜，注意患儿保暖，避免直接吹风。患儿卧床休息至发热、咳嗽消失为止，并与其他儿童或易感者隔离，以免传染给他人。向家长宣教患儿发热时不宜用药物或物理方法强行降温，尤其禁用冷敷，以免皮肤血管收缩，末梢循环障碍，使皮疹不易出透或中途收没。但如出现高热，可遵医嘱使用小量退热药降低体温，以免发生高热惊厥。

保持患儿皮肤清洁，可给予温水擦浴，穿宽松衣服，以减轻皮肤磨痒不适感；提供高热量、高维生素、清淡、清凉且易消化的流食或半流食，保证充足的水分摄入。保持患儿鼻腔通畅、清洁，防止眼泪及呕吐物等流入耳内，避免感染发生中耳炎；保护好眼睛，不要让患儿用手揉眼睛，避免强光刺激，此外，还应给患儿加服鱼肝油以预防角膜干燥、感染，甚至发生溃疡；发生口腔炎时，可给生理盐水或 22% 硼酸溶液漱口。

3. 水痘。

（1）水痘是由水痘带状疱疹病毒引起的一种急性传染病，可通过飞沫、直接接触和间接接触传染。该病好发于冬春两季，感染后可获得持久免疫。患儿全身出现水疱疹，并伴有发热、流涕、咳嗽等症状。

（2）护理措施。保持室内安静，空气清新，温湿度适宜。患儿卧床休息，并同其他儿童或易感者隔离，避免传染给他人。穿衣宽松适宜。提供均衡饮食，多饮水，加强口腔护理。发热时，对症处理，以减轻不适。

指导家长加强皮肤护理。剪短患儿指甲，避免抓破疹子。年龄较小的患儿可戴手套且手套应经常清洗更换，避免抓破疱疹，引起皮肤继发感染。年龄较大者，告之不要用手搔抓皮肤，指导其在痒处施压以减轻不适，并告之抓破皮肤可导致日后遗留疤痕。此外，可给患儿温水擦浴，并在疱疹处涂擦淀粉或含冰片的炉甘石洗剂，以减轻皮肤瘙痒。如疱疹抓破，可涂抗生素药膏预防感染。

4. 儿童多动症。

（1）特点。儿童多动综合征简称多动症，是指学龄期儿童具有与年龄不相称的注意力不集中，与环境不相适应的活动过度和行为冲动；多伴有不同程度的学习困难、动作不协调、行为或性格上的异常，患儿的智力正常或接近正常，是儿童中较常见的一种行为障碍。

（2）护理措施。给予患儿心理支持，解除学习、家庭等方面的精神压力，以避免症状加重。帮助重建患儿的自信心及自尊心，鼓励其克服过多的动作和注意力不集中的毛病，加强自我控制能力，逐渐形成良好的行为习惯。多关心孩子，对其进行耐心的帮助和教育，不能歧视他们，不要对其进行惩罚。鼓励父母每日与患儿谈心，让其说出所遇到的困难和委屈，并以同情心取代理性的批评。

让患儿从事对脑部发育有帮助的感觉器官游戏。如以海绵、毛巾、刷子等揉搓身体，以安定儿童的触觉系统；通过跳跃、翻滚、攀爬、溜滑梯等活动，使儿童前庭区及运动感觉系统运作正常，从而促进脑部发育成熟。

指导家长利用行为改变的方法来矫正偏差行为。将患儿较易改正的一两项行为列为首要的改正目标，并与孩子事先沟通，让其充分了解。对良好的、适宜的行为给予肯定和表扬鼓励，并给予精神或物质奖励予以强化，使其能巩固下去。对不适宜的行为给予惩罚，如表示不愉快或撤销原来的奖励，或对这些行为不予理睬，采取漠视的态度等。

5. 近视眼。

（1）特点。由于课业负担重，加之电视、电脑、电子游戏机等的普及导致近距离用眼时间过长，使我国学生近视发生率高，且出现"低龄化"的趋势。近视眼的发生与遗传因素有关，但单纯性近视眼，环境因素起主要作用。所谓环境因素，主要包括长时间、近距离用眼和视力卫生不当。目前近视的各种疗法的疗效仍不确定，要在平时坚持预防为主的原则。

（2）预防保健措施：① 尽早开展近视的预防工作，指导督促学生坚持做眼保健操，多参加户外的文体活动。给学生定期进行视力检查，以便及早发现视力减退，及时治疗。② 指导督促学生养成良好的视力卫生习惯，读书写字时姿势要端正，使眼与书面的距离保持在30～40厘米以上；连续读写的时间不宜过长，每 30～40 分钟应外出活动或远眺 10 分钟；不要在行走、坐车或躺卧时阅读；不在光线太弱或者太强的地方阅读；不宜长时间看电视、上网

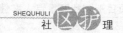

或打游戏。③ 指导创建适宜的读写环境,增加房间的采光,保证充足的、来自左前方的照明。读写的适宜照度为 40W 的白炽灯或 8W 荧光的台灯,过强或过弱的照明均可引起眼睛调节的过度增强。④ 指导学生合理安排学习时间,小学生每日学习时间不超过 6 小时,中学生不超过 8 小时。保证学生每日至少 8 小时睡眠时间,做到劳逸结合。

6. 青少年常见的意外伤害和预防。

（1）青少年常见的伤害。户外意外伤害,如跌伤、摔伤、碰撞伤、抓伤、交通意外事故等;家中意外伤害,如烫伤、煤气中毒、电击伤等;误食、误饮,如误吃灭鼠药、毒蘑菇、成人用药、误喝化学制剂等;其他,如中暑、溺水等。

（2）青少年常见意外伤害的预防为:① 加强家长、老师等监护人的责任心,以便更好地对青少年进行监督管理。② 加强青少年安全意识和自我防卫能力的教育。③ 对青少年加强预防交通意外的宣教,教育青少年遵守交通规则,不在道路中间玩耍。并采取一些有针对性的防范措施,如针对临街学校可在学校门口画斑马线,并在上下学高峰时间于学校门口安排专人维持交通秩序,给青少年戴小黄帽等。④ 加强防火、防触电、防溺水、防中毒等宣传教育工作,引起社会与家长、老师和青少年的重视。

ZHI SHI TUO ZHAN

知识拓展

学校青少年卫生保健内容

一、环境卫生

学校教学建筑、环境噪声、室内微小气候、采光、照明等环境质量以及黑板、课桌椅的设置应当符合国家有关标准;学校要建立健全的环境卫生制度,校园保持整洁美观;根据学生的年龄特征建立合理的学生作息制度,兼顾学生的学习、娱乐、睡眠、休息等。

二、健康教育

健康教育是学校卫生保健工作的基础,包括个人卫生、饮食卫生、体育锻炼、生理心理卫生、常见疾病的防治等。通过形式多样的健康教育宣传活动,如健康教育课程、板报、宣传册等激发学生的学习兴趣,树立正确的健康观念,养成良好的卫生习惯和生活行为方式。

三、饮食管理

学校应认真贯彻执行食品卫生法律、法规,加强饮食卫生管理,办好学生膳食,加强营养指导,满足学生生长发育的需求。

四、体育锻炼

学校体育场地和器材应当符合卫生和安全要求。运动项目和运动强度应当适合学生的生理承受能力和体质健康状况,注意女学生的生理特点,给予必要的照顾。

五、疾病预防

认真做好常见病的防治工作,如春季预防肺结核、夏季预防痢疾肠炎,秋冬预防流感腮腺炎、水痘等;积极控制龋齿、沙眼、视力不良和预防贫血和肥胖等;按时预防接种,预防常见传染病;开展安全知识教育,防止溺水、触电、交通事故等各种意外伤害的发生。

六、体质监测

建立学生健康管理制度。根据条件定期对学生进行体格检查,建立学生体质健康卡片,纳入学生档案。对体格检查中发现学生有器质性疾病的,应当配合学生家长做好转诊治疗。

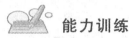

能力训练

1. 张某,男,11个月,人工喂养。近一月来出现夜间啼哭,睡眠不安,出汗较多,枕秃明显。母亲非常焦急,假如你是社区护士,你将如何护理?(包括进行评估、诊断、计划)

2. ××小学9月8日出现了一例甲型H1N1流感患者,如果你是该社区护士,你将如何开展工作?

项目小结

本项目任务二主要介绍婴幼儿、学龄前和学龄儿童、青少年的特殊的生理心理特点和相应的保健知识,使学生能针对这个特殊人群及其家庭的护理问题,进行针对性的健康教育,提高这些人群的自我护理或他们家庭的自护能力。

(冯小君)

任务3 管理社区老年人的群体健康

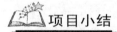

学习目标

知识目标

1. 掌握人口老龄化和老龄化社会的概念。

2. 熟悉老年人的生理、心理特点。

3. 掌握老年人的常见健康问题和护理。

4. 掌握社区老年人健康教育内容。

能力目标

1. 能制订社区老年人的健康教育方案并有效实施。

2. 能制订一份完整的社区老年人健康问题护理计划并执行实施。

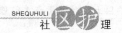
 案例导入

  ××社区卫生服务中心的护士小林对本社区老年人的健康档案进行了整理,并对近一年老年人就诊情况进行统计分析,发现该社区卫生服务中心针对老年人的门诊工作量占70%,其中内科疾病占85.1%,中医6.2%,外科5.1%,五官科1.0%,康复1.2%,预防保健0.1%,其他1.3%,为进一步做好该社区老年人的健康工作,小林拟对社区老年人的常见健康问题进行进一步评估。

 背景知识

  由于社会经济的发展、生活水平的提高以及医疗保健事业的不断进步,人类平均寿命逐渐延长,老年人口逐渐增多。我国人口老龄化存在老年人口数量多,老龄化进程快,区域分布不均匀等特点。在未来25年内我国老年人口的比例预计将达到14%,人口老龄化问题已成为我国社会医疗保健的重要问题,而老年人的保健也成为社区护理服务十分重要的任务。

一、人口老龄化的概念

(一)人口老龄化

  人口老龄化是指总人口中因年轻人口数量减少、年长人口数量增加而导致的老年人口比例相应增长的动态过程。

(二)老龄化社会

  又称为老龄化国家或地区,联合国将60岁及60岁以上人口占总人口的10%以上,或65岁及65岁以上人口占总人口的7%以上称为老龄化社会。

(三)老年人的划分标准

  1991年WHO根据工作能力、健康状况以及对医疗保健、照顾的需求将老年人划分为3期:60~74岁为年轻的老年人,75~89岁为老年人,90岁以上为长寿老年人。而我国则将老年人的年龄分为:60~89岁为老年期,90岁以上为长寿老人,100岁以上为百岁老人。

二、老年人的生理、心理特点

(一)生理特点

  老年期,机体进入老化状态,老化是一种正常的生命过程,与遗传、生理、心理及社会等因素相关。

  1. 心血管系统。随着年龄增长,血管壁及瓣膜逐渐增厚,动脉粥样硬化的程度逐渐加重,易发生心肌梗死。老年人心包脂肪沉积,血管弹力减弱,心排出量减少,窦房结内自律细胞减少,常发生心率过缓,易出现期前收缩、心房纤颤和传导功能的变化。

  2. 神经系统。脑的老化表现为神经细胞减少,神经递质减少,自主神经功能紊乱,因此易发生老年性精神症状与老年痴呆;感觉神经末梢及感受器能力下降,视力减退,易患白内障、青光眼,眼底血管硬化,视网膜变薄,出现老花眼,听神经功能减弱,听力逐渐减退,嗅觉神经逐渐萎缩,嗅觉迟钝。

3. 呼吸系统。肺的弹性降低,呼吸肌、膈肌及韧带萎缩,肺活量降低,残气量增加,气管黏膜纤毛运动减少,气管分泌物不易排出,易发生肺部感染。

4. 消化系统。由于老年人牙齿缺失,胃肠蠕动减慢,肝、胰腺萎缩,胆囊、胆管变厚,常致消化不良和便秘。

5. 泌尿生殖系统。肾血流量减少,肾小管功能减低,肾小球滤过率减少。膀胱括约肌减弱,容积减少,常出现尿频或尿失禁。男性睾丸萎缩纤维化,前列腺增生,常出现排尿困难或尿潴留。

6. 运动系统。脊柱缩短,椎间盘变薄,身高降低,骨质疏松、密度降低且脆弱,易发生骨折;肌肉老化、肌力减退,易产生疲劳。

7. 内分泌系统。胰岛功能减退,胰岛素分泌减少,易患老年性糖尿病;基础代谢率降低,表现为低温、心率缓慢。

8. 皮肤与毛发。皮下脂肪和汗腺逐渐减少,皮肤对外部各种刺激的感觉降低,反应迟钝,皮肤皱折增多;毛发变细、脆,由于色素逐渐脱失,毛发变灰或白色。

（二）老年人的心理特点

1. 智力改变。老年人注意力降低,近期记忆减退,反应缓慢、迟钝。

2. 性格改变。情绪不稳定,极易产生孤独感,对环境、家庭发生的变化不适应,常产生焦虑不安,过于谨慎,性格倾向于保守、固执、多疑等。

3. 对疾病的心理反应。易产生疑病症,也有害怕或不承认患病,表现为不积极就医、不配合治疗。

三、老年人的患病特点

老年人由于生理功能发生不同程度变化,对机体内、外异常刺激的反应性、适应性和防御性有不同程度的减弱,因此,老年人患病具有以下特点。

（一）起病隐匿,临床表现不典型

由于老年人反应性低下,自觉症状较轻微,临床表现往往不典型。例如老年人肺炎可无寒战高热,咳嗽轻微,白细胞不升高,老年人甲状腺功能亢进的多动、怕热、出汗、眼球突出和甲状腺肿大等症状不典型。由于感觉功能减退,老年人急性心肌梗死也可无明显疼痛,泌尿道感染时尿频、尿急、尿痛等膀胱刺激症状不明显。

（二）多种疾病常同时存在

老年人因全身各系统生理功能存在不同程度老化,防御功能和代偿功能降低,容易同时患有各种疾病。一是多系统同时患有疾病,如有的老年人同时患有高血压、冠心病、慢性胃炎、糖尿病、胆石症等多种疾病;另一种是同一脏器、同一系统发生多种疾病,如慢性胆囊炎、慢性胃炎、慢性结肠炎等同时存在。

（三）病程长、康复慢

老年人病情复杂多变且并发症多,极易久病及长期卧床。当急性病或慢性病急性发作时,病情发展迅速。

（四）容易发生意识障碍和精神症状

老年人患病时,容易出现嗜睡、昏厥、昏迷、躁动或精神错乱等意识障碍,可能与老年人

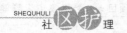

脑动脉硬化、血压波动、电解质紊乱及感染中毒等有关。

（五）容易发生并发症

老年患者随着病情变化,容易发生并发症。主要有肺炎,水、电解质紊乱,血栓,运动障碍等,严重时并发多系统器官功能衰竭而导致死亡。

工作过程

一、 护理评估

　　社区护士小林拟通过了解社区老年人的整体特点,确认社区老年人健康主要问题,充分利用社区资源,为社区老年人提供有关医疗、保健、康复等相关的护理措施提供依据。

小林准备评估的主要内容有以下方面。

（一）社区老年人人口学特征

通过老年人健康档案资料、问卷调查等评估社区老年人的数量、密度,数量和密度影响着社区护理服务的需求和服务质量;评估老年人构成特点,如年龄、性别、婚姻、职业、文化程度、经济收入、医疗费用来源（劳保医疗、公费医疗、医疗保险等）等;评估老年人赡养情况、家庭结构、家庭类型和社会交往、社会活动情况。通过评估,明确社区老年人护理重点人群和主要护理问题。社区老年人护理重点人群一般为:

1. 高龄老年人。 80 岁以上体质脆弱的老年人。

2. 独居老年人。 由于交通不便,独居老年人很难外出就诊。因此,需要社区护士定期巡诊、送医送药、开展家庭护理。

3. 丧偶老年人。 丧偶老年人的孤独感和心理问题发生率均高于有配偶者。

4. 患病的老年人。 老年人患病后,身体状况差,生活自理能力下降,需要全面系统的护理。

5. 新近出院的老年人。 新近出院的老年人因疾病未完全恢复,身体状况差,需要继续治疗和康复护理等。

6. 精神障碍的老年人。 主要是老年期痴呆患者,痴呆使老年人生活失去规律且不能自理,常伴有营养障碍和原有躯体疾病的复发和加重。

（二）评估老年人社区卫生服务需求和利用情况

评估社区老年人的主要死亡原因、主要疾病谱和相关因素。评估社区老年人二周患病率、慢性病患病率、首选就诊机构和常见社区卫生服务项目、老年人对社区卫生服务的满意度;评估社区有无针对老年人开展有效的卫生服务方式、服务功能和内容;评估社区老年人健康档案建立、定期体检、健康指导、社区紧急救护理、家庭定期访视、家庭病床、上门康复训练、电话随访、心理保健护理等项目开展情况。

（三）评估老年人社区护理组织形式

评估社区护理组织形式和老年人护理特色项目。如糖尿病护理、高血压护理监测、造瘘口护理、晚期肿瘤患者护理、临终患者护理等。我国老年社区医疗保健服务目前主要有两种形式,一是独立老年病院,即在一些较大医院或医学院附属医院成立一个老年人社区服务部,主要服务对象是医院所处地域内的社区人群,并对本院出院后的老年人进行家庭访视等。另一种是社区卫生服务中心的老年人社区保健诊所,不依附医院,为所在社区所有老年人建立健康档案,为老年人提供多种健康服务如上门换药、定期体检、临终关怀等。

社区护士小林对社区老年人的健康档案建立情况进行了统计,通过健康档案了解社区老年人的基本资料,运用问卷调查了解社区老年人对社区卫生服务的满意度和评估社区护理组织形式和老年人护理特色项目开展情况。社区护士小林对收集的评估资料整理、核实、统计分析和对比,目前该社区老年人群主要的护理问题为社区医疗卫生服务资源没有得到有效利用、社区老年人特色护理服务项目缺乏等。

二、主要护理诊断

(一)不能有效利用社区医疗卫生资源
与社区老年人对社区卫生服务项目、对社区医疗人员的能力缺乏了解有关。

(二)社区老年人健康服务需求意愿不足
与社区卫生服务中心缺乏知识宣传、老年人缺乏对社区医疗服务的信任和满意率下降有关。

(三)社区老年人特色护理项目缺乏
与社区卫生服务开展的政策、财政投入、人员配备、技术力量不足有关。

(四)老年人就医困难
与就医观念陈旧、经济收入减少、享受的医疗制度差异和家庭支持系统缺乏有关。

小林根据上述护理诊断,制订了相应的护理措施,预期目标是使本社区老年人树立新的就医观念,采取正确的就医行为,参与社区开展的各种卫生保健教育,提高自我保健意识、知识和能力,认同和接收社区卫生服务,在社区护士指导下能选择正确方法治疗疾病、恢复健康,从而提高自身的健康水平和生活质量。

三、护理措施

(一)有效开展社区老年人护理
1. 建立完善的社区服务体系。 建立健全社区卫生服务网,完善服务制度和服务内容,简化就医程序,加强医务人员的培训,引进新技术新设备等;社区与医院建立良好的合作关系,形成合理的双向转诊运行机制,为老年人享有社区服务提供保障。

2. 建立健康登记卡,建立老年人健康档案。 建立老年人健康档案,建立电子病历,根据不同需求实施微机动态化分类管理,并根据具体情况,采取定期电话或登门随访。

3. 加强社区老年人的健康教育。 通过举办专场讲座、宣传手册、图片、报刊等形式开展老年人健康教育,普及老年病防治知识,增强老年人自我保健意识,自觉采取健康的生活方式;护士也可在实施护理过程中有针对性地、随机性地开展教育,使患者更容易接受和有效掌握;对一些技术操作通过示范性教育,分步练习,突出注意事项,循序渐进给予指导,最终达到独立完成操作。

4. 开展多种形式的社区护理。 通过家庭访视,指导家庭护理的开展;设立老年人保健、咨询服务中心或咨询电话;成立老年人互助社,尤其针对患有相同疾病的老年人,通过互助社提供相互支持、相互鼓励、相互交流的平台,增强战胜疾病的信心;建立护理中心,提供生

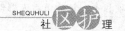

理、心理等方面的知识、技术,帮助老年人解决各种护理问题。

(二)老年人的保健与指导

1. 合理的饮食营养。老年人应摄入充足的优质蛋白质,限制饱和脂肪及胆固醇的摄入,少吃糖果、糕点等含糖量高的食物和动物内脏、肥肉、油炸食品等,多吃豆类等植物性脂肪或鱼类等含不饱和脂肪酸丰富的食物。每天保证维生素和矿物质的补充,如多食水果、蔬菜和牛奶或奶制品,限制盐的摄入,每日不应超过 6g,注意增加水的摄入。

2. 适当运动。老年人应进行适当的有氧运动,如慢步行走、慢跑、游泳、跳舞、太极拳等,运动量以不疲劳为宜,适当的运动可改善老年人的机体组织状态和身体功能,预防老年性骨质疏松,减轻肌肉疼痛等。

3. 保证充足的休息和睡眠。老年人易出现失眠、睡眠质量下降等情况,应仔细了解失眠的原因,指导老年人养成良好的睡眠习惯。睡觉前应避免饱餐、喝咖啡、饮茶和剧烈运动、情绪激动,保证睡眠环境安静舒适,睡觉前可饮用热牛奶或用热水泡脚等促进入睡。

4. 注意安全。老年人的生活环境应布局合理,居室内物品摆放应整齐,位置固定。老年人房间地板应保持干燥,避免湿滑,防止摔伤或意外事故。浴室内应安装扶手,供老人洗浴时扶持。老年人洗浴时,浴室门不可反锁,以免突然发生意外时家人无法救助。老年人从卧位或坐位站起时,动作应缓慢,防止发生晕厥。

5. 保持良好的心理状态。老年人由于受退休、慢性病、丧偶、独居等因素影响,易出现焦虑、消极悲观和抑郁、自暴自弃等心理,社区护士应指导老年人树立正确的老年价值观,在不影响身体健康的前提下,鼓励老年人参加力所能及的工作和学习,以充实生活,发挥余热;开导老年人正确面对疾病,增强心理承受能力,主动配合治疗;鼓励老年人加强人际交往,主动结识新的朋友,减轻寂寞和烦恼;培养丰富的业余爱好,增进生活情趣。

6. 预防疾病,定期健康检查。老年人应定期去医院健康体检,全面了解自身的健康状况,及时发现可导致疾病发生的高危因素并进行自我保健;对患有慢性疾病的老年人通过定期检查,保持病情稳定;通过体检还可发现尚未出现症状的隐匿性疾病,做到早期诊断、早期治疗。

(三)老年人常见健康问题及护理

1. 尿失禁。老年人常有尿液不自主地流出,主要由于老年人神经和内分泌功能下降,尿道括约肌松弛引起的压力性尿失禁,如用力咳嗽、喷嚏、大笑时;还有由于膀胱逼尿肌持续性张力增高及尿道括约肌过度松弛,以至尿液不能控制从膀胱流出的真性尿失禁,如膀胱及尿道炎症、膀胱结石、膀胱肿瘤引起的尿失禁;由于下尿路或膀胱逼尿肌无力,引起尿潴留,导致膀胱过度膨胀,膀胱内压增高,尿液被迫流出的假性尿失禁,如尿道狭窄、前列腺增生或肿瘤等引起。

老年人出现尿失禁,应及时查找病因,对症治疗。经常清洗会阴部,勤换尿布,保持皮肤干燥;加强肛门括约肌和肛提肌的收缩练习;避免腹压增加;坚持体育锻炼,提高身体素质;留置导尿者注意无菌操作,定时排放尿液,避免长期留置尿管而引起尿道括约肌功能丧失、膀胱挛缩及逆行性感染。

2. 便秘。便秘是老年人常见的健康问题,针对引起老年人便秘的原因指导老年人适当活动,根据年龄和健康状况做一些力所能及的活动,如散步、体操、打太极拳等;注意饮食,多食用富含粗纤维的食物如粗粮、蔬菜、水果等,多选用润肠通便的食物,如蜂蜜、芝麻、核桃、酸牛奶等食物;每天保证充分的饮水量,如晨起饮一杯淡盐水或冷开水,刺激肠蠕动,忌用强烈调味品及饮料,如辣椒、芥末、胡椒、浓茶、咖啡等;养成定时如厕排便的习惯,定时有意识地引导排便;加强腹壁肌和肛提肌收缩力的练习,每日 2~3 次腹部按摩;严重者可酌情用缓泻剂,不宜滥用泻药或灌肠。

3. 误吸。 老年人因咽喉部感知觉减退,协调功能不良,吞咽反射降低,容易发生食物误吸,引起呛咳、吸入性肺炎甚至窒息。应重视老年人误吸的预防,进食时不宜过急过快,食物宜软,细嚼慢咽,注意力集中,饭后不宜刺激咽喉部,如口腔护理、口腔检查、吸痰等;咳嗽、咳痰、喘息者应鼓励其充分有效咳嗽;一旦误吸,应协助拍背,使患者尽快咳出异物,亦可握拳放于患者剑突下向膈肌方向猛击上腹部,造成气管内强气流,使阻塞气管的食物咳出。

4. 跌倒。 跌倒是老年人常见的意外事故,老年人跌倒的发生率随着年龄的增长而有增加趋势。老年人跌倒易造成下肢骨折并相继出现压疮、肺炎、肌肉萎缩等并发症,主要原因为器官功能衰退,平衡能力差,各种疾病影响等。跌倒的预防是指导老年人有规律持之以恒的身体锻炼,以增加肌肉力量、平衡能力和灵活性,指导有效使用助步器;积极治疗原发疾病,合理使用药物,尤其是与跌倒有关的药物,合理控制剂量;创造安全的生活环境,去除危险因素,如室内设备的装置,温湿度、采光度的调节,辅助设施的安装等。

5. 体位性低血压。 体位性低血压是老年人常见健康问题,主要是由于自主神经功能紊乱、各种疾病和药物影响及体位改变所致。表现为头晕、全身无力、站立不稳、尿失禁、心慌、心率异常和心绞痛等症状,热浴、饱餐、运动和清晨起床时尤为明显。预防为要遵医嘱服用药物,服药前要仔细阅读药品说明书,慎用能引起头晕和低血压的药物;合理膳食,要少吃多餐,每餐不宜吃得过饱,餐后不要立即活动,可在休息几分钟后再起身;适当运动,但不要做体位变化过快的运动,避免长时间站立;体位变换时要缓慢,睡眠时高枕卧位;由卧位转为坐位时,先静坐几分钟后,再起身活动,另外在弯腰后不要突然直起上身,起身时最好能用手扶墙或其他物体;定时、定位、定人、定血压计检测血压。

6. 睡眠障碍。 睡眠障碍在社区老年人中较常见,疾病的疼痛、情绪变化、环境更换、呼吸困难、夜尿频繁等都会影响老年人的睡眠质量,如难以入睡、睡眠不深、易醒多梦、醒后不易入睡、白天困倦等,严重时失眠。睡眠质量下降可直接影响机体的活动状态,导致烦躁、精神萎靡、食欲减退及疲乏无力等。改善老年人的睡眠质量首先寻找影响因素对因处理;帮助老年人养成良好的睡眠习惯,提倡早起早睡,控制白天睡觉时间在 1 小时以内;提供舒适的睡眠环境,光线柔和、温湿度适宜、床褥干净舒适;晚餐避免过饱过晚,睡前不饮用咖啡、浓茶等;保持情绪稳定,睡前不宜剧烈运动;必要时在医生指导下根据具体情况选用合适的镇静剂帮助睡眠。

7. 老年期抑郁症。 老年期抑郁症是以持久的抑郁心境为主要临床表现的一种精神障碍,好发于 60 岁以后。其发病原因错综复杂,由生理、社会和心理因素综合引起的。常见的原因有老年人的高血压病、冠心病、糖尿病、癌症等各种身体疾病及长期服用某些药物;工作的丧失、收入的减少、亲友的离世、人际交往的缺乏;性格过于内向或平时过于好强等,这些因素给老年人形成一种强大而持久的精神压力,引起抑郁。由于抑郁是长期情绪低落的结果,很容易引发心肌梗死、高血压、冠心病和癌症等身体疾病。同时,抑郁又是自杀的最常见原因之一。老年抑郁症的临床表现除了有"心境低落"、"思维迟缓"、"行为抑制"三大症状

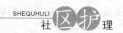

外,还具有自觉病情严重,有疑病倾向的疑病性;以躯体症状为主要表现形式的隐匿性;自我评价下降,自责自罪,对家人有内疚感的激越性;反复出现自杀倾向等特点。老年抑郁症的预防首先要治疗已有的身体疾病,对不能治愈的疾病应设法减轻其痛苦;其次,要调理好心理状态,克服自身的性格缺陷,与社会保持联系,多参加社会活动,培养兴趣和爱好;再是改善家庭环境,鼓励与子女同住,丧偶的老人可以考虑再婚等;社区和老年护理机构应创造条件,提供老年人活动场所和建立社团,开展抑郁症的预防和心理健康促进等讲座和指导。对患有老年期抑郁症的老年人应指导配合心理治疗、物理治疗和药物治疗,注意观察用药的作用、剂量及其副作用,及时识别自杀动向,防止意外发生。

8. 老年期痴呆。 老年期痴呆是指发生在老年期由于各种病因所致的以痴呆为主要临床表现的一组疾病。这些病因包括大脑退行性病变、脑血管性病变、脑外伤、脑肿瘤、颅脑感染、中毒和代谢障碍等,其中以阿尔茨海默病(Alzheimer's Disease, AD)和血管性痴呆(Vascular Dementia, VD)最为常见。老年期痴呆临床表现主要为患者在意识清醒的状态下出现的持久的全面的智能减退,表现为记忆力、计算力、判断力、注意力、抽象思维能力、语言功能减退,情感和行为障碍,独立生活和工作能力丧失,VD还伴有脑损害的局灶性神经症状,如偏瘫、感觉丧失、视野缺损等。AD根据病情进展可分为三期:第一期为遗忘期,表现为记忆下降,尤其是近期记忆,语言能力下降,空间定向不良,抽象思维和恰当判断能力受损,情绪不稳,人格改变;第二期为混乱期,表现为完全不能学习,远期记忆受损,注意力不集中,定向力进一步丧失,日常生活能力下降,需要他人协助,人格进一步改变,行为紊乱;第三期为极度痴呆期,生活完全不能自理,智能趋于丧失,无自主运动。老年期痴呆预防要从中年开始做起;要勤于动脑、劳逸结合,用脑多样化,保证足够的睡眠;培养广泛的兴趣和多种业余爱好,防止大脑老化;加强体育锻炼,多活动手指;饮食规律,戒烟限酒,多食健脑食品,避免使用铝制饮具;积极防治高血压、脑血管病、糖尿病等慢性疾病。

> 社区护士小林针对社区老年人特色护理服务项目缺乏护理问题制订护理计划,在原有工作基础上着力开展系列特色护理服务:设立老年人保健咨询服务中心;成立老年人互助社;举办老年常见健康问题保健系列讲座;常用家庭护理操作技能培训;糖尿病饮食方案制订;造瘘管自我护理知识培训;老年期痴呆预防活动项目竞赛;康复技能、康复器械设备应用指导等。通过实施护理计划,社区老年人对社区护理服务满意率提高,老年人的自我护理能力加强。

ZHI SHI TUO ZHAN

知识拓展

老年期痴呆患者的家庭护理

老年期痴呆目前尚无特效药和特殊治疗方法,有效的家庭护理能延缓老年期痴呆的病情发展,维护痴呆老人良好的生活质量。轻度痴呆患者日常生活能自理,中度痴呆生活能力明显下降,大部分需要监护和照顾,重度痴呆患者生活完全不能自理,需经常监护和照顾。老年期痴呆患者的家庭护理内容有:

（一）情感支持

家属应认识老年期痴呆的特点和发展过程，与患者一起生活，避免患者脱离社会和家庭；创造和睦的家庭氛围，每天和患者面对面地交流，语言平静、亲切、语调低、语速慢，多使用简单、直接、形象的语言和鼓励、赞赏、肯定的语言，以增强患者的安全感；认真倾听患者的回忆和诉说的忧愁，使患者压抑的情感得到释放，唤起患者的积极情绪，增强信心；鼓励患者积极参加社会活动，广交朋友，培养兴趣，从事力所能及的脑力和体力活动；同时家人应避免给患者一切不良刺激，通过关爱和情感支持有效减轻患者的负面情绪，树立战胜疾病的信心。

（二）安全保护

老年期痴呆患者临床症状多样、易变，容易引起摔伤、伤人、噎食、误服、走失、烧烫伤等意外。家属需做好安全保护措施：

1. 防止摔伤和烧烫伤。家庭环境应设计为无障碍通道，添置必要的辅助设施，减少室内物品位置的变动，老人的日常生活用品应放在看得见找得到的地方，对行走不便的患者，走动时应有人搀扶或关照，对居住在高层楼房的痴呆老人，应防止其不慎坠楼；洗澡水和饮用的食物、汤水或茶水等，冷热温度应调理适当，尽量劝患者戒烟，禁止在床上吸烟和使用明火蚊香，冬季禁止使用电热毯、热水袋等，以防皮肤烧烫伤、火灾等意外发生。

2. 注意用药安全。患者所服药品要代为妥善保管，送服到口，看服下肚，免漏服、少服、错服、多服；外用药不能放置在患者身边，妥善收藏和保管；避免患者接触发霉食物、清洁剂、消毒剂、樟脑球、肥皂、外用溶剂等，防止误服中毒；注意监测病情，发现异常及时就医。

3. 预防走失。避免患者单独外出，随时有人陪护，患者衣袋中最好存放一张写有患者姓名、地址、联系电话的卡片或布条，如万一走失，便于寻找；中、重度老年期痴呆患者居住环境应为封闭式。

4. 预防他伤或自杀。加强居住环境的安全管理，厕所、卧室门锁选用不能在内反锁型，高层楼房阳台应装防护栏。室内摆设及物品应简单，严禁放置危险物品，热水瓶、电源、刀剪、玻璃器皿及火源等应放在安全、不容易碰撞的地方，患者出现幻觉、妄想时，设法转移其注意力并及时寻求精神科医生诊治。

（三）生活照顾

轻度痴呆的老人，要鼓励其自己料理生活，对中、重度痴呆老人，家属要给予帮助和训练。具体包括合理安排患者日常生活，按时起床、就寝和进餐；维持患者良好的个人卫生习惯，要求早晚刷牙、洗脸，勤剪指甲，定期洗头、洗澡，勤换内衣、被褥等，制止不卫生行为，如随地大小便、捡地上东西吃；根据天气变化及时添减衣被，居室常开窗换气，常晒被褥，长期卧床者要定时翻身、拍背，预防褥疮；注意饮食护理，选择营养丰富、清淡宜口、荤素搭配、温度适中、无刺、无骨、易于消化的食物，餐时有人照看，对少数食欲亢进的老年痴呆患者，要限制食量，必要时专人喂食，对吞咽困难患者应选择合适的食物，避免进食汤类及干硬食物，对拒食者则应予以输液或补充能量；鼓励活动，参加一些有益于身心健康的活动，如养花、养鱼、画画、散步、打太极拳、编织等，也可读报、听广播、选择性看一些娱乐性节目，保证患者每天有 6～8 小时的睡眠。

（四）功能训练

根据患者的病情和文化程度，帮助患者回忆过去的事情，保持长期记忆，也可以通过玩

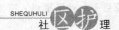

扑克、拼图、练书法和绘画等,帮助患者增强记忆力、提高智能;通过辨认熟悉的事物、醒目的标记和日历、时钟、手表的应用增强患者的定向力和时间概念;通过梳洗、进食、叠衣被、如厕等行为训练,提高患者生活自理能力;通过多与患者交谈,进行口语训练等提高语言沟通能力。功能训练必须从简单到复杂,循序渐进。

能力训练

因寒潮来袭,××社区最近门诊呼吸道感染患者急剧增加,老年人占 70%,其中慢性阻塞性肺气肿的老年人均因受凉后出现咳嗽、咳痰,有的出现胸闷、气急、发热。作为该社区的护士,你近期将开展哪些护理措施?针对患有呼吸系统疾病的社区老年人,今后又有什么护理计划?

项目小结

本项目任务三主要介绍老年人特殊的生理心理特点和相应的保健知识,使学生能针对社区老人这个特殊人群及其家庭的护理问题,进行针对性的健康教育,提高社区老人的自我护理以及他(她)们家庭的自我护理能力。

自测习题

一、选择题(A1 型题)

1. 男女如果患有下列哪种疾病应暂缓结婚 （ ）
   A. 心脏病
   B. 甲状腺功能亢进
   C. 遗传性精神病
   D. 活动性肺结核
   E. 糖尿病

2. 宫内节育器的避孕原理是 （ ）
   A. 抑制排卵
   B. 阻止精子进入宫腔
   C. 阻止精子和卵子结合
   D. 阻止受精卵着床
   E. 杀灭精子

3. 有关避孕方法错误的是 （ ）
   A. 45 岁以上妇女不宜服药避孕
   B. 有宫外孕史者不宜放置宫内节育器
   C. 宫内节育器一般在月经干净后 3~7 天内放置
   D. 安全期避孕法符合女性月经周期的自然规律,宜提倡
   E. 避孕套使用能防止性疾病传播,应广泛采用

4. 有关妊娠期常见症状恶心、呕吐,错误的是 （ ）
   A. 从妊娠 5、6 周开始,7、8 周达高峰　　B. 一般 20 周后自然消失

C. 最常见于早晨空腹起床时　　　　　　　D. 饮食上注意少量多餐

E. 呕吐剧烈，可服用 VitB6 减轻症状

5. 产前检查开始时间是　　　　　　　　　　　　　　　　　　　（　　）

A. 确诊早孕时开始　　　　　　　　　B. 从孕 12 周开始

C. 从孕 20 周开始　　　　　　　　　D. 从孕 36 周开始

E. 从出现恶心、呕吐症状开始

6. 孕妇睡眠最好采取什么卧位？　　　　　　　　　　　　　　　（　　）

A. 左侧卧位　　　B. 右侧卧位　　　C. 头高脚低位　　　D. 头低脚高位

E. 仰卧位

7. 有关产后生活指导正确的是　　　　　　　　　　　　　　　　（　　）

A. 产后 2 周禁止盆浴　　　　　　　　B. 产后 4 周可进行性生活

C. 哺乳期也需采取避孕措施　　　　　　D. 外用药物的应用无须医生指导

E. 1 个月内卧床休息

8. 产后运动锻炼的时间一般为　　　　　　　　　　　　　　　　（　　）

A. 产后第 1 天　　　B. 产后第 2 天　　　C. 产后第 3 天　　　D. 产后第 4 天

E. 产后第 5 天

9. 属于女性更年期血管舒缩综合征的是　　　　　　　　　　　　（　　）

A. 月经失调　　　B. 焦虑　　　C. 记忆力下降　　　D. 潮红

E. 肌肉关节疼痛

10. 围绝经期妇女保健下列不妥的是　　　　　　　　　　　　　　（　　）

A. 配偶及其他家庭成员应了解妇女围绝经期生理、心理变化

B. 注意补充钙质，多食用牛奶、豆制品或服用各种钙片

C. 尽可能减少性生活

D. 在医生指导下服用激素

E. 有阴道异常出血应及时就诊

11. 婴儿开始添加辅食时间为　　　　　　　　　　　　　　　　　（　　）

A. 2 个月后　　　B. 4 个月后　　　C. 6 个月后　　　D. 8 个月后

E. 10 个月后

12. 婴幼儿前囟闭合时间为　　　　　　　　　　　　　　　　　　（　　）

A. 6 个月以内　　　B. 10 个月以内　　　C. 12 个月以内　　　D. 18 个月以内

E. 24 个月以内

13. 下列贫血患儿护理错误的是　　　　　　　　　　　　　　　　（　　）

A. 纠正偏食　　　　　　　　　　　　B. 及时添加含铁丰富食物

C. 液体铁剂用吸管服用　　　　　　　　D. 铁剂宜饭前 1 小时服用

E. 注意预防感染

14. 符合学龄期儿童生理发育特点的是　　　　　　　　　　　　　（　　）

A. 关节的牢固性很强　　　　　　　　B. 骨骼硬度大

C. 循环系统发育完善　　　　　　　　D. 呼吸系统发育完善

E. 身高、体重增长明显

15. 不属于学校卫生工作任务的是 （　　）

    A. 监测学生健康状况　　　　　　　B. 对学生进行健康教育

    C. 改善学校卫生环境　　　　　　　D. 预防和治疗传染病、常见病

    E. 治疗器质性疾病

16. 对儿童多动综合征描述错误的是 （　　）

    A. 是儿童中较常见的一种行为障碍　　B. 学龄期女孩好发

    C. 智力正常或接近正常　　　　　　D. 伴有不同程度的学习困难

    E. 可采用心理治疗方法进行矫正

17. 有关水痘描述错误的是 （　　）

    A. 由水痘带状疱疹病毒引起　　　　B. 好发于冬春两季

    C. 通过飞沫、直接接触和间接接触传染　　D. 全身出现水疱疹

    E. 感染后可获得暂时免疫力

18. 下列哪项不是老年人的生理、心理特点 （　　）

    A. 血管弹力减弱、心排出量减少　　B. 肺活量降低，残气量增加

    C. 神经递质减少，自主神经功能紊乱　　D. 注意力降低，远期记忆减退

    E. 情绪不稳定，极易产生孤独感

19. 关于老年人便秘的护理错误的是 （　　）

    A. 多食用富含粗纤维的食物　　　　B. 多选用润肠通便的食物

    C. 每天保证充分的饮水量　　　　　D. 少吃辣椒、芥末、胡椒等

    E. 定时使用缓泻剂

20. 关于老年期抑郁症错误的是 （　　）

    A. 好发于 60 岁以后

    B. 生理、社会和心理因素综合引起

    C. "心境低落"、"思维迟缓"、"行为抑制"为三大症状

    D. 有疑病倾向

    E. 一般不会出现自杀现象

二、选择题（A2 型题）

1. 王某，男性，28 岁，拟 1 月后登记结婚，社区护士对其实施婚前知识教育，下列哪项内容不合适 （　　）

    A. 介绍两性生殖器的解剖、生理功能　　B. 帮助树立性的责任感

    C. 告知近亲血缘关系禁止婚配　　　　D. 介绍婚前医学检查内容

    E. 婚前医学检查为自愿，建议可根据情况自行决定

2. 陈氏夫妇，结婚后两年，双方已建立了良好的婚姻关系，并具备了一定的经济基础，家庭计划准备生育。夫妇双方就生育问题咨询了社区张护士，下列张护士的指导内容哪项是不合适的 （　　）

    A. 宣教计划生育政策晚婚、晚育、优生、优育

    B. 服用避孕药避孕应先停服药物后 1 年再受孕

C. 避免接触放射线、铅等对胎儿有害的物质

D. 丈夫应禁止吸烟、饮酒

E. 孕期用药必须在医生指导下

3. 孕妇,妊娠 32 周,近来出现眩晕、视力模糊,社区护士最主要的指导建议是 （　　）

    A. 卧床休息   B. 左侧卧位

    C. 观察胎心、胎动   D. 注意低盐饮食

    E. 立即到医院就诊

4. 产妇赵某,产后第 2 天,社区护士小张家庭访视并就产后运动开展健康教育,下列有
关产后运动方法错误的是 （　　）

    A. 腹式呼吸运动:平卧放松,用鼻深吸气,使腹部隆起,再慢慢由嘴吐气并松弛腹部
肌肉,从产后第 1 天开始做

    B. 缩肛运动:仰卧屈膝,有节奏抬高臀部,并吸气紧缩阴道周围及肛门口肌肉,重复
5 次,从产后第 1 天开始做

    C. 仰卧起坐运动:仰卧平躺,二手掌交叉托住脑后,用腰及腹部力量坐起,用手掌碰
脚尖二下后再慢慢躺下,重复做 5～10 次,从产后第 3 天起开始做

    D. 头颈部运动:平卧,可用双手协助托起头部,利用腹肌收缩力量使下颌靠近胸部,
身体其他各部位保持不变,重复 10 次。从产后第 2 天开始做

    E. 腿部运动:仰卧平躺,不用手帮助举右腿使腿与身体呈直角,然后慢慢将腿放下,
左右交替同样动作,重复 5～10 次,从产后第 5 天开始做

5. 颜某,女性,50 岁,小学教师,半年来,易激动,经常与同事闹矛盾,月经周期紊乱,经
量减少。社区护士小徐给予健康教育,下列哪项不妥 （　　）

    A. 介绍有关围绝经期知识

    B. 指导家属给予理解和支持

    C. 注意休息,学会控制不良情绪

    D. 饮食中补充钙质,多食用牛奶、豆制品

    E. 保持规律和谐的性生活,每月 1～2 次,无需避孕

6. 患儿,男性,4 岁,2 周前与水痘患儿有密切接触,现患儿体温为 39℃,胸前区出现疱
疹。社区护士在指导家庭护理中不妥的 （　　）

    A. 注意患儿与其他儿童隔离   B. 温水擦浴无皮疹处降温

    C. 穿宽松衣服   D. 多饮水

    E. 疱疹搔痒可以在痒处施压,必要时挤破疱疹

7. 男孩,10 岁,小学三年级,左眼近视 150 度,右眼 100 度,来社区卫生服务中心咨询。
下列不妥的是 （　　）

    A. 每天学习时间不要超过 8 小时

    B. 连续读写 30～40 分钟应外出活动或远眺 10 分钟

    C. 读书姿势端正,眼与书面距离在 30～40 厘米以上

    D. 定期进行视力检查

    E. 定时做眼保健操

8. 患儿,男,8月龄,近两天出现溢奶和呕吐,大便次数增多,每天 6~8 次,黄色糊状,少许黏液。下列健康指导正确的是 （ ）

A. 禁食禁饮 　　　　　　　　　　　B. 停止母乳喂养

C. 便后温开水冲洗臀部,及时更换尿布　D. 变化食物品种

E. 食具、水杯、水瓶无需消毒

9. 社区护士小李拟在小区开展有关老年人体位性低血压的健康教育,准备出一期板报,下列宣传内容不合适的是 （ ）

A. 遵医嘱服用药物 　　　　　　　　B. 体位变换时要缓慢

C. 睡眠时低枕卧位 　　　　　　　　D. 要少吃多餐,每餐不宜吃得过饱

E. 慎用能引起头晕和低血压的药物

10. 男,75 岁,近 1 年出现智能减退,记忆力下降并出现情感和行为障碍,独立生活和工作能力丧失。有关家庭安全护理错误的是 （ ）

A. 患者所服药品要代为妥善保管

B. 家庭环境应设计为无障碍通道

C. 鼓励患者自行外出购物,提高自理能力

D. 避免接触清洁剂、消毒剂

E. 冬天禁止使用电热毯、热水袋

三、B 型题

（1~3 题共用以下选项）

A. 胎动减少或过于频繁 　　　　　　B. 阴道出血

C. 突然自阴道内流出大量液体 　　　D. 体温超过 38.3℃

E. 视力模糊、复视

1. 说明胎儿可能发生缺氧的是（ 　　 ）

2. 可能发生胎盘早剥的是（ 　　 ）

3. 可能发生先兆子痫的是（ 　　 ）

（4~6 题共用以下选项）

A. 15~20 小时 　　B. 15~16 小时 　　C. 11~12 小时 　　D. 12 小时

E. 10 小时

4. 6 个月前婴儿每日睡眠时间需（ 　　 ）

5. 1 岁幼儿每日睡眠时间需（ 　　 ）

6. 4~6 岁幼儿每日睡眠时间需（ 　　 ）

四、名词解释

1. 围婚期

2. 围绝经期

3. 人口老龄化

4. 老龄化社会

五、问答题

1. 孕期检查时间如何安排?

2. 产后家庭访视的内容有哪些？

3. 如何指导家长婴儿喂养？

4. 维生素 D 缺乏性佝偻病如何预防？

5. 老年人的日常保健指导内容有哪几方面？

6. 老年期痴呆患者的家庭安全护理措施有哪些？

（冯小君）

项目八　社区急性事件处理

任务 1　处理社区常见急症(心跳骤停、气道异物、高热)

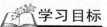
学习目标

知识目标

1. 掌握社区常见急症的评估和应急处理。
2. 熟悉社区常见急症处理的意义。

能力目标

1. 能正确评估社区常见急症患者。
2. 能正确实施社区常见急症的现场应急处理。

案例导入 1：心跳骤停

　　周日上午,社区卫生服务中心内,没有就诊的患者,护士小李正翻阅着昨日的就诊记录。突然一群人抬着一中年男子,冲进诊室。一位自称是其妻子的中年妇女带着哭腔喊道,她丈夫刚才还在和小孩打羽毛球,就突然摔倒在地了。只见该男子大汗淋漓,呼吸急促,胸前的衣服有一大片呕吐物。小李一边立即拿氧气面罩,一边让众人把患者平移到担架上,抬上治疗床。正在这时,患者突然发生抽搐,小便失禁,随即就对呼唤没有反应,意识完全丧失。小李没有时间为患者测量血压以及做心电图检查,立即为患者实施心肺复苏。

背景知识

　　任何患者因心脏病或者非心脏病的其他原因,在未能预计的时间内,心脏突然停止排血,称之为心搏骤停。心搏骤停并不表示死亡。及时有效的复苏,有可能使患者恢复自主循环和呼吸功能,中枢神经系统功能也可逐步恢复甚至不遗留任何后遗症。相反,当因各种原因未能及时和有效地复苏,则可迅速导致全脑尤其脑干的不可逆性损害,即发生脑死亡。

心脏骤停时，人体各脏器耐受缺血缺氧的时间各不相同。一般大脑组织约 4～6 分钟，延髓 20～25 分钟，心肌和肾小管细胞约 30 分钟。如果血氧灌注停止超过上述时限，可对生命脏器（尤其脑、心、肾）造成不可逆的损害。因此，"时间就是生命"，复苏必须争分夺秒。复苏除了"及时"，还应"有效"，即强调复苏措施和技术的规范化。

心肺脑复苏的内容包括基础生命支持（BLS）、高级生命支持（ACLS）和延续生命支持（PLS）三部分。

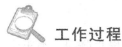

工作过程

一、心脏骤停的判断

心脏骤停需与其他导致意识丧失的疾病或情况进行鉴别，因为其急救和治疗方法完全不同。心脏骤停时，血流停止，脑组织对缺血、缺氧最为敏感，因而以神经系统的表现出现最早和最为显著。具体的表现包括：

1. 意识突然丧失或伴有短期抽搐。

2. 脉搏无法触及，血压测不出。

3. 呼吸呈叹息样或断断续续（濒死呼吸），常发生在心脏骤停后的 30 秒内，随后即停止。

4. 心音消失，瞳孔散大，皮肤灰白，发绀。

小李根据患者的病史和对患者临床表现的评估，初步判断患者是心源性的心跳骤停，并立即为患者实施紧急救护。

二、心脏骤停患者的紧急救护

心肺脑复苏能否成功，往往取决于能否实施及时、有效的基础生命支持（BLS）措施，BLS 最主要的步骤为 A、B、C、D，即开放气道（airway）、人工呼吸（breathing）和人工循环（circulation）的建立以及对室颤与无脉性室速患者实施除颤（defibrillation）。

（一）气道

如果患者无反应，应将患者置于仰卧位并保持气道开放，判断有无有效的呼吸。

1. 安置患者体位。应将患者仰卧于硬、平的表面以使复苏和评估更为有效。

2. 救援人员的体位。位于患者一侧，取易于进行呼吸复苏和心脏按压的位置。

3. 开放气道。无头颈部创伤时，可采用头后仰—托下颌法开放气道。如果口腔内有可见的异物，可用戴手套的手指将其去除。专业急救场所可使用吸引器。对于怀疑或确定有头颈部损伤的患者，应采用改良性下颌前冲手法开放气道，以避免颈椎强行弯曲导致的进一步损伤。

（二）呼吸

1. 评估。观察患者的胸部，看胸部有无起伏，听呼气时有无气体流出的声音，感觉有无气体的流动。评估的过程不要超过 10 秒钟。

2. 体位。如果患者能维持有效的呼吸和循环，可将其置于侧卧位。有自主呼吸的昏

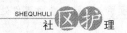

迷患者可因舌、黏液或呕吐物而阻塞气道,将其置于侧卧位常能使液体更易于从口腔引流。

3. 呼吸复苏。口对口呼吸是将氧输入患者肺内的快速、有效的方法。复苏者呼出的气体中含氧量为16%,可满足患者呼吸复苏的需求。吹气时,应保持患者的气道开放并捏紧鼻子,用嘴唇封住患者口腔并保持紧密,用1秒钟进行吹气,应确保每次吹气时患者的胸部有可见抬起。单纯呼吸复苏时的频率为每分钟10~12次(每5~6秒给1次呼吸)。当按压与通气同时进行时,应在30次胸外按压后给予2次呼吸。

(三)循环

1. 评估。专业急救人员需进行脉搏的检查,以确定患者心脏是否已停止跳动。不主张非专业人员进行脉搏的检查,因其判断脉搏的准确率很低。抢救时也不应以有无脉搏来决定是否进行胸外按压,非专业人员一旦确定患者无有效呼吸,即视为没有循环处理,应立即开始胸外按压和呼吸复苏,并尽早获取和使用除颤仪。

2. 胸外按压。在患者的胸部正中、两乳头之间放置救援者的一只手,将另一只手平行放于第一只手的上面。复苏者手掌的长轴应位于患者胸骨的长轴上,以保持对胸骨的足够下压力量,减少肋骨骨折。手指可伸展,也可相互交错,但需离开胸部。为保证按压的"有效",应"用力、快速"地按压,频率100次/min,深度约4~5cm,每次按压后允许胸廓完全放松。

(四)除颤

1. 电击除颤是治疗室颤的唯一有效的方法,对目击下发生的室颤,急救人员只要有除颤器,就要首先为患者除颤,不可用其他方法取代电击。对非目击下的心搏停止,应先实施2分钟或5个循环(按压通气比为30∶2)的心脏按压和人工呼吸后再实施除颤。

2. 除颤与CPR相配合。室颤终止后应立即进行CPR以保证重要脏器的灌注,直至心脏的搏出功能完全恢复。根据2005心肺复苏指南规定,1次除颤后应立即开始心脏按压。5个循环(约2分钟)的CPR后再评估循环是否恢复。

3. 除颤的注意事项。除颤时要保证操作者、其他医护人员以及患者的安全。操作者勿站在有水的地板处。为使除颤有效,应去除患者胸部的药物贴膜,剃除过多胸毛,擦干皮肤,并使用除颤专用导电糊。关闭临时起搏器,如有永久起搏器,除颤电极板应放于离开起搏器装置至少2.5cm处。除颤仪放电前应将吸氧装置从胸壁移开,放电前必须清场,操作者要确保自己除双手接触电极板外未接触到患者的任何部位或床沿,还需提醒并确认周围所有人员都没有与患者或床接触,才可进行放电。

小李对该中年男子实施的成人基础生命支持的流程,见图8-1。

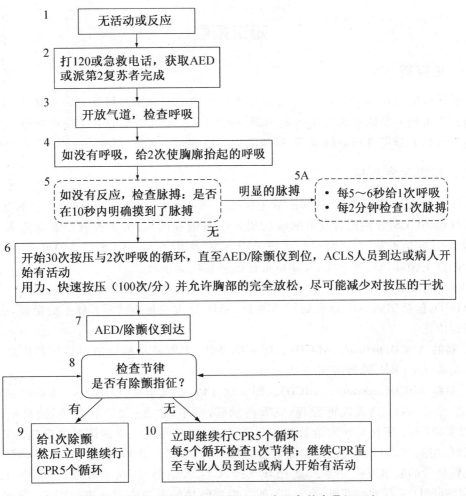

图 8-1 成人基础生命支持流程—专业急救人员（HCP）

（注：虚线框的步骤仅限专业人员实施）

三、复苏有效的指征

1. 颈动脉搏动。 每一次按压均可扪及颈动脉的搏动，说明按压有效；停止按压，如无颈动脉搏动，说明心搏未恢复，应继续按压；停止按压，仍可扪及明显的颈动脉搏动，说明心搏已经恢复。每一次按压时均不能扪及颈动脉搏动，说明按压无效，需要改进操作手法。

2. 瞳孔。 瞳孔由大变小，对光反射从无到有，从迟钝到活跃说明复苏有效；如瞳孔逐步由小变大，对光反射逐步消失则说明复苏无效。

3. 脑组织功能逐步恢复的迹象：① 患者开始挣扎；② 肌张力增加；③ 吞咽动作出现；④ 眼球自主活动；⑤ 自主呼吸出现并逐步规则和加强。

> 小李经过对该男子的基础生命支持（胸外心脏按压和人工呼吸），颈动脉搏动恢复，68次/分，呼吸14次/分，患者对呼唤还没有反应，小李即与急救中心联系，120救护车5分钟后到，立即协助由120送到就近的三级医院急诊室。

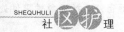
知识拓展

一、生存链

生存链(chain of survival)的提出使心脏救护的一系列抢救措施能付诸实施,而各环节的紧密配合可使心脏骤停患者获得最为理想的结果。生存链包括:早期通知急救系统(打急救电话求救)、早期进行心肺复苏、早期除颤及早期给予高级心脏生命支持的急救措施。

二、高级生命支持

ACLS 与 BLS 密不可分,共同组成生存链。一旦发生心脏骤停,及时、有效的 BLS 有助于及时获得 ACLS,并为患者复苏的成功提供了基础和前提;为了挽救心脏骤停者的生命,单纯给予 BLS 是不够的,必须尽快实施 ACLS,有效 BLS 与 ACLS 措施的整合才有可能恢复患者的自主循环和呼吸功能,并获得最佳的神经功能预后。

ACLS 涉及的内容包含高级气道、呼吸和循环支持的各项评估和治疗措施,ACLS 的方法是 ABCD,包括初始 ABCD 和后续 ABCD。ABCD 方法是心肺复苏体系的精髓,必须熟练掌握并运用。

1. 初始 ABCD(primary ABCD)。 即一期评估,也就是基础生命支持的各项措施,重点关注的是基础 CPR 与除颤的实施。

2. 后续 ABCD(secondary ABCD)。 即二期评估,也就是高级心脏生命支持的各项措施。包括:① 气道(A):高级气道管理(气管内插管,喉罩,食管-气管联合导管)措施的建立。② 呼吸支持(B):确保足够的给氧和通气支持,如初步和进一步确认气道设施的正确位置(体检和使用潮气末 CO_2 或食道检测装置);持续监测 CO_2 及 O_2 的水平;使用导管固定架,预防气管导管的脱出或移位等。③ 循环支持(C):开通静脉,判断节律,给予恰当的药物。④ 鉴别诊断(D):寻找与心脏骤停相关的直接或间接的可逆原因并进行纠正。重点关注进一步评估和治疗,如找寻心脏骤停的原因非常关键。

三、延续生命支持与复苏后管理

延续生命支持(prolonged life support,PLS)或后期复苏是针对原发病或复苏并发症所采取的一系列措施,包括纠正低血压/休克、纠正水电介质或酸碱平衡失调、防治肾功能衰竭、改善心肺功能和系统灌注,尤其是脑的灌注,防治脑缺氧和脑水肿。复苏后阶段常以血流动力学不稳定和实验室检查异常为特点。患者可能最终会发展为多脏器功能衰竭。复苏后管理能明显减少因血流动力学不稳定和多脏器功能衰竭所致的潜在早期死亡率以及因脑部损伤所致的晚期发病率或死亡率。复苏后阶段应监测患者的生命体征,纠正实验室检查的异常结果,支持器官系统的功能以增加生存者神经系统功能完整的可能性。

案例导入 2:气道梗阻

中午 12 点,某社区卫生服务中心的电话响起,值班护士小李接到社区某饭店老板打来的求救电话,说有一家人在她店里吃饭,其中的一位老人喉咙可能被食物卡住了,脸憋得通红,咳嗽得很厉害,好像很痛苦,请护士赶快过来想想办法。小李放下电话,立即带上急救箱,赶到了现场。

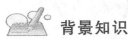

背景知识

气道梗阻可直接导致通气和循环问题,尤其在患者意识丧失时,它是心脏骤停可预防的原因。清醒患者及时实施解除异物梗阻的措施常能挽救生命。

一、气道梗阻原因与预防

1. 原因。 昏迷患者舌后坠可导致上呼吸道梗阻;心肺骤停或进行心肺复苏时胃内容物的反流、头面部外伤、出血等均可引起上呼吸道梗阻,尤其是患者昏迷时更容易发生。成人的气道异物梗阻常发生于进餐时,而肉是引起梗阻最为常见的原因。其他不同种类的食物和异物也可引起儿童和成人异物梗阻,如吞咽大块、未经充分咀嚼的食物,患者酗酒及戴有义齿等。有吞咽困难的老年人尤其要注意小心地饮水和进食,以减少异物梗阻的危险。

2. 预防。 措施包括:将食物切成小块并充分咀嚼,咀嚼或吞咽时避免谈笑;避免过多饮酒;小儿口中有食物时勿让其走、跑或玩。咀嚼功能较差的小儿应避免吃花生、爆米花等需充分咀嚼的食物。珠宝、大理石饰品等物品应放在小儿不易获取之处等。

二、气道梗阻的识别

将气道梗阻与晕厥、中风、心脏病突发、癫痫、药物过量或其他引起急性呼吸衰竭的情况进行区别非常重要,因其治疗方法完全不同。任何人尤其是年轻人突然发生呼吸停止,并逐渐出现口唇青紫、意识丧失而又无任何较为明显的原因,应考虑异物梗阻。气道梗阻可分为完全和部分梗阻。

1. 部分气道梗阻。 可分为气体交换好和气体交换差两种情况。气体交换好时,患者可保持清醒,咳嗽有力,咳嗽间可听到哮鸣音。此时应鼓励其用力咳嗽,需陪伴在旁但勿打扰患者。如果气道梗阻持续存在,应及时通知急救系统。气体交换差的患者表现为无力,无效咳嗽,吸气时高音调杂音,逐渐加重的呼吸困难,甚至出现青紫。

2. 完全气道梗阻。 患者不能说话、呼吸、咳嗽,或出现呼吸窘迫征象。此时患者的气体交换受阻,血氧饱和度将急剧下降。患者可出现意识丧失,若不及时采取措施,死亡将不可避免。

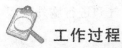

工作过程

小李向家属快速地询问老人的发病情况,对老人进行了简单的检查,判断老人是将一小块鸡丁误吞入了气道而引起的气道梗阻。小李到达现场时老人神志清楚,对提问能用点头摇头表示,但是咳嗽无力,可以听见老人在吸气时有高音调杂音,老人面部表情痛苦。小李初步判断是部分气道梗阻,立即对老人实施救护。

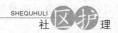

一、实施救护

1. 膈下腹部冲击（Heimlich）手法。 适用于清醒的成人和儿童患者。抢救者站于患者身后，双手穿过其腰部，一手握拳，拇指侧朝向患者腹部，置于脐与剑突连线的中点。另一手抓住握拳手，使用快速向上的力量冲击患者腹部。应反复冲击直至异物排出或患者转为昏迷。每一次冲击应单独、有力地进行以促使异物排出。注意应采用正确的手法置于腹部正中位置进行冲击，勿偏左或偏右（图 8 − 2）。

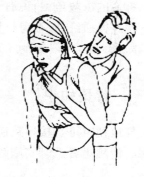

图 8 − 2　清醒患者 Heimlich 手法的应用

2. 胸部冲击法。 胸部冲击可导致胸膜腔内压明显增加，从而利于气道梗阻的解除；胸部冲击还能产生与腹部冲击相同或更高的气道压力。对于妊娠晚期或过度肥胖的清醒患者，因无法实施腹部冲击或其效果不佳时，可用胸部冲击代替。

（1）清醒患者实施胸部冲击的方法：操作者站于患者背后，用双臂绕过患者腋窝，环绕其胸部。用握拳的拇指一侧朝向患者胸骨的中点，避免压于剑突或肋缘上。另一手抓住握拳手实施向后冲击，直至异物排出或患者转为昏迷（图 8 − 3）。

（2）昏迷患者实施胸部冲击的方法：患者仰卧，抢救者跪于一侧，将手掌部放于患者的胸骨下半段上，单独、有力地进行每一次冲击以促使异物排出。按 30 冲击和 2 次呼吸的流程实施抢救。

3. 自我冲击手法。 当患者发生意外时无他人在场，可使用自我膈下腹部冲击法。具体方法为：一手握拳，将拇指侧朝向腹部，放于脐与剑突连接的中点。另一手抓住握拳手，使用快速移动的方法将膈肌向内、向上按压。如果此手法未成功，可将上腹部快速顶住坚硬物的表面如椅背、桌角等进行冲击，反复进行直至异物排出。

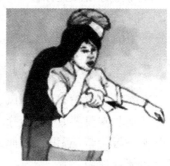

图 8 − 3　清醒患者胸部冲击手法的应用

　　因为老人神志清楚，小李先用 Heimlich 手法反复冲击老人腹部试图帮助老人排出异物。几分钟后，老人突然瘫倒在地，对呼唤没有反应。小李立即一边呼救 120，一边按昏迷患者气道梗阻的急救方法对老人施救。

4. 昏迷患者或转为昏迷时的急救。 怀疑昏迷患者有气道梗阻或气道梗阻者从清醒转入昏迷状态时，应立即将其安置于地面，启动急救系统并开始 CPR；每次开放气道时，应查看口腔有无异物并在看见异物时予以清除，不要因进行口腔检查而延搁通气和进行胸外按压的时间。具体步骤为：

（1）打开昏迷患者口腔，查看有无异物，看见异物时实施手指清除。

（2）如患者意识丧失但未发现异物梗阻，先试行呼吸复苏。如无胸廓抬起，调整头部位置再试行通气。

（3）进行胸外按压/冲击 30 次。

（4）打开口腔查看异物，仅在明确有可见异物时才可小心地用手指清除。

（5）试着吹气。如无胸廓抬起，调整头部位置再试行通气。

（6）进行胸外按压/冲击30次。

（7）持续进行上述措施直至梗阻解除、吹气时胸部有可见抬起或建立气道的进一步措施（如气管钳、环甲膜穿刺或切开的设备等）已到位。

（8）如仅一人在现场，抢救2分钟后设法联系急救系统。

（9）如果患者恢复有效呼吸，将其置于康复位并2分钟一次监测脉搏情况。

> 小李对老人持续进行上述措施约2分钟，老人口中吐出块状物，并在吹气时胸部有可见抬起。再一次评估老人，见老人恢复有效呼吸，可触及动脉的搏动。小李将其置于康复位，并2分钟一次监测脉搏情况，直到120救护车到达。老人被送到医院做进一步的常规检查，以排除腹部冲击引起的并发症。

ZHI SHI TUO ZHAN
知识拓展

背部拍击法不适用于成人，因其作为一个单独的方法没有 Heimlich 手法有效。昏迷患者应实施 CPR。任何情况下均不能在真人身上试着练习进行胸部及膈下腹部冲击。

案例导入3：高热

徐大伯，66岁，2天前开始头痛，乏力，感觉或冷或热，不思进食，卧床不起。由女儿打电话到社区卫生服务中心请医务人员上门医治。护士小李来到徐大伯家，先向家属及患者询问了病史，观察患者表现，可见患者面色潮红，皮肤烫手，汗多，呼吸和脉搏增快，无力应答问话。

背景知识

发热是指病理性体温升高，是致热原的作用使体温调节中枢的调定点上移而引起，是社区居民最常见的症状，可见于多种感染性疾病和非感染性疾病。

1. 感染性发热。 社区居民发生高热以细菌和病毒感染多见，包括各种急慢性传染病，局部或全身感染。

2. 非感染性发热。

（1）中枢性发热。由于体温调节中枢直接受到伤害而发生高热，可见于脑外伤、脑出血、脑肿瘤等。

（2）内分泌疾病。见于甲亢、嗜铬细胞瘤高血压发作。

（3）物理因素。如夏季中暑。

（4）变态反应性发热。如静脉输液中含有致热原或由于抗原抗体复合物激活白细胞释放内生致热原引起。

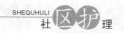

工作过程

护士小李在为患者采取救护措施前要对患者的病情做全面的了解。

一、病情评估

1. 病史评估。 询问发热的特点、性质以及伴随症状,寻找发热的可能原因和诱因。

2. 急性感染性高热的特点。 起病突然,热程小于2周;伴寒战;常有咽痛、流涕、咳嗽等呼吸道症状;全身不适,伴头痛、肌肉和关节痛;可有恶心、呕吐及腹泻;可有淋巴结及脾的急性肿大。

3. 超高热危象的评估。 超高热患者出现寒战、脉搏加快、呼吸急促、烦躁、抽搐、休克、昏迷等,应警惕超高热危象的发生,立即送医院治疗。

> 护士小李首先询问了病史,获知徐大伯2天前外出,感觉热了,就将棉衣脱掉。当天半夜就开始感到全身或冷或热。今天早上起头痛明显,有咽痛、鼻塞、流涕,无咳嗽。徐大伯有高血压病史8年,服药控制,无其他慢性病史。平时身体健康。测得体温39.8℃,脉搏110次/分,呼吸28次/分,血压150/94mmHg。查看咽喉部见红肿明显,听诊肺部呼吸音清晰,心律齐。腹部软,无腹痛、腹泻、呕吐。小李确定王大伯目前最需处理的问题是高热,需要立即给王大伯进行降温处理。

二、救护措施

(一)救护原则

高热是社区护士要处理的常见疾病,在高热病因不明确前,不可轻率应用退热药和抗生素,以免掩盖病情,延误抢救时机。社区护士要本着对因治疗的救护原则,尽快帮助患者查明发热原因。如发热过高,体温超过41℃,持续时间长会影响人体各组织系统及器官发生功能障碍,特别是对脑、肝、肾等重要脏器造成损害,故应及时采取必要的降温措施,改善机体功能。

(二)护理措施

1. 物理降温。 用冷水毛巾或冰袋冷敷头额部、枕部以保护脑组织。用30%～50%的酒精或32～36℃温热水擦拭患者颈、腋窝、胸背及腹股沟等处。

2. 观察病情变化。 定时监测体温的变化,在降温过程中防止脱水及电解质紊乱的发生。

3. 补充水分及能量。 鼓励患者多饮水,可给予白糖水或果汁。适当给予高热量、高蛋白的流质或半流质饮食。

4. 健康教育。 卧床休息,减少活动,降低机体消耗。保持口腔清洁,勤漱口。保持皮肤干燥,勤换内衣。防止在机体抵抗力下降时并发其他感染。

> 护士小李对徐大伯实施物理降温,用冷水毛巾敷在他的额头以及颈部。并用温水擦拭其腋窝、腹股沟及四肢。敦促患者喝下了500ml的白糖水,约半小时后,重新评价,再给患者测体温,降到了38.2℃。小李离开患者家前,帮患者换掉了潮湿的内衣,并对患者及其女儿进行了健康教育,如果体温持续不退,鼓励家属陪伴患者到医院进一步治疗。

知识拓展

小儿高热也是社区中常见的急症,主要是预防小儿高热惊厥的发生。6个月至5岁的婴幼儿因中枢神经系统发育不全,大脑皮质调节控制能力差,易发生高热惊厥,表现为起病突然、寒战、四肢发凉,继之体温上升、面色潮红、眼结膜充血、呼吸加快、眼球及面部出现小抽动或眼向上斜、面部、肢体或全身强直呈阵发性痉挛性抽动,短暂屏气,面色转白或发青,伴有不同程度的意识障碍或昏迷。需立即将小儿送医院抢救。在现场及转运途中要采取措施防止窒息,并先给予头部降温。

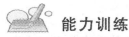
能力训练

1. 在对心搏骤停患者采取CPR同时要用除颤以尽快恢复有效循环,请问除颤时的注意事项有哪些?

2. 小徐,怀孕7个月,在和同学聚餐中,突然剧烈咳嗽,说不出话,并有吸气困难。如何对孕妇实施气道梗阻的急救?

项目小结

社区是人员集中居住的区域,也是脆弱群体集中的地区,各种慢性病患者、残疾人、老年人、妇女、儿童更容易出现各种急症、发生各种意外和疾病的变化。如心脏骤停、气道梗阻、高热、昏迷、咯血、抽搐、呼吸困难、胸痛、腹痛等多种急症状况需在社区紧急救护。社区急症处理是院前急救的前沿阵地,面临社区居民急症情况时,社区医护人员最早接触各类患者,在现场对急症患者采取有效的紧急抢救措施,维持患者生命,并以最快的速度和最有效的方式转运患者。因此,社区护士熟练掌握急救知识,充分利用社区资源,对常见的社区急症采取正确的救护措施,对于提高患者的生存率和生命质量具有重要意义。

任务2　处理社区常见急性中毒
(食物中毒、急性一氧化碳中毒、有机磷农药中毒)

学习目标

知识目标

1. 掌握社区常见急性中毒的评估和应急处理。

2. 熟悉社区常见急性中毒处理的意义。

能力目标

1. 能正确评估社区常见急性中毒患者。

2. 能正确实施社区常见急性中毒的现场应急处理。

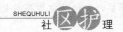

案例导入1：食物中毒

小李等4人是社区某中学的学生，中午放学的路上，由于肚子饿了，就在校门口的小摊上每个人买了一串烤鱿鱼吃。其中小黄同学咬了一口刚烤好的鱿鱼，觉得味道不好，就马上吐掉，并且扔掉了剩下的鱿鱼。其他3人，当时没有感觉异常，将所有的烤鱿鱼都吃了下去。下午刚开始上课，3位吃烤鱿鱼的同学就出现呕吐、腹痛、腹泻，被老师送入社区卫生中心。

背景知识

食物中毒是指摄入或误食含有生物性、化学性有毒有害的食物所出现的急性或亚急性中毒病症。社区中常见的是细菌性食物中毒。

工作过程

为了有效采取救护措施，护士小李首先向3位同学了解了发病的过程。

一、病情评估

（一）病史

食物中毒一般有进食不洁食物史，如已变质的食品，未加热处理的卤菜、剩菜，陌生食物或来历不明的食物。共同发病者往往有食用同一食物史，未食者不发病。

（二）临床判断

进食12小时以内发生恶心、呕吐、头晕、乏力、面色苍白、脉搏细速、出汗、胸闷、腹部不适、腹痛、腹泻，严重者可出现脱水、电解质和酸碱平衡紊乱，甚至休克。不同的细菌感染，其症状会有不同。

护士小李经过简单询问3位学生的进食情况，这3位同学都是吃了学校路边的烤鱿鱼后发病，因此有食用同一食物史，结合其共同的临床表现，初步断定这3位同学是食物中毒。

二、急救和护理

（一）迅速清除体内尚未吸收的毒物

1. 催吐。 如患者神志清醒，给饮温水300～500ml，然后用压舌板刺激患者咽后壁或舌根部，引起呕吐，反复多次进行，直到胃内容物完全吐出。

2. 洗胃。 可用清水或生理盐水洗胃。

3. 导泻。 可用硫酸镁或硫酸钠口服，清除进入肠道的毒物。

（二）促进已吸收毒物的排出

建立静脉通道，通过输液、使用利尿剂等增加尿量、促进毒物排出。

（三）保持呼吸道通畅

呕吐患者或催吐治疗过程中将患者头偏向一侧，防止误吸。

（四）对症处理

腹痛患者可给予解痉药物，腹泻、呕吐明显的患者，给予补液及输入电解质。

（五）迅速转送

现场处理后病情继续加重者，应立即送上级医院抢救，途中给吸氧、保持静脉通道，保持呼吸道通畅。

（六）保护现场

封存中毒食品或疑似中毒食品，同时尽快通知相关部门。

（七）报告相关部门

根据国家《食品卫生法》的规定，出现食物中毒的患者应立即报告当地卫生行政部门和食品卫生监督检验所。

> 由于3位同学神志清醒并且可以合作，小李就为他们实施口服催吐法，简单地向3人解释了步骤以及可能引起的不适，患者表示理解和愿意配合。小李让患者取坐位，穿好塑料围裙，将准备好了的25～38℃的温水10000～20000ml置患者座位前，嘱他们自饮，然后引吐。其中小徐同学由于吐不出，小李就用压舌板压其舌根引起其呕吐。经过反复多次催吐后，3人吐出的灌洗液澄清无味。小李协助他们漱口、洗脸、卧床休息。并将灌洗液名称、液量以及呕吐物的性质、颜色、气味、量和患者的情况进行记录。

 知识链接

中毒患者洗胃的适应证：除腐蚀性毒物中毒外所有服毒患者，一般在服毒后6小时内洗胃效果好。

禁忌证：① 腐蚀性毒物中毒者；② 正在抽搐、大量呕血者；③ 原有食管静脉曲张或上消化道大出血病史者；④ 严重的心脏疾病或主动脉瘤患者。

洗胃注意事项：① 神志清醒者采取口服催吐洗胃，昏迷患者必须采用胃管洗胃；② 选择口径大且有一定硬度的胃管；③ 胃管插入长度一般为55～60cm；④ 洗胃液温度控制在30～35℃；⑤ 掌握洗胃原则：先出后入、快进快出、出入平衡；⑥ 严密观察病情，防止误吸，首次抽吸物留取标本做毒物鉴定。

 案例导入2：急性一氧化碳中毒

护士小李接到社区居民电话，说家里有人洗澡时昏倒了，请她立即上门抢救。小李快速地来到了该居民的家，进门就可闻到有煤气味，只见倒地的中年女士，呼吸微弱，四肢抽搐、湿冷，伴大小便失禁。可见患者的口唇及皮肤黏膜呈樱桃红色。小李一边向其家人询问起病过程，一边迅速观察环境，只见煤气热水器悬挂在厨房的水池边，热水器的上方正好是浴室的小窗子，患者的丈夫说平时洗澡时，是将厨房的窗子打开的。而今天妻子说要洗澡，他就到社区的超市逛一逛，当他回来进门，就闻到了煤气味，看见妻子已经昏倒在地，就立即打开了窗子和排气扇。

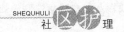

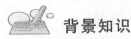

背景知识

一氧化碳中毒,是指人体短期内吸入过量一氧化碳所造成的脑及全身组织缺氧性疾病,最终可导致脑水肿和中毒性脑病。

工作过程

一、病情评估

(一)病史

一般有明确的一氧化碳吸入史,要注意了解中毒现场的环境、停留时间及突发昏迷的情景。

(二)临床表现

临床表现与碳合血红蛋白形成的程度、患者中毒前的健康状况及中毒时的体力活动有关。按严重程度可以分为三度。

1. 轻度中毒。血液中碳氧血红蛋白约占 10％～30％。患者出现头晕、头痛、眩晕、淡漠、四肢乏力、恶心、呕吐、心悸、嗜睡等,甚至有短暂的晕厥。如患者能脱离中毒现场,呼吸新鲜空气后症状可迅速消失。

2. 中度中毒。血液中碳氧血红蛋白约占 31％～50％。除上述症状加重外,患者皮肤粘膜呈樱桃红色,伴有多汗、昏睡甚至昏迷或虚脱。如能及时抢救,脱离中毒现场和吸入新鲜空气或氧气后亦能苏醒,数日后恢复,一般无后遗症。

3. 重度中毒。血液中碳氧血红蛋白约占 50％以上。除上述症状外,患者迅速进入昏迷状态,各种反射消失,瞳孔缩小或散大,呼吸不规则,血压下降,大小便失禁,四肢厥冷,面色呈樱桃红色(也可呈苍白或发绀)。病情严重者常伴有吸入性肺炎、肺水肿、心肌损害、皮肤水泡、急性肾功能衰竭等。

> 小李经过对病史的询问和对患者的临床表现的观察,初步断定该女士是中度煤气中毒。

二、急救与护理

1. 维持呼吸循环功能。现场判断患者呼吸循环功能,并迅速转移至空气清新处,保持呼吸道通畅,有条件立即给氧治疗。呼吸、心跳已停止者,进行心肺复苏术,并即刻送医院继续救治。

2. 迅速清除一氧化碳。氧疗是治疗一氧化碳中毒最有效的方法,可纠正缺氧和促使氧合血红蛋白离解。轻中度缺氧患者可用鼻塞给氧 4～6L/min,严重中毒患者可用储氧面罩高浓度吸氧 8～10L/min,有条件应做高压氧治疗。高压氧既有利于迅速改善或纠正组织缺氧,又可加速一氧化碳的清除;不但可降低病死率,缩短病程,且可减少或防止迟发性脑病的发生。

3. 血液或血浆治疗。对于危重病例亦可考虑换血疗法。可补充患者的氧合血红蛋白,改善组织缺氧。

4. 观察。密切观察患者的精神及意识状态,警惕迟发性脑病的发生。观察药物副作用。

5. 基础护理。常规做好基础护理,防止肺部感染、压疮的发生,如发生惊厥,要做好防护措施。

6. 心理护理。对意识清醒者要做好心理护理。社区护士应有耐心、细心、爱心,增强患者康复的信心,对迟发性脑病遗留的功能障碍需较长时间进行康复训练。对于自杀患者要积极引导正确认识人生,利用社会支持力量一起缓解精神困惑。

7. 健康教育。加强宣传有关预防煤气中毒知识及注意事项,对专业从事与煤气有关的工作人员,要事先进行煤气泄露现场救护与自救的培训。

> 由于该患者是中度的一氧化碳中毒,最先做的是要把患者移到空气新鲜的地方,并将随身携带的氧气给患者吸入治疗,保持呼吸道的通畅。迅速转送医院接受进一步的治疗。

ZHI SHI TUO ZHAN
知识拓展

一氧化碳(carbon monoxide,一氧化碳)是一种无色、无臭、无味也无刺激性的剧毒气体,俗称煤气。比空气略轻(相对密度为0.967),几乎不溶于水,易溶于氨水。通常在空气中含量甚少,仅为0.002%,若人体吸入气中一氧化碳超过0.01%时即有中毒的危险。空气中含量达到12.5%遇明火时可发生爆炸。

一、一氧化碳中毒的病因

1. 职业性中毒。冶炼行业产生的废气排放不当;煤气生产、运输、使用不当;交通运输的内燃机废气排放不畅均可造成空气中一氧化碳严重超标。火灾现场空气中一氧化碳浓度也可高达10%,防范不当也可发生中毒。

2. 生活性中毒。家用煤炉、石油液化气、煤油、柴油、沼气、稻草、木炭等作燃料,用于取暖、烹调以及浴室内使用燃气热水器,因通风不良、烟囱堵塞、漏气、倒风等情况时都可能发生一氧化碳中毒。另外少数人利用煤气自杀或他杀等。

二、一氧化碳中毒的发病机制

1. 组织缺氧。一氧化碳吸入人体后,85%与血液中血红蛋白(Hb)迅速结合形成碳氧血红蛋白(一氧化碳结合血红蛋白)。由于一氧化碳与血红蛋白亲和力比氧与血红蛋白的亲和力大240~300倍,而一氧化碳结合血红蛋白的解离速度又比氧合血红蛋白(HbO_2)慢3600倍,因此一氧化碳结合血红蛋白非常稳定不易解离。另外一氧化碳结合血红蛋白的存在还抑制氧合血红蛋白的解离,阻碍氧的释放和传递,从而导致低氧血症,引起组织缺氧与全身组织器官损伤。

2. 阻碍细胞能量代谢。部分一氧化碳能弥散进入细胞内与细胞色素 a_3 结合,破坏了细胞色素氧化酶传递电子的功能,阻碍生物氧化过程,阻碍能量代谢,从而使细胞能量(ATP)产生减少或停顿。

3. 直接毒性作用。一氧化碳系细胞原浆性毒物,可对全身细胞有直接毒性作用。

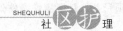

案例导入 3：有机磷农药中毒

吴女士,38 岁,丈夫外出打工,由其一人在家照顾瘫痪在床 5 年的公公和 2 个孩子,1 小时前与邻居发生口角,回家后将放在家里的农药喝了下去。被邻居发现时吴女士已经昏迷,邻居立即将其送到社区卫生服务中心。护士小李向护送者了解了情况,检查发现患者瞳孔缩小,双侧瞳孔直径 2mm,面肌有颤动,呼吸有大蒜味,测得血压 130/90mmHg,心率 90 次/min。

背景知识

急性有机磷农药中毒,是指短期内大量有机磷农药进入人体,与体内胆碱酯酶结合,抑制胆碱酯酶活性,导致乙酰胆碱积聚而引起的以毒蕈碱样作用、烟碱样作用和中枢神经系统症状为主要表现的全身性疾病。严重者可因呼吸衰竭而死亡。

工作过程

一、病情评估

(一)病史

生活性中毒有的为误服,有的为间接接触或摄入,有的有明显的精神刺激史;生产性中毒,常有明确接触史。应注意询问有机磷农药的种类、摄入量、接触持续时间,有无呕吐及呕吐物气味,患者近期精神状态、工作、生活、婚恋情况,等等。

(二)临床表现

有机磷农药急性中毒的临床表现与其种类、剂量、浓度、吸收途径等密切相关。经皮肤吸收 2~6 小时后发病;经消化道吸收 10 分钟至 2 小时内出现症状,如大剂量口服中毒可在 5 分钟内出现症状。一旦出现中毒症状,病情可迅速发展。常见的临床表现有:

1. 三大综合征。

(1)毒蕈碱(muscarine,M)样症状。出现最早,因副交感神经末梢兴奋所致。表现为平滑肌痉挛和腺体分泌增加,症状有恶心、呕吐、腹痛、腹泻、多汗、流涎、流泪、瞳孔缩小、尿频、大小便失禁、心率减慢、支气管痉挛、气促等,严重者出现肺水肿。此类症状可用阿托品对抗。

(2)烟碱(nicotine,N)样症状。因乙酰胆碱在横纹肌神经肌肉接头处过度蓄积和刺激所致。在小剂量时表现为兴奋,大剂量时表现为抑制,症状有面、眼睑、舌、四肢和全身的横纹肌纤维颤动,甚至发生强直性痉挛,而后肌力减退、瘫痪,严重者因呼吸肌麻痹而死亡。此类症状不能用阿托品对抗。

(3)中枢神经系统症状。表现为头痛、头晕、乏力、谵妄、惊厥。严重者可发生昏迷、频繁抽搐,往往因呼吸中枢麻痹死亡。

2．急性中毒程度分级。

（1）轻度中毒。主要出现 M 样的症状与体征，而未出现肌束震颤和神志方面的改变。全血胆碱酯酶活力降至正常值的 50%～70%。

（2）中度中毒。除了 M 样的症状与体征外，还出现肌束震颤等烟碱样症状，但无神志不清。全血胆碱酯酶活力降至正常值的 30%～50%。

（3）重度中毒。除上述症状外，出现肺水肿、呼吸衰竭、脑水肿、昏迷等表现。全血胆碱酯酶活力降至正常值的 30% 以下。

（三）实验室检查

全血胆碱酯酶（CHE）活力测定，是判断有机磷农药中毒严重程度、疗效、预后的重要指标。

（四）阿托品试验

静脉推注阿托品 0.5～1.0mg，10 分钟后如果出现口干、口渴、面部或全身皮肤潮红等阿托品副反应则可排除有机磷农药中毒。如果未出现上述症状，或 M 样症状减轻，分泌物减少，提示有机磷农药中毒。

> 根据临床表现判断该患者最有可能是有机磷农药中毒。为了明确诊断先给患者作了血胆碱酯酶活力测定，结果其值明显低于正常人均值。

二、急救与护理

（一）迅速清除毒物

口服中毒者，如无禁忌可以用催吐法、洗胃法和导泻法清除胃肠道内尚未吸收的毒物。洗胃液可以选择清水、生理盐水、2% 碳酸氢钠（美曲膦酯忌用）或 1∶5000 高锰酸钾（硫代磷酸酯类，如对硫磷等忌用），可以反复洗胃，直至洗出液无农药味为止。洗胃后，从胃管中注入硫酸镁或硫酸钠 20～30g 导泻。胃管要保留一段时间，必要时再次洗胃。

（二）特异解毒剂的应用

1．抗胆碱药。 临床常用的药物是阿托品。其应用原则：早期、足量、反复给药，直至"阿托品化"。"阿托品化"的指标有：颜面潮红、皮肤干燥、口干、肺部啰音明显减少或消失、瞳孔明显扩大且不再缩小、意识障碍减轻、轻度烦躁不安、心率增快、尿潴留等。

2．胆碱酯酶复能剂或重活化剂。 临床常用的药物有解磷定、氯解磷定、双复磷、双解磷等。应尽早应用，一般认为中毒 72 小时后再给复能剂疗效较差。

3．解磷注射液。 为含有抗胆碱剂和复能剂的复方注射液。

（三）促进已吸收的毒物排出

1．补液利尿。 大量补液可以稀释血液中的毒物浓度，选用利尿剂可以促进有机磷排出，但要注意维持水电解质酸碱平衡。

2．血液净化技术。 严重有机磷中毒，特别是就诊较晚的病例，要送上级医院进行透析、灌流、血液或血浆置换等血液净化技术，从血液中直接去除毒物，减少毒物对组织器官的损害，降低病死率。

（四）对症支持治疗

惊厥者给予止惊、镇静治疗；肺水肿给予高浓度吸氧、控制输液量、加用皮质激素。脑水

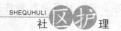

肿者用冰帽降低颅脑温度、甘露醇脱水降颅压。

（五）病情观察与护理要点

1. 密切观察患者的意识、瞳孔、血压、心率、体温、皮肤颜色变化，特别是呼吸的变化。

2. 洗胃时应注意观察洗胃液及腹部情况，有无消化道出血、穿孔等症状。

3. 做好基础护理。

4. 心理护理。了解引起中毒的具体原因，根据不同的心理特点予以心理指导。如为自杀所致，护理人员应以诚恳的态度为患者提供情感上的帮助，让家属陪伴患者，不歧视患者，并为患者保密。

（六）健康教育

生产及使用过程的中毒重在预防，忌违规操作；对服毒自杀者主要是使其懂得生命的宝贵。

> 由于患者处于昏迷状态，护士小李即给患者插入洗胃管进行洗胃，直至洗出液无农药味，随后从胃管中注入硫酸镁导泻，同时密切观察病情变化，保持呼吸道通畅，并给予氧气吸入。在药物治疗时，根据医嘱按时给药，观察药物的副作用，如阿托品等特效解毒剂中毒的表现。由于该患者有机磷农药中毒是自杀所致，所以应密切观察患者的情绪波动，积极和家属取得联系，做好心理疏导，防止再次发生同类事件。

ZHI SHI TUO ZHAN

知识拓展

有机磷中毒的几种特殊表现

一、反跳

部分有机磷农药中毒患者，在中毒症状明显好转后数日至一周内病情急剧恶化，突发肺水肿、心力衰竭、脑水肿、呼吸停止而死亡，称为反跳现象。原因可能和残留在皮肤、毛发和胃肠道的毒物重新吸收或解毒药停用过早、减量过快等有关。中、低毒类杀虫药用胆碱酯酶复能剂疗效不佳，中毒后易发生反跳，以乐果和马拉硫磷最为常见。

二、中间综合征

少数病例在急性中毒症状缓解后迟发性神经损害出现前，突然出现以呼吸肌麻痹为主的症状群，称中间综合征。主要表现为屈颈肌和四肢近端肌肉、颅神经运动所支配的肌肉以及呼吸肌的肌力减弱和麻痹。

三、迟发性神经病期

急性中毒症状消失后 2～3 周出现迟发性神经损害的阶段为迟发性神经病期，主要表现为肢体末端的感觉和运动障碍，可致肢体麻木、瘫痪、肌肉萎缩等症状。

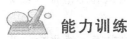

能力训练

1. 作为社区护士,对以下这个患者你会采取哪些救护措施?

徐某,男,30岁,突然昏迷一小时,由目击者送入社区卫生服务中心。检查患者发现其皮肤湿冷,面部肌肉抽搐,双瞳孔呈针尖样,双肺底有少量湿啰音,呼吸有蒜臭味。

2. 简述中毒患者洗胃的适应证、禁忌证和注意事项。

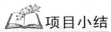

项目小结

> 急性中毒多数情况下起病急骤,病情发展迅速,如果不进行抢救,很快就会导致患者的死亡。所以在社区中抢救中毒患者应该争分夺秒,患者得到正确的抢救越早,生还的可能性就越大。

任务3　处理社区常见意外伤害(溺水、电击伤、烫伤)

学习目标

知识目标

1. 掌握常见社区意外伤害的评估。

2. 掌握常见社区意外伤害的应急处理。

能力目标

1. 全面评估常见社区意外伤害的患者。

2. 正确实施常见社区意外伤害患者的现场应急处理。

案例导入1:溺水

社区护士小李,接到呼救电话后立即赶往社区的水库边,一位16岁的男孩,已经被人从水库中救起。目击者说看见男孩在水库的中央挣扎,就跳下去把他托起,拖到岸边,在其他人的帮助下,把男孩救上了岸。护士小李观察到男孩呼吸急促,在肺部可以听见哮鸣音和湿啰音,心率108次/min,偶闻期前收缩,2~3次/min,腹部膨隆,四肢厥冷,拟"近乎淹溺"。

背景知识

淹溺是指人体面部淹没在水中,在大气道内存在液体/空气界面,导致患者无法呼吸。可分为:① 湿性淹溺。喉部肌肉松弛吸入大量水分(22ml/kg),充塞呼吸道和肺泡发生窒

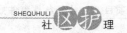

息。湿性淹溺约占淹溺者的 90%。② 干性淹溺。喉痉挛导致窒息,呼吸道和肺泡很少或无水吸入,约占淹溺者的 10%。

湿性淹溺根据吸入淡水、海水及有无污染的水源对人体产生不同的损害。淡水含极少电解质,渗透压低,进入肺泡后渗入肺毛细血管而进入血循环,使血容量增加、血液稀释。血容量增加使心脏前负荷加大可引起心力衰竭、肺水肿;血液稀释后血浆渗透压降低,水分渗入红细胞使其肿胀、破裂、溶血;红细胞破裂时大量钾离子和血红蛋白释出进入血浆,造成高钾血症,可发生心搏骤停;过量的游离血红蛋白阻塞肾小管引起急性肾功能衰竭。血液稀释还出现低钠血症、低氯血症和低蛋白血症。

海水含 3.5% 氯化钠,是血浆的 3 倍以上,而且含有大量钙盐及镁盐,为高渗液,进入肺泡后使肺毛细血管内的水分和蛋白质渗入肺泡内,使血容量降低、血液浓缩。肺泡内的水分增加及高渗海水刺激、损伤呼吸道上皮,可引起急性肺水肿、心力衰竭而死亡。血液浓缩可出现高钠血症;血容量降低可使循环衰竭;海水中的钙盐吸收引起的高钙血症可使心跳缓慢、心率失常、传导阻滞,甚至心跳停止;镁盐吸收引起的高镁血症可抑制中枢和周围神经,扩张血管和降低血压。

不论何种类型的淹溺都可引起肺顺应性降低、肺水肿、严重低氧血症和混合性酸中毒。严重脑缺氧者还可促使神经源性肺水肿的发生。淹溺者猝死的常见原因是严重心律失常。

 工作过程

一、病情评估

首先评估患者的呼吸、循环:淹溺患者的口、鼻常充满泡沫或污泥,腹部膨隆。检查颈动脉搏动。溺水者的动脉搏动难以触及,尤其是冷水淹溺时,如在 10 秒钟内未触及动脉搏动,必须按比例进行胸外按压和通气。复苏过程中可出现心律失常,甚至室颤、心力衰竭。患者常昏迷、皮肤黏膜苍白、四肢厥冷。

二、急救与护理

(一)现场救护

淹溺可在几分钟至十几分钟内导致死亡,抢救工作必须分秒必争,给予及时恰当的处理,以保证抢救的成功。

1. 迅速使淹溺者出水。 尽早使淹溺者的头面部脱离水面,防止水分的进一步吸入,尽量减少缺氧的时间。

2. 保持呼吸道通畅。 救起溺水者后立即清除口、鼻中的污泥、杂草。有义牙者取下,以防坠入气道。并将舌头拉出,牙关紧闭者应设法撬开,松解领口和紧裹的内衣、胸罩、腰带,确保呼吸道通畅。

3. 迅速倒水。 倒出淹溺者呼吸道、胃内的积水,需尽快完成,以免延误复苏。

4. 心肺复苏。 呼吸道通畅后如患者呼吸心跳停止,立即口对口人工呼吸和胸外心脏按压进行现场复苏。

5. 尽快转送。 经现场初步处理后迅速转送至附近医院进一步救治,转运途中,要保持密切监测与救治。

(二)院内救护

所有溺水者均应送往医院进行监护,心跳停止者需高级生命支持,包括尽早进行气管插管、机械通气。积极防治心律失常、心力衰竭、脑水肿、急性呼吸窘迫综合征。对淡水淹溺血液稀释者,可静脉滴注3％氯化钠溶液500ml或7.5％氯化钠溶液200ml,必要时可重复一次。对海水淹溺者应注意纠正血浓缩及血容量不足。

(三)心理护理

淹溺患者常有烦躁不安、焦虑、恐惧,社区护士应解释治疗护理的措施和目的,使其能积极配合治疗。对于自杀淹溺的患者应尊重患者的隐私权,保持心理反应的适度,防止心理反应的失常。

> 护士小李到现场后发现男孩呼吸急促,在肺部可以听见哮鸣音和湿啰音,心率108次/min,偶闻期前收缩,2～3次/min,腹部膨隆,四肢厥冷,立即将男孩倒立,试图清除他的呼吸道积水,同时刺激他咽部设法呕吐出胃部积水,然后在严密监护下把男孩送入社区医院进一步观察。

ZHI SHI TUO ZHAN

知识拓展

溺水的发生率农村高于城市,河流、水库、鱼塘密布的社区和沿海的社区发生率较高。社区护士应在社区内普及淹溺的预防和救护知识。

1. 开展游泳安全教育。 使其了解溺水的预防措施、自救和急救措施,防患于未然。

2. 加强游泳活动的组织管理。 在天然游泳场,应该有深水区和浅水区的醒目标志,定期清除淤泥和杂草,填平泥坑,以清除导致溺水事故的隐患。

3. 完善急救设施。 设有游泳池的单位,必须备有救生圈,有专门救生员巡逻监护。

4. 救生队伍的建设。 预防工作中最有效的就是建立一支专业技术精、责任心强的救生员队伍。

5. 场地器材的保障。 所有开放的水域必须按照国家规定的标准和条件开发和建造,各种安全保护器材必须配齐,还要经常检查,保证器材的性能和使用效果。

6. 医疗卫生的准备。 游泳训练前,应对全体人员进行医疗救护常识的教育。同时还要进行水质的处理、参加活动人员的健康检查、救护人员的抢救技术培训等工作,认真做好这些工作就是最好的预防。

案例导入2:电击伤

患者,男,35岁。因右手不慎触及高压电线,致全身多处烧伤。被目击者即刻送入社区护理服务站,护士小李立即接待了患者,检查:患者神志清醒,面部表情痛苦,呻吟不止,处于极度恐惧状态。在患者的左上臀、左大腿、右背部分别可见约4cm×3cm大小伤口,无渗血,局部干燥,皮肤变黑。右手处于屈腕位,腕关节活动受限,右手背红肿,伴有水泡,基底苍白,各手指皮肤焦黑,指关节活动障碍,指关节电流入口处三度烧伤,伤处成焦痂,奇臭。

背景知识

电击伤是指超过 38 伏以上的电压以一定量的电流作用于人体所引起的组织损伤和功能障碍,可引起全身性损伤和局限性损伤,重者发生心跳、呼吸停止。一般是日常的触电事故或闪电雷击所引起,大多是直接接触电源触电,但在高压或超高压的电场下,电流可击穿空气或其他介质产生"非接触"触电。

电击伤对人体造成的主要损伤机制是电流引起的机体电生理紊乱、电组织烧伤和电火花烧伤三个方面。

1. 电生理紊乱。 是外界电流扰乱了机体正常的电生理活动,主要由交流低频电引起,尤其是 $50\sim60Hz/s$ 的市电,交流电峰落在心脏应激期,引起心律失常,严重者导致心室颤动或心脏停搏,常为低压触电($220\sim380V$)死亡原因;高压电可使延髓呼吸中枢的肌细胞膜内外离子平衡变化,使中枢神经系统神经传导阻断,引起呼吸中枢抑制、麻痹,呼吸肌强直性收缩最终导致呼吸停止,常为高压触电死亡原因。

2. 电组织烧伤。 是电流通过有一定阻抗的组织产生热能引起,烧伤程度与电流强度、电压高低、接触时间成正比,与触电部位的电阻成反比,还与电流种类、频率高低、环境条件等因素有关。高压电($1000V$ 以上)对机体损伤最大。人体血管、淋巴管、肌肉含水量大,神经导电性能好,这些组织的电阻小,通过的电流量大,极易受损;肌腱、脂肪、骨骼等组织电阻大,通过的电流量小,损伤相对较轻;干燥的皮肤电阻较大,但直接与电源接触或电流进出机体的局部皮肤损伤较重,其他部位的皮肤损伤较轻。电组织烧伤以深部的肌肉、血管、神经为主,深部烧伤重于浅部。

3. 电火花烧伤。 是电路短路产生的火花、火焰引起的局部烧伤,首先累及皮肤,由浅入深,浅部烧伤程度重于深部,与普通热力烧伤相似。

工作过程

一、病情评估

1. 询问。 询问电击通电时间、电流强度,检查电流进口及出口,确认电流途径。

2. 评估全身情况。 遭电击后轻者可出现面色苍白、反应迟钝、呆滞、四肢软弱、心悸,同时可存在肌肉疼痛或短暂抽搐。严重者会出现休克或昏迷。需要强调的是,电击后数分钟或一周左右,会出现神经麻痹、呼吸、心跳停止等征象,外表上呈现昏迷不醒的状态,对此不应认为是死亡,而应看作是"假死"。这是由于心室纤颤、延髓中枢受抑制或呼吸痉挛引起的。但呼吸中枢和心脏若同时受损,多立即死亡。闪电损伤引起的呼吸停止的时间长,还可造成骨折,皮肤Ⅰ、Ⅱ度烧伤及复苏后神经系统的异常。

3. 评估局部情况。 电击部位多有灼伤,进口多见于上肢,局部组织坏死,皮肤焦黄或完全炭化。深部组织如肌肉、血管、神经等严重损伤和坏死,组织迅速水肿。接地的肢体有电流的出口,类似爆炸或枪伤的伤口。

二、急救与护理

1. 立即脱离电源。最好的办法是关闭电源、切断电路;如果难以关闭电源,应使用绝缘物体将伤者挑推离开电源,救助者切不可徒手接触伤者。在此过程中,要注意两点:一是避免给伤者造成其他伤害;二是救助者注意自身安全。

2. 心肺复苏。脱离电源后,确认患者心跳停止后,将其置于仰卧位,开放气道,清除口腔异物。若伤者呼吸微弱或不规则,甚至停止,可给予口对口人工呼吸。若心跳停止,立即进行心肺复苏。有心室纤颤者,立即除颤。

3. 心电监护。在电击过程中,由于电压、电流、频率的直接影响和组织损伤后产生的高钾血症及缺氧等因素,均可引起心肌损害和心律失常,因此必须进行心电监护。发现有心律失常和高钾血症应予以纠正。

4. 局部治疗。较小面积的电烧伤可按一般Ⅲ度烧伤就地处理,创面形成的硬痂切开减压,然后严格消毒、包扎。较大面积的电烧伤可导致远端肢体发生缺血性坏死,可考虑行筋膜松解术,甚至截肢。不能确定范围的,3～4天后再行探查,继续清创。

5. 防治并发症。预防感染,纠正水电解质失衡,防治脑水肿和急性肾功能衰竭。

> 由于该患者神志清醒,呈痛苦貌并呻吟不止,处于极度恐惧状态,护士小李立即给患者护理评估后,告之患者目前的病情,并给患者心理安慰,同时汇报了社区医生,医嘱:地西泮针 10mg IM St,哌替啶针 75 mg IM St,小李立即执行注射。不一会儿,患者疼痛明显减轻,恐惧感缓解,进入睡眠状态。小李立即准备伤口处理包配合医生给患者的灼伤伤口进行了相应的处理。(具体详见灼伤案例)

知识拓展
ZHI SHI TUO ZHAN

在社区中发生电击伤的原因包括以下几个方面:

1. 日常生活中的意外事故,如孩子放风筝时,线搅在电线上;有人拉电线到池塘捕鱼;用鸟枪打停在电线上的鸟雀,不慎打断电线;闪电打雷时在山坡上或树下躲雨遭受雷击;暴雨、火灾、地震、房屋倒塌等使高压线断后落地而触电;年久失修的电线未检修电,雨中奔走视物不清易误触断落的电线而触电。

2. 线路架设违规,因电线过低,或电力线与电话线共用一根线杆,久之绕在一起,刮风下雨人接电话而触电。

3. 用电设备损坏未及时修理,如日常照明用的电灯开关、灯头损坏,插座盖子破损未及时修理而触电。

4. 不合规格电动机、变压器等电气设备不检修,铁壳上不装接地线,线圈的绝缘层损坏仍在使用等而造成触电。

5. 不遵照安全用电规程操作,如不拉断开关和闸盒进行检修,安装电灯、电器等。不懂安全用电常识,自行安装电器、灯头、插座等触电。

6. 抢救触电者时,不用绝缘材料去挑开电线,而用手直接拉伤员,从而使救护人员触电。

触电方式包括:

1. 一相触电。人站在地上,碰到一根电线,电流由触电处通过身体(脚)与地面相通,身体为导电体。如果脚穿胶鞋或站立在木板等绝缘体上就不会发生触电。日常生活中的触电多属于这一种。

2. 二相触电。人体的两处同时碰到两根电线,电流由电位高处向电位低处贯通全身,构成电流回路,使人触电。

3. 跨步电压触电。是指当一根电线落在地上,此电线之落地点为圆心,20m 以内地面有许多同心圆,这些圆周上的电压是各不相同的(即电位差)。离圆心越近电压越高,离远的则低。当人走进圆心 10m 以内,双脚迈开时(约 0.8m),势必出现电位差,这就叫跨步电压。电流从电位高的一脚进入,由电压低的一脚流出,通过人体使人触电。

社区护士应加强对社区居民进行用电安全教育,使社区居民了解触电自救的注意事项。

案例导入 3：烫(灼)伤

某日夏季的中午,王阿姨不小心打翻了一大锅刚烧好的热稀饭,滚烫的稀饭顺着王阿姨的大腿一直流到脚背上。当时没做任何处理,就被家人送入社区卫生服务中心。

背景知识

烫伤是生活中常见的损伤,小孩、老年人、孕妇以及偏瘫患者等是平时发生烫伤或灼伤的高危人群。社区中常见的是热力烫伤,如开水、热蒸汽、火焰、热稀饭、热金属。另外还可见化学性灼伤,如强酸、强碱等。

工作过程

一、病情评估

(一)烧伤深度的评估

按国际通用的三度四分法分类,见表 8-1。

表 8-1 不同深度烧伤的评估要点

深 度	局部体征	局部感觉	预 后
Ⅰ度(红斑)	仅伤及表皮,局部红肿、干燥,无水疱	灼痛感	3～5 天愈合,不留瘢痕
Ⅱ度 浅Ⅱ度	伤及真皮浅层,水疱大、壁薄、创面肿胀发红	感觉过敏	2 周可愈合,不留瘢痕

深　度	局部体征	局部感觉	预　后
Ⅱ度 深Ⅱ度	伤及真皮深层,水疱较小,皮温稍低,创面呈浅红或红白相间,可见网状栓塞血管	感觉迟钝	3～4周愈合,留有瘢痕
Ⅲ度	伤及皮肤全层,甚至达皮下、肌肉、骨等。形成焦痂。创面无水疱、蜡白或焦黄,可见树枝状栓塞血管,皮温低	消失	肉芽组织生长后形成瘢痕

(二)烧伤面积的评估

可采用简便的手掌法。伤员五指并拢,其手掌面积约为体表面积的1%。用于散在的小面积烧伤(烧伤皮肤取加法)或特大面积烧伤(健康皮肤取减法)的评估很方便,但欠准确。

(三)烧伤严重程度的评估

1. 轻度烧伤。 总面积在9%以下的Ⅱ度烧伤。

2. 中度烧伤。 总面积在10%～29%或Ⅲ度烧伤面积在9%以下的烧伤。

3. 重度烧伤。 总面积在30%～49%之间或Ⅲ度烧伤面积在10%～19%之间,或总面积不超过30%,但有下列情况之一者:全身情况严重或有休克者,有复合伤或合并伤(如严重创伤、化学中毒等),有中、重度吸入性损伤者。

4. 特重烧伤。 总面积在50%以上或Ⅲ度烧伤面积在20%以上者。

　　护士小李立即检查患者,评估患者的局部和全身情况,一边用冷水冲淋局部,一边用剪刀剪掉已经与皮肤黏着的外裤。

　　经过对王阿姨的受伤面积以及受伤深度的评估,初步判断王阿姨是轻度烧伤。但是王阿姨非常焦虑,大声喊叫,全身大汗淋漓。

二、急救与护理

(一)现场急救

1. 挽救生命。 迅速将伤者救离现场,脱离热源,降低局部温度,烧伤的肢体尽早用大量清水冲洗,或浸泡于冷水中。如有呼吸道受烟雾、热力等损害,须十分重视呼吸道通畅,必要时气管切开(勿等待呼吸困难表现明显),及时给予氧气。伤处的衣裤袜之类应剪开取下,不可剥脱。

2. 保护受伤部位。 根据创面大小,因地制宜采用各种清洁的布类物品保护创面,以免再污染,切忌乱涂不洁、带色的药物或油脂,以免影响创面深度的估计和进一步的处理。

3. 镇静止痛: ① 安慰和鼓励患者,使其情绪稳定。② 酌情使用地西泮、哌替啶等。因重伤者可能已有休克,用药须经静脉,注意避免抑制呼吸中枢。③ 手足烧伤的剧痛,常可用冷浸法减轻。

4. 尽快安全转送。 争取在休克发生前或伤后1～2小时内转送。若烧伤严重、难以在1～2小时内送到附近医院者,应待休克控制后再转送。转送前要做好准备工作,路途中随时处理意外情况,到达要交代病情记录及用药情况。

(二)补液治疗

如患者被送到社区卫生中心抢救,根据Ⅱ度、Ⅲ度烧伤面积,尽早补液以维持有效血循环量。

1. 早期补液的量和种类。常用的补液方案：一位体重 60kg 烧伤Ⅱ度面积 30％的患者，每 24 小时内补液量应为[60×30×1.5(额外丢失)]＋2000(基础需水量)＝4700(ml)，其中晶体液 1800ml、胶体液 900ml 和葡萄糖液 2000ml。第二个 24 小时应补晶体液 900ml、胶体液 450ml 和葡萄糖液 2000ml(共 3350ml)。晶体液首选平衡盐液，其次选用等渗盐水等。胶体液首选血浆，也可用右旋糖酐、羟乙基淀粉等暂时代替。

2. 补液方法。第一个 24 小时补液量的 1/2 应前 8 小时内补入体内，以后 16 小时内补入其余 1/2 量。对面积较大或(和)血压降低者，需快速静脉输液。建立有效的周围或中心静脉通路(穿刺、置管或切开)。

以上为伤后 48 小时的补液方法。第 3 日起静脉补液可减少或仅用口服补液，以维持体液平衡。

(三) 创面处理

Ⅰ度烧伤创面一般只需保持清洁和防避再损伤，面积较大者可用冷湿敷或市售烧伤油膏以缓解疼痛。Ⅱ度以上烧伤创面需用下述处理方法。

1. 创面初期处理，又称烧伤清创术。目的是尽量清除创面沾染，以灭菌盐水或消毒液冲洗创面，轻轻拭去表面的黏附物，已破的水泡表皮也予清除，直至创面清洁。

2. 新鲜创面用药。主要为了防治感染，促使创面消炎趋向愈合。应根据烧伤的浓度和面积选择药物。

(1) 小面积的Ⅱ度烧伤、水泡完整者，可在表面涂以碘伏或氯己定等；然后抽出泡内液体，加以包扎。

(2) 较大面积的Ⅱ度烧伤、水泡完整，或小面积的水泡已破者，剪去水泡表皮；然后外用"湿润烧伤膏"(中西药合制)或其他烧伤膏(含制菌药和皮质醇)，创面暴露或包扎。

(3) Ⅲ度烧伤表面也可先涂以碘伏，准备去痂处理。创面不宜用甲紫、红汞或中药粉末，以免妨碍创面观察。也不宜轻易用抗生素类，因为容易引起细菌耐药。

3. 创面包扎或暴露。包扎敷料可以保护创面、防止外源性沾染、吸收一部分渗液和辅助药物黏附于创面。暴露创面可以随时观察创面变化，便于施布药物和处理创痂。

4. 去痂。深度烧伤的创面自然愈合的过程缓慢，甚至不能自愈。这类创面自然愈合后形成瘢痕或瘢痕增生症(瘢痕疙瘩)，可造成畸形和功能障碍。为此，应积极处理，使创面早日愈合。原则上，深度烧伤宜用暴露疗法，在 48～72 小时内开始手术切痂和植皮。

5. 植皮。目的是使创面早日愈合，从而可减少烧伤的并发症，利于功能恢复。

(四) 抗感染

1. 感染创面的处理。感染不仅侵蚀组织阻碍创面愈合，而且可导致脓毒血症和其他并发症，必须认真处理以消除致病菌、促进组织新生。

2. 全身性感染的防治。烧伤后的全身性感染，少数在早期可能与休克合并发生(称暴发性脓毒血症)，后果极严重；多数在组织水肿液回收阶段(多在伤后 48～72 小时)发生；焦痂分离或广泛切痂时，也容易发生。监测感染发生的迹象，合理使用抗生素，增强免疫力。

（五）营养支持

营养支持可经胃肠道和静脉,尽可能用胃肠营养法。因静息能量消耗明显增加,需要补充的总能量可达 10500～16800kJ（2500～4000kcal）。

> 王阿姨的烫伤面积约 5%,有散在的完整水泡,也有小面积的水泡已破,小李在完整水泡表面涂以碘伏,然后用消毒注射器抽出泡内液体,加以包扎。对于已破的水泡,剪去水泡表皮,涂上烧伤膏后包扎。由于王阿姨是轻度烧伤,小李告诉王阿姨处理好伤口后就可以回家了。但是王阿姨情绪较紧张,给口服镇静止痛药。另外护士小李向王阿姨及家属做了保护伤口敷料和按时来医院换药的健康教育。

知识拓展

特殊类型的烧伤有以下两种:

一、化学烧伤

强酸烧伤的特点是使组织脱水、蛋白沉淀凝固,迅速结痂,一定程度上限制了向深部组织侵蚀。强碱烧伤的特点是与组织蛋白结合,形成碱性蛋白化合物,易于溶解,进一步使创面加深;皂化脂肪组织;使细胞脱水而死,并产热加重损伤。因此它造成的损伤比强酸严重。

二、吸入性烧伤

多为吸入火焰、蒸汽或刺激性烟尘、气体引起。轻度烧伤仅限于咽喉以上,口、鼻、咽黏膜发白或脱落,分泌物增多,伴刺激性咳嗽、吞咽困难或疼痛。中度烧伤在支气管以上,声嘶、呼吸困难。重度烧伤深达细支气管,呼吸困难发生早且重,肺水肿出现较早。

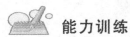

能力训练

男性,40 岁,体重 60kg,因躺在床上吸烟引燃蚊帐,致使双上肢、躯体被烧伤,伤后 20 分钟到达医院就诊。请问如何处理伤口? 烧伤面积是多少? 如何补液?

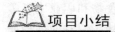

项目小结

> 意外伤害在社区中并不少见。它的发生常常不可预料,而无法进行有效预防;很多意外伤害能在很短时间内对患者造成严重伤害,甚至危及生命;有时伤害的波及面大,可以造成多人受伤,包括对救助者和同一环境中所有的人。因此,社区护士对意外伤害要有充分的认识,在掌握对受伤者施救的技能的同时也要掌握自身防护技能。

（陈小杭）

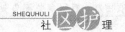

任务4　处理社区常见灾害

学习目标

知识目标

1. 了解常见灾害对社区造成的危害。
2. 熟悉灾难救护的准备工作。
3. 掌握灾难紧急救护过程。

能力目标

1. 正确实施灾难紧急救护过程。
2. 能够对社区中灾难卫生需求进行评估。
3. 能做好灾时医疗救护区感染的预防与控制。
4. 做好灾后传染病的预防和控制。
5. 有针对性地开展健康教育和心理干预。

案例导入

护士小李进入摩西镇社区卫生服务中心工作才1年多,就遇上了特大暴雨对当地以及周边地区的袭击,从凌晨2点至次日早晨8点,6小时降雨量高达224.2mm,是当地有记载最大降雨量的2倍。社区受灾情况严重,数百间民房倒塌,上千人无家可归。并有多人在洪水中失踪和受伤。大片农作物受淹,失踪大牲畜近千头。通信、交通中断。小李立即投入到社区的抗洪救灾工作中。

背景知识

社区灾害包括自然灾害和突发公共卫生事件。自然灾害如洪涝、干旱、地震、台风等引起社区居民的伤亡,社区自然环境的破坏,生态环境的损坏;突发公共卫生事件如突然发生的严重损害社区居民健康的重大传染病疫情、群体性不明原因疾病、重大食物和职业中毒等其他严重影响社区居民健康的事件。两者对社区造成的破坏和影响超过社区原有的处理能力,社区产生大量特殊需求,必须得到多方支持,多部门的合作才能减轻所受的破坏并得到恢复和重建。

一、洪涝灾害的特点

1. 地区性。我国洪涝灾害影响范围广泛,受害最严重的地区主要是东南沿海地区、湘赣地区和淮海流域。

2. 季节性。以7—9月份多发。洪涝时间分布的特点是南部早、北部晚。

3. 周期性。 我国洪涝灾害连年不断,据统计洪涝灾害具有明显的峰值期。

二、洪涝造成的危害

1. 生态环境破坏。 洪水泛滥,淹没了农田、房舍和洼地,灾区人民大规模迁移;各种生物群落也因洪水淹没引起群落结构的改变和栖息地的变迁,从而打破了原有的生态平衡。

2. 水源污染。 洪涝灾害使供水设施和污水排放条件遭到不同程度的破坏。这些水源污染以生物性污染为主,主要反映在微生物指标的数量增加,饮用水安全性降低,易造成肠道传染病的暴发和流行。

3. 食品污染。 洪涝灾害期间,食品污染的途径和来源非常广泛,对食品生产经营的各个环节产生严重影响,常可导致较大范围的食物中毒事故和食源性疾病的暴发。

4. 媒介生物滋生。

(1) 蚊虫。灾害后期蚊类滋生场所增加,导致蚊虫密度迅速增高,防护条件差,被蚊虫叮咬的机会增加,从而导致蚊媒病的发生。

(2) 蝇类。在洪水地区,生活环境恶化,为蝇类提供了良好的繁殖场所。促使成蝇密度猛增,蝇媒传染病发生的可能性很大。

(3) 鼠类。洪涝期间由于鼠群往高地迁移,因此导致家鼠、野鼠混杂接触,与人的接触机会也多,有可能造成鼠源性疾病暴发和流行。

5. 传染病流行。

(1) 疫源地的影响。洪水淹没了某些传染病的疫源地,加大了疾病传播机会。

(2) 传播途径的影响。洪涝灾害改变生态环境,各种病媒昆虫密度增大,导致某些传染病的流行。疟疾是常见的灾后疾病。

(3) 洪涝灾害导致人群迁移引起疾病。由于洪水淹没或行洪,一方面使传染病转移到非疫区,另一方面使易感人群进入疫区,这种人群的迁移极易导致疾病的流行。

(4) 居住环境恶劣引起发病。洪水毁坏住房,灾民临时居住于简陋的帐篷之中,白天烈日曝晒易致中暑,夜晚易着凉感冒,年老体弱、儿童和慢性病患者更易患病。

(5) 个体免疫力降低和精神心理压力。免疫力降低,使机体对疾病的抵抗力下降,易于传染病的发生。另外,心情焦虑,情绪不安,精神紧张和心理压抑,影响机体的调节功能,易导致一些非传染性疾病和慢性传染病增加发作机会。

三、灾难救护的准备工作

(一) 组织准备

全面做好灾难救护人员、技术装备、药品供应、后勤保障等组织准备。通过完善组织体制,使灾难应对各相关部门之间紧密协作,信息互通,职责明晰,提高灾难救护的资源利用和保障效率。

(二) 队伍建设

1. 储备救灾人力资源。 加强灾难救护的专业理论学习,提高救护人员的灾难应对能力。

2. 培训与演练。 对灾难救援医护人员和管理人员进行灾难应急救援的专门培训,定期进行灾难救援的模拟演练,增强应急反应速度和救灾实战能力。

(三)预案准备

1. 全面性原则。制订和完善不同类型灾难的应急救援预案和救护工作流程。

2. 针对性原则。根据不同灾情、不同地区,制订和完善针对性的灾难救护预案。

3. 系统性原则。灾难救护的应急准备是一项系统工程,统筹各项应急行动方案,衔接好各种应急指挥程序,协调各应对部门和资源,同时兼顾应急准备与日常工作。

(四)技术准备

1. 开展针对性训练,提高灾难救治水平。

(1) 重视灾难救治特殊技术的训练,提高对灾难特殊伤情的紧急处置能力。

(2) 提高对特殊灾难的监测能力,尤其是对新发危险源的实验室诊断能力。

(3) 以提高灾难应对能力为目标,重点是大规模灾难应急准备。

(4) 普及培训检伤分类和救治基本技术。

2. 重视心理支持,提高心理干预能力。

3. 加强灾难救护专业人员的培养,定期开展灾难医学的专业技术培训,逐步实现灾难救护专业化。

(五)物资准备

1. 储备规定应急药品和器材,根据可能面临的救护任务,及时调整药品和救护设备。

2. 做好应对不同类型灾难所需的应急物资和设备保障的准备,确保在外援补充前能满足灾后一定时期的自我保障需要。

3. 增加灾难应急准备的投入,实现应急物资和救护人力保障。

(六)信息准备

构建灾难信息数据库和灾难信息采集、分析决策系统,提高灾情评估与搜集能力,实现及时掌握灾区所需和灾难救护力量的配置运行状况,实时指导灾难救护。

 工作过程

洪涝灾害可以造成严重的人员伤亡,各级医疗部门积极行动起来,组织专门的医疗小组,抢救和治疗伤员,尽量减少人员的伤亡。小李加入了社区组织的医疗救援小组,在统一的指挥下,开始搜救伤员。

一、灾难紧急救护过程

灾难紧急救护可分为伤员搜寻与营救、分类与初步救治、确定性救治和伤员后送四个阶段。

(一)搜寻与营救阶段

1. 尽快组织灾难现场民众的自救和互救。绝大多数灾难早期受困伤员救出,很大程度上依靠现场民众自救和互救。

2. 尽快建立灾难现场搜救指挥体系来协调搜救行动。

3. 及早启动专业救援队伍。专业救援队一般需具备搜寻、救援、医疗、技术及后勤协助等能力。

4. 灾难伤员搜寻和营救行动严格遵循流程。在灾难现场指挥下维持搜寻秩序,建立工作区域,按搜救流程,搜救幸存者。

5. 灾难伤员搜寻和营救要有针对性。灾难现场救护的作业程序要根据现场环境、伤员人数和伤情特点,有针对性地制订营救计划。

6. 灾难现场伤员搜救与救护工作密切配合,避免搜救过程中伤员受到进一步伤害。

7. 确保灾难现场营救人员的安全。进入有生命潜在威胁的灾难现场前,营救人员须对现场进行危险性评估,按操作程序实施营救,并让所有搜救人员明确危险警示信号和营救撤退流程。

8. 确定大规模伤员搜救的优先等级,并将搜救资源按比例配置到每个搜救区域。优先考虑最可能有幸存者的区域及潜在幸存人数最多区域。搜救优先级别考虑因素:幸存者生还的可能性和耐久能力;搜救难度和所需时间;搜救行动的预计结果;搜救人员的安全。

(二) 分类与初步治疗阶段

1. 灾难现场伤员数量多,医疗需求与可利用资源之间出现不平衡。通过伤员分类,可以实现尽最大努力救治伤员。

2. 灾难现场伤员分检要简洁快速,并要与后续救护环节有效衔接。

3. 准确判断伤情,提高伤员分检速度和伤员分检准确率,分检伤员后及时转运。

4. 灾难伤员检伤分类应动态评估。为最大限度地利用灾时有限的资源,伤员从现场至确定性治疗全程是一个动态分检过程。

5. 灾难现场伤员检伤分类后应予标志和登记,以便安排后送和救治。

6. 灾难现场伤员的初步救治原则是先救命后治伤,先重伤后轻伤,先抢后救,抢中有救。

(三) 确定性治疗阶段

1. 社区医疗单位是灾难伤员确定性治疗的主要场所,根据医疗救护能力客观评估其灾时的救护能力。

2. 灾时开辟灾难伤员救治缓冲区,开设灾难伤员特殊感染病区等。

3. 灾后尽早建立临时伤员救治场所,恢复灾区的伤员确定性治疗能力。临时伤员确定性治疗场所应符合基本救护要求,能开展紧急的确定性救治措施,包括心肺脑复苏、辅助通气、抗休克和抗感染等。

4. 根据现有医疗资源和救治能力,伤员在确定性治疗阶段仍需要开展分类治疗,把握救治重点,按伤员的伤情严重程度分别予以相应的确定性治疗优先顺序。

(四) 伤员后送阶段

1. 先分类再后送,在灾难伤员检伤分类的基础上,按照伤员的伤情严重程度及医疗资源的分布状况,合理选择伤员的后送方式和后送目的地。

2. 根据不同伤员后送方式的特点,采取相应的伤员后送途中的救护措施和物资保障。

3. 保证后送的安全和快速,后送前需做好必要的医疗处置,并评估后送风险,后送医疗人员应严密观察伤员途中病情变化和作必要的急救处理。

4. 危重伤员后送途中不能中断救护。

5. 后送伤员接收医疗机构的选择应考虑以下因素。

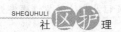

（1）伤员的严重程度。

（2）医院的救护能力和特长。

（3）伤员的人数。

（4）可提供救护的医院数量。

（5）可提供救护医院与灾区的距离。

（6）转送伤员至医院所需的时间。

（7）灾时环境。

6．做好与伤员接收医院的有效衔接。

二、灾难的社区卫生应对的评估

1．社区中灾难卫生需求评估与伤员紧急救护应同时进行。大规模灾难紧急救护时，为指导灾难公共卫生应对，还需通过灾后早期评估，了解灾难对公共卫生和医疗基础设施的影响。

2．准确的灾难卫生需求评估是使有限的应对资源发挥最大效率的基础。评估内容包括灾区的灾难应对能力和整体社区卫生状况。

3．应动态评估灾难卫生需求及其应对状况。

三、灾时医疗救护区感染预防与控制

1．评估医疗救援环境和可用于感染控制的相关资源。

2．充分利用现有资源和条件，使灾难救护所使用的医疗器械的消毒灭菌达到基本要求。

3．隔离灾难中有感染的伤员，消毒其所处的环境。

4．加强对灾难救护使用的临时（简易）手术室和病房的感染监测与管理。

5．重视灾难救护人员的防护。

6．保持环境卫生，严格管理灾难救护所产生的医疗垃圾。

四、灾后传染病预防和控制

1．迅速开展社区卫生学评估。评估内容包括灾区疫情动态、防疫人力和防疫物资等。

2．科学开展消毒杀虫工作。灾难现场要科学消杀、重点消杀和合理消杀，但灾区不是疫区，应区分重点区域和一般区域。

3．加强居民饮水监测。灾后极有可能导致肠道传染病如霍乱、伤寒、细菌性痢疾和感染性腹泻等疾病的暴发流行，应对灾区居民饮水进行严密监测。

4．加强计划免疫督导评估。

5．尽快恢复疾病监测体系，加强当地原有和灾后易发传染病的监测，及时排查可疑传染病。

五、灾难医学心理干预

1．心理危机干预是灾难救护工作的重要组成部分。灾后应根据救灾工作的部署，合理安排灾难心理危机干预的工作重点。

2．进行心理危机干预活动，应采取措施确保干预得到完整地开展，避免再次创伤。

3．对有不同需要的受灾居民应综合应用干预技术，实施分类针对性干预。

4．以科学的态度对待心理危机干预，明确心理危机干预不是"万能钥匙"。

5．对重点人群采用"稳定情绪"和"心理辅导"技术开展心理危机救助。

社区护士小李除了按照程序和社区其他人员一起积极地抢救和治疗伤员，大雨过后，还做了如下的工作：① 饮用水卫生。选择并保护好水源，配合有关部门对饮用水进行净化消毒，加强供水设施的消毒。② 食品卫生。小李对灾区居民开展预防食物中毒的健康教育，使居民了解霉变粮食可引起各种严重的食物中毒；发生食物中毒的现场处理包括患者的救治与报告、停止食用中毒食品、食物及环境的消毒处理等；加强食品卫生监督管理，对水淹过的食品生产经营单位进行食品设备、容器、环境的清洁消毒，防止食品污染和使用发霉变质原料。③ 灾民住所的卫生。首先指导灾民选择安全和地势较高的地点，搭建帐篷、窝棚、简易住房等临时住所，做到先安置、后完善。在灾民聚集点选择合适地点，指导搭建应急临时厕所，做到粪池不渗漏。合理布设垃圾收集站点，有专人负责清扫、运输，做到日产日清，对一些传染性垃圾采用焚烧法处理。严格做到洪水退到哪里，环境清理就搞到哪里，消、杀、灭工作就跟到哪里。④ 传染病控制。小李配合其他工作人员建立了疫情报告网络，及时反馈信息，以便采取预防决策。同时采取措施提高人群免疫水平，对某些疾病进行疫苗的应急接种和服药预防，有针对性地展开强化免疫和预防服药等，以控制灾区的传染病暴发流行。⑤ 采取了防蚊、防蝇、灭鼠措施。搞好环境治理，在临时搭建的室内外喷洒药物。⑥ 健康教育。小李明白洪水灾区健康教育是促进救灾防病措施落实的重要保证，小李和健康教育专业人员一起，有计划有步骤地将健康教育措施落到实处，每天奔走于学校和灾民的临时住所，除了举行大型的健康教育讲座外，同时给灾区的卫生工作人员指导，也从生活中及时宣传预防疾病的措施，纠正不良的生活习惯。⑦ 配合前往灾区的其他专业人士一起给灾民进行心理辅导。

经过卫生工作人员近3个月的努力，灾区居民都住上了临时的住所，并能对灾难的发生进行良好的调适，灾区的整体卫生状况（饮用水、食品、住所卫生、昆虫媒介的控制等）还不错，没有发生传染病的流行。小李等卫生工作人员感到从未有过的自豪。

ZHI SHI TUO ZHAN

知识拓展

一、灾难医学的概念

灾难医学是研究在各种自然灾害和人为灾难所造成的灾害性损伤条件下实施紧急医学救治、疾病预防和卫生保障的一门科学，涉及急救医学、创伤外科学、危重病医学、卫生学、流行病学、社会学、心理学，还涉及地震学、气象学、军事学等有关学科，是一门与急救医学密切相关而又有显著区别的综合性医学学科。

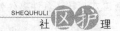

二、灾难救援护理的概念

灾难救援护理指应用灾难护理学特有的知识和技能,与其他专业领域开展合作的基础上,为减轻灾难对人类的生命、健康所构成的危害而开展的护理相关活动。

三、灾难救援护理的内容要点

1. 伤员现场救护。 在灾难现场迅速为伤员提供现场救护。

2. 伤员转运监护。 承担转运途中的伤员生命体征监测和病情观察,做好基础护理。

3. 伤员心理护理。 对灾难伤员出现的心理问题,进行心理疏导。

4. 灾区医院护理秩序的重建。 协助灾区医院重建护理秩序,共同开展救护工作。

5. 灾难现场与医疗救治点的消毒工作。 做好消毒工作,控制传染病爆发。

6. 对灾区伤员和民众的卫生宣教。

四、灾难致伤的检伤方法

(一)行动检查
1. 指引能行动自如的伤者到一指定区域(绿区)。
2. 此类伤者均属第三优先。
3. 到不能行动自如的伤者处继续检查。

(二)呼吸检查
1. 为所有不能行走的伤者进行呼吸检查。
2. 如有需要先保持气道畅通(同时要小心保护颈椎),可用提颏法等。
3. 每分钟呼吸少于 10 次或多于 29 次(红区)。
4. 没有呼吸。

(三)血液循环检查
1. 检查桡动脉或微血管血液循环回流时间。
2. 任何循环不足(不能感觉到桡动脉跳动或微血管血液循环回流时间大于 2 秒)(红区)。
3. 循环良好→第四步。

(四)清醒程度检查
1. 检查脑部有否受伤。
2. 询问伤者简单问题或给予简单指令。
3. 能回答或按照指令行事(绿区),回答不确切(黄区),不能回答(红区)。

五、灾难现场检伤分类标准和标志

1. 第一优先(红色标志)。 非常严重的创伤,但如及时治疗即有可生存的机会。

2. 第二优先(黄色标志)。 有重大创伤但可短暂等候而不危及生命或导致肢体残缺。

3. 第三优先(绿色标志)。 可自行走动及没有严重创伤,其损伤可延迟处理,大部分可在现场处置而不需送医院。

4. 第四优先(黑色标志)。 死亡或无可救治的创伤。

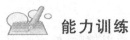

能力训练

1. 社区中正在改建农贸市场,由于台风刮倒了五层楼高的脚手架,压在了尚未完工的农贸市场的屋顶上,导致屋顶塌陷。十几个正在施工的工人被压。请问你将如何展开对伤员的搜寻与营救工作?

2. 如果出现大批的伤员需要抢救,你作为一名社区护士如何对现场伤员进行分类? 初步救治原则是什么?

项目小结

> 社区灾害的发生大多具有突发性,可以造成大批的伤病员,因此社区灾害救护工作具有突击性、复杂性、连续性等特点。社区护士在抗灾救护中应听从统一指挥,将社会和群众的利益放在首位。与各个救援团队间密切合作,相互协调,严格遵守救援工作程序和相关法规要求,使得社区在紧急局势下的抗灾工作顺利进行。社区护士要以良好的专业人员形象,教育社区居民以科学的态度、健康的心理对待灾情,同时为受灾居民提供人文关怀,争取将灾害带给社区居民的生理和心理的损伤降到最低。

自测习题

一、选择题(A1 型题)

1. 成人胸外心脏按压的频率是 （ ）
   A. 80 次/min　　　B. 90 次/min　　C. 100 次/min　D. 105 次/min
   E. 105 次/min

2. 成人胸外心脏按压的深度是 （ ）
   A. 2～3cm　　　B. 3～4cm　　　C. 4～5cm　　　D. 5～6cm　　　E. 6～7cm

3. 急性一氧化碳中毒患者的严重程度取决于 （ ）
   A. 环境中一氧化碳的浓度　　　　B. 接触一氧化碳的时间
   C. 患者需氧要求的高低　　　　　D. 患者的年龄和性别
   E. 患者血中碳氧血红蛋白的饱和度

4. 关于淡水淹溺的病理生理变化,以下不正确的是 （ ）
   A. 血容量增加　　B. 高氯血症　　C. 高钾血症　　D. 低钠血症
   E. 低蛋白血症

5. 口服毒物一般在几小时内洗胃最有效? （ ）
   A. 2 小时　　　　B. 4 小时　　　C. 6 小时　　　D. 8 小时　　　E. 12 小时

6. 当你对清醒的成人气道异物梗阻患者实施腹部冲击手法时,患者突然意识丧失而倒地,下一步应怎么办? （ ）

A. 将患者翻过身，在两肩胛骨之间进行 5 次背部冲击。

B. 将患者平卧在地，开放气道并提供快速、有力的口对口呼吸。

C. 启动急救系统，将患者平卧在地，开放气道，如有可见异物，予以挖除，检查呼吸与循环，如没有，开始 CPR。

D. 将患者平卧在地，开放气道，用手指盲目清理口腔内异物，试着进行呼吸复苏和膈下腹部冲击法。

7. 关于电击损伤的程度，正确的描述为 （　　）

    A. 人体电阻越大，组织损伤越轻　　　B. 人体电阻越小，组织损伤越轻

    C. 电流强度越小，损害越小　　　　　D. 血管和神经受电流损伤常较轻

    E. 骨骼、肌腱的损伤常较重

8. 在评估心肺复苏有效指标中，以下哪项不是脑组织功能逐步恢复的迹象 （　　）

    A. 患者开始挣扎　　　　　　　　　　B. 肌张力增加

    C. 吞咽动作出现　　　　　　　　　　D. 大量出汗

    E. 眼球自主活动

9. 下列哪项不是阿托品化的指标 （　　）

    A. 瞳孔扩大不再缩小　　　　　　　　B. 心率加快 150 次/分

    C. 脸色潮红　　　　　　　　　　　　D. 皮肤干燥

    E. 肺部啰音明显减少

10. 一面包车侧翻，车内多人有不同程度地受伤，其中一伤员自己走出车子，额头有 5cm 长的口子流血不止，给予检伤标志是 （　　）

    A. 红色　　　　B. 黄色　　　　C. 绿色　　　　D. 白色　　　　E. 黑色

二、选择题（A2 型题）

1. 王大伯在社区公园锻炼时，突然失去意识，摔倒在地，要判断其是否心跳停止最迅速有效的方法是 （　　）

    A. 听心音　　　B. 测血压　　　C. 看心尖搏动　D. 摸颈动脉搏动

    E. 拍打患者肩膀

2. 社区居民芳芳，在家进食中突发吸气性呼吸困难伴刺激性咳嗽，最可能的原因是 （　　）

    A. 哮喘发作　　　B. 气管异物　　　C. 肺水肿　　　D. 心力衰竭

    E. 自发性气胸

3. 王某误喝了农药，在不知毒物名称和性质的情况下，护士的处理方法正确的是 （　　）

    A. 用生理盐水清洁灌肠减少毒物吸收

    B. 鼻饲牛奶或蛋清水保护胃黏膜

    C. 禁忌洗胃，待清醒后用催吐法排毒

    D. 抽取胃内容物送检再用温水洗胃

    E. 大量静脉补液，稀释毒物

4. 李某被送入社区卫生站时，瞳孔缩小，面肌颤动，呼吸有大蒜味，最好选用哪种溶液洗胃 （　　）

    A. 1：5000 高锰酸钾液　　　　　　　B. 硫酸铜溶液

C. 碳酸氢钠水　　　　　　　　　D. 生理盐水

E. 茶叶水

5. 小李在社区公园除草时，由于除草机漏电发生触电，立即失去意识，摔倒在地，采取下列哪项措施正确　　　　　　　　　　　　　　　　　　　　　　　（　　）

A. 立即找电工处理

B. 迅速用手拉触电者，使他离开电线

C. 用手边可以拿到的铁棒把人和电源分开

D. 迅速切断电源

E. 用湿的木棒把人和电源分开

三、选择题（A3 型题）

（1～3 题共用以下题干）

患者黄唐某，女性，58 岁，晚上睡觉时在室内放煤炉取暖。次日早晨被家人发现已经昏迷。入院时患者抽搐、呼吸困难、口唇及皮肤黏膜呈樱桃红色，四肢湿冷，大小便失禁。

1. 患者最可能是　　　　　　　　　　　　　　　　　　　　　　　　　　　　（　　）

A. 中风　　　　B. 心肌梗死　　　C. 脑出血　　　D. 吸毒过量

E. 一氧化碳中毒

2. 为明确诊断，先做哪一项检查　　　　　　　　　　　　　　　　　　　　　（　　）

A. 头颅 CT　　　　　　　　　　　B. 血碳氧血红蛋白

C. 血高铁血红蛋白　　　　　　　　D. 心电图

E. 胃液分析

3. 应采用哪一种治疗措施　　　　　　　　　　　　　　　　　　　　　　　　（　　）

A. 紧急手术　　　　　　　　　　　B. 心电监护

C. 纳洛酮治疗　　　　　　　　　　D. 高压氧治疗

E. 特效解毒剂治疗

（4～5 题共用以下题干）

8 岁小孩，不慎将暖水瓶打碎而致双下肢烫伤。

4. 最恰当的现场急救方法　　　　　　　　　　　　　　　　　　　　　　　　（　　）

A. 立即将浸有热水的衣物脱掉

B. 立即将患儿送到烧伤专科医院诊治

C. 立即将浸有热水的衣物脱掉，用冷毛巾湿敷创面

D. 立即拨打急救中心电话，将患儿送到医院救治

E. 立即口服索米痛片

5. 到医院后应首先采取的急救措施是　　　　　　　　　　　　　　　　　　　（　　）

A. 应用创面外用药　　　　　　　　B. 立即拍照胸部 X 线片

C. 行气管切开　　　　　　　　　　D. 导尿

E. 静脉穿刺补液

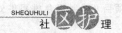

四、选择题(B型题)

(1～2题共用以下选项)

A. 肌肉震颤至全身抽搐,呼吸肌麻痹　　B. 头晕、共济失调、谵妄、昏迷

C. 瞳孔缩小、流涎、肺水肿　　　　　　D. 癫痫样抽搐、瞳孔不等大

E. 瞳孔散大、血压增高、心律失常

1. 有机磷农药中毒烟碱样症状是(　　)

2. 有机磷农药中毒毒蕈碱样症状是(　　)

(3～5题共用以下选项)

A. 15:2　　　　　B. 5:1　　　　　C. 30:2　　　　　D. 5:2　　　　　E. 15:1

3. 婴儿单人复苏按压与呼吸的比例是(　　)

4. 儿童双人复苏按压与呼吸的比例是(　　)

5. 成人双人复苏按压与呼吸的比例是(　　)

五、名词解释

1. 心脏骤停

2. 反跳

3. 灾难医学

六、问答题

1. 社区一中年居民突然倒地,如何判断其是否有呼吸、心跳停止?请阐述救护程序。

2. 地震是一种经常发生的灾害性自然现象,毁灭性的大地震可以造成极其严重的破坏和人员的伤亡。请问地震可能会对社区造成哪些危害?从哪几个方面做好灾难救援护理?

(陈小杭)

项目九　社区传染病预防

学习目标

知识目标

1. 了解社区传染病发生的现状。
2. 熟悉常见社区传染病的传染源、传播途径、易感人群。
3. 了解社区传染病的影响因素。
4. 掌握社区常见传染病的三级预防内容、方法。

能力目标

1. 能进行社区传染病的护理评估。
2. 能进行社区常见传染病的护理管理。
3. 能进行常见社区传染病的三级预防。

任务 1　预防社区传染病

案例导入

　　某市碧云社区约有人口 10 万,人口组成比例分别为老年人群 25%、中青年人群 50%、青少年儿童 25%。大部分居民属于工薪阶层,居民收入人均 2000～2500 元。少数外来人口在企业打工,部分租在本社区居住,外来人口约占社区总人口的 4%。该社区邻里之间关系比较和谐,有困难时互助互爱的氛围比较好。

　　该社区居民的休闲生活大都是逛超市菜场、社区集体活动、小区种菜、养狗、江边散步、看电影或文艺演出等,特别是节日来临前超市商场有较多的促销活动,吸引了很多中老年居民的光顾,因此超市商场十分拥挤。由于该社区居民比较喜欢文艺演出,社区较大的庆祝活动一般都会请地方剧团来进行文艺演出。演出安排有下午场和晚上场,延续 2 周至 1 个月不等,演出的地点选在社区几处大块空地,演出前搭建大帐篷或放在社区礼堂,参加的人员主要是社区中老年居民,有临时茶座安排,同时带上自家的孩子。文艺活动一般在举行前数周通知社区居民委员会,由居民委员会通知社区居民。此外还有一些做美食生意的小摊贩在临时剧场周边设摊,没有流动水源,但生意火爆。

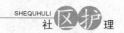
　　社区儿童就近入学,中青年人群平时工作忙,老年人相对比较惬意。社区有一老年活动室,是老年人常去的地方,那里有电视、棋牌、麻将等设施,老人们在那里可以一起活动或者聊天,生活内容比较丰富。

　　当然,社区有些事也容易引起居民纠纷,如社区部分居民有空时喜欢在小区闲置地种蔬菜,并使用粪便浇菜,她们的观点是绿色蔬菜有利健康,同时方便又经济;还有的住家养起了宠物狗,且处于放养状态,社区草坪经常有狗粪可见。当狗遇见陌生人时,犬吠常会引起旁人的恐慌,社区也有些小孩喜欢与狗玩耍,被狗抓伤或咬伤的事常有发生。

　　该社区的医疗系统还很不完善,只有一个私立的医疗门诊诊所,有两位医生和一名护士,所以诊所每天的工作主要是接待上门就诊的社区病人,基本没有时间宣传一些传染病的预防知识。对于病情复杂些的健康问题,居民需要求医于市区大医院。

　　根据本市疾病控制中心的调查资料,该社区常见的传染病有流行性感冒、病毒性肝炎,另外结核病、艾滋病、狂犬病和痢疾的预防工作还有待于加强。

 背景知识

　　传染病是由病原微生物感染人体后所产生的具有传染性的疾病。传染病流行的 3 个基本环节包括传染源、传播途径和易感人群,又称感染链。缺少任一环节,传染病均无法得以传播。

一、传染源

　　传染源是指体内有病原体生长、繁殖,并能将其排出体外的人和动物,包括患者、隐性感染者、病原携带者和受感染的动物。

(一)引起传染病的病原体

1. 细菌。 如引起白喉、百日咳、破伤风、流行性脑脊髓膜炎、肺结核等。

2. 病毒。 如引起病毒性肝炎、流行性感冒、艾滋病、脊髓灰质炎等。

3. 立克次体。 如引起斑疹伤寒、恙虫病等。

4. 寄生虫。 如引起蛔虫病、蛲虫病、阿米巴痢疾等。

5. 真菌。 如引起脚癣、汗斑癣等。

(二)传染源的种类与特点

见表 9 - 1。

表 9 - 1　传染源的种类与特点

传染源的种类	传染源的特点
患　者	患者是最重要的传染源,因患者体内有大量病原体,且患者的某些症状有利于病原体的排出,如腹泻、喷嚏等。患者作为传染源的危险性,主要取决于临床类型、病程阶段、是否排出病原体及其数量、频率和患者活动范围的大小,临床症状明显者常需卧床休息或被隔离。虽排出大量病原体,但因得到及时诊断和治疗而不易漏诊,且限制了其病原体的传播;轻型和隐性感染者症状轻或无症状,而往往易被误诊、漏诊,可在人群中自由活动,难以管理,是极重要的传染源;慢性或迁延型患者常间歇或持续排出病原体,时间长,活动范围大,与易感者接触机会较多,也是重要的传染源。

传染源的种类	传染源的特点
病原携带者	病原携带者无任何临床症状却能排出病原体,通过病原学检查才能发现,且行动如常,数量较多,管理较困难,也是重要的传染源。包括潜伏期病原携带者、恢复期病原携带者、健康病原携带者。
受感染的动物	一些动物性传染病可传染给人,如炭疽、狂犬病、血吸虫病等。受感染的动物可作为传染源,其危害程度主要取决于人与其接触的机会、密切程度、动物的种类、数量、传播条件,以及人们生产活动、生活习惯、卫生条件和防护措施等。

二、传播途径

传播途径指病原体自传染源排出后,再侵入新的易感者体内,在外界环境中所经过的全部过程,称为传播途径。主要的传播途径见表9-2。

表9-2 传播途径和传播的特点

传播的途径	传播的特点
空气传播	包括飞沫和(或)尘埃传播,是呼吸道传染病的主要传播途径,如流行性感冒、流行性脑脊髓膜炎、结核、麻疹、非典型性肺炎等。所传播的疾病多有季节性升高的特点,多发生在冬春季节;传播途径较易实现,传播迅速、广泛;流行强度多受人口密度、生活条件、易感人口比重等因素影响。
粪-口传播	病原体借粪便排出体外,污染水与食物,易感者通过饮用或食用被病原体污染的水或食物而感染传播,如细菌性痢疾、霍乱、伤寒、甲型病毒性肝炎等;也可通过接触被某些病原体污染的疫水传播,如血吸虫病、钩端螺旋体病等。是肠道传染病的主要传播途径,也可传播寄生虫病。
接触传播	经直接或间接接触方式而引起的传播。如皮肤炭疽、狂犬病、沙眼、急性出血性结膜炎等。 经直接或间接接触传染性血液或体液而引起的传播。如乙型肝炎、艾滋病、梅毒等。又称血液体液传播。
母婴传播	病原体通过胎盘、分娩产道或乳汁的方式由母体传染给子代的过程,如HIV病毒可通过此方式感染胎儿或婴儿。
虫媒传播	指以吸血节肢动物为中间宿主或机械携带传播的传染病。如疟疾、流行性乙型脑炎、鼠疫、斑疹伤寒、森林脑炎等。

三、易感人群

易感人群是指对某种传染病缺乏特异性免疫力的人群。人群对某种传染病易感染的程度,称为人群易感性。人群对某种传染病易感性的高低取决于易感者在该人群中所占的比例,且与传染病的发生与传播有密切关系。若易感人群多,人群易感性高,传染病的发病率高;易感人群少,则人群易感性低,传染病也不易发生或发患者数少。计划免疫、传染病流行和隐性感染均可降低人群易感性,减少或终止传染病的流行。

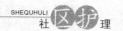

传染源、传播途径、易感人群3个基本环节同时存在,是传染病的发生及流行的必要条件,但能否发生、流行及发生后的表现状态,受自然环境和社会环境等因素的影响。

工作过程

一、社区传染病预防的护理评估

(一)社区的生物物理因素评估

社区人群的年龄、性别、民族和生理健康状态直接影响着传染病的发生和发展。如年龄因素,流行性感冒的易感人群是小儿和老人;结核病发病率最高的是年龄在65岁及以上的老年人,而小儿容易从潜伏期发展成活动期,且并发结核性脑膜炎等。新生儿易患通过母婴垂直传播的疾病,如梅毒、乙肝和丙肝、艾滋病等。据统计,美国小儿艾滋病患者占新诊断艾滋病的人群总数小于1%,而新诊断为艾滋病的25～34岁年龄组的患者为29%,35～44岁年龄组的占36%,这与年龄相关的暴露率有关。年龄也同样影响传染病的症状,70%的小儿患甲肝后无症状,老年人脑膜炎双球菌感染的肺炎则通常不出现常见的咳嗽和发热,而表现为消化道症状。

> 碧云社区人口分布虽比较均匀,但仍有相当一部分老年人和儿童,这部分人群是社区传染病的高发人群,如流行性感冒、结核等。而所占比例较高的年轻人则由于暴露机会大而对艾滋病等疾病存在易感。

(二)社区的心理因素评估

社区的心理因素在传染病的发生中起到一定的作用,如压力可导致潜伏期结核发展成活动期;心理因素也可导致危险行为的发生,如进行不安全的性活动,或注射用毒品以至于增加了性传播性疾病,如艾滋病感染和乙、丙、丁型肝炎的发生。患了以上疾病的患者也因此容易产生不良的心理反应,如抑郁,增加了患者的死亡率。

> 碧云社区居民大多属于工薪阶层、中低收入,但由于居民们对目前的生活现状要求不高,所以不存在较大的心理压力。当然,社区中有一小部分外来家庭,以打工为主要谋生手段,孩子多、收入低容易引发一系列社会问题,如孩子入学问题、孩子安全问题、孩子照护问题等对所属家庭来说存在心理压力,然而该社区居民互助互爱的良好氛围是良好的压力缓冲剂。

(三)社区的物理环境因素评估

社区的物理环境对某些传染病来说是一重要的因素,如通过呼吸道和粪口途径传播的传染病,特别拥挤的环境易导致麻疹、腮腺炎、风疹、脊髓灰质炎、白喉、百日咳的传播,也易导致结核病和流行性感冒的发生;卫生、动物和人体的排泄物处理是物理环境中另一重要因素,特别是甲型肝炎、破伤风和脊髓灰质炎,污染的水源和食物容易导致甲肝等肠道传染病;不洁的环境和未经正规训练的家庭分娩容易导致破伤风的发生;动物的控制可以大大减少人畜共患的疾病,如狂犬病和鼠疫,社区护士应定期指导居民对家畜进行免疫接种,并尽量避免接触此类动物;环境污染同时也指土壤污染,如污染土壤中生长的水果和蔬菜同样存有细菌生长。

　　碧云社区的物理环境因素中存在较多导致传染病发生的安全隐患,如经常暴露在拥挤的环境中、小区放养宠物狗、小区种菜使用人粪施肥等,呼吸道传染病在通风欠佳人口拥挤的环境中容易得到传播;宠物狗的放养增加了狂犬病的发生;人粪的使用增加了甲肝发生的机会。

(四) 社区的社会文化因素

　　各种社会文化因素都可能造成传染病的发生,如冬天室内有高密度人群参与的聚会活动或学校、军队等群居的单位都极易引起呼吸道传染病的传播;低收入、失业、贫穷和营养不良等社会因素也与传染病的发生密切相关,低收入的孕妇常常会错过产前检查或孩子的免疫接种等;某些民族或信仰不允许免疫接种,这种因素增加了相关人群传染病的发生率;另外,在职业因素中,性工作者、动物饲养员、医务人员等是传染病的高发人群;性行为方式不洁的人群易患淋病。社会对某些疾病和患者的看法也被社会经济和文化因素所影响,科研证实,那些个人资源丰富、教育水平高、心理健康程度高的人群相对比较关心传染病且不易对那些患病的人群产生歧视。

　　碧云社区的居民喜欢超市购物、文艺表演、地方美食,这些地方文化是该社区传染病发生的促成因素;超市经常性促销引发居民购物潮、文艺表演导致居民饮食不洁、宠物放养和人粪施肥等都大大增加了传染病发生的机会,如流行性感冒、甲型肝炎、细菌性痢疾、狂犬病等。

(五) 社区的健康系统

　　开展社区健康系统评估,才能制订有效的预防社区传染病的策略与措施。社区的健康系统评估主要包括:① 调查、收集社区人口构成、健康状况、家庭及单位分布情况、人群易感性,作为评估传染病发生与流行的基线资料。② 对社区传染病动态分布及其影响因素进行长期地收集并分析疫情,如分析研究历年来发生传染病的种类、每种传染病发生发展情况;传染病在不同时间、不同家庭、不同单位机构、不同人群的分布情况;传染病的发病率、死亡率、计划免疫率及其效果评价、病原携带者或传染病患者数量、病情等。③ 调查分析社区有关传染病传播途径及其影响因素,如环境条件、居民卫生习惯、居住条件、昆虫媒介、家畜饲养、消毒设施等情况。④ 社区医疗卫生、保健服务机构设置情况、社区行政事业部门及企业单位卫生防疫设施与管理情况,在控制社区疫情中能发挥多大作用等资料。⑤ 疫情发生时,为患者提供紧急的传染病护理服务,开展疫情流行病学调查收集相关资料。

　　碧云社区约有人口10万,人口组成比例中青年与老年和青少年儿童约各占50%,多数居民属于工薪阶层的中低收入家庭,目前该社区的医疗健康系统还很不健全,只有一家私人的医疗门诊解决一些最基本的健康问题。具体的社区健康管理体系还没有走上正轨;健康教育和免疫接种等工作还没有措施保证落实,特别是部分需要自身支付费用的免疫接种,居民们都不是很积极;居民们的生活方式如前所述存有较多促成传染病发生的因素。平时如有健康问题一般求医于市区大医院。疾病控制中心提供的调查结果显示,该社区常见的传染病有流行性感冒、病毒性肝炎,另外结核病、艾滋病、狂犬病和痢疾的预防工作还有待于加强。

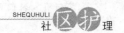
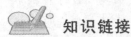 **知识链接**

社区传染病三级预防的健康系统评估问题

目前现存的传染病一级预防措施有哪些？这些措施有无被广泛使用？

社区健康工作人员对社区公众的传染病初级预防措施教育程度如何？

社区有无对某种传染病的接种疫苗？

社区有无对某种传染病的筛选试验？如果有,所有具有患该种传染病的危险人群是否都接受筛选试验？

该种传染病在社区是如何被诊断的？

社区健康工作人员对该种传染病的症状和体征的宣传程度如何？

社区健康工作人员有无及时报告该种传染病的病例？有无通知暴露者？

社区健康工作人员对该种传染病的形成有哪些负面的作用？经医源性感染的社区传染病比例高吗？

常规医疗措施造成社区传染病的概率有多少？

对社区传染病有无有效的治疗措施？诊断和治疗传染病的社区服务是否社区所有的传染病患者都能享受得到？

社区传染病耐药形成的因素中哪些受到社区健康工作人员的影响？

社区健康工作人员对该种传染病患者的态度如何？这些态度如何影响传染病患者接受诊断和治疗的意愿？如何影响社区健康工作人员提供的医护服务？

二、社区传染病预防的护理诊断

社区护士通过对社区生物物理因素、心理因素、物理环境因素、社会文化因素和社区健康系统等方面的评估,并将所收集的资料进行分析和整理,对该社区传染病的预防情况有了全面的了解,从而便于社区护士正确判断如何帮助解决该社区在传染病预防中存在的护理问题。

从以上碧云社区传染病预防的护理评估资料来看,目前该社区传染病预防的卫生服务系统还很不完善,社区传染病的健康教育缺乏护士的积极介入,社区的物理环境和社会文化方面存在着促成传染病发生的诸多因素,因此,社区护理评估得出两个主要的社区护理问题：① 社区居民传染病预防知识缺乏；② 社区传染病预防的健康系统不完善。

三、制订社区传染病预防的护理计划

确定护理问题后应结合社区医疗卫生系统人员设置情况,有计划地进行传染病的三级预防工作。

(一)一级预防

即病因预防。是在疫情未出现前,对社区易感人群、存在的病原体(传染源)及其传播途径所采取的措施,以防止疫情的发生；或通过健康促进、健康教育、免疫接种等手段,降低发病率。通过宣传普及有关传染病的基本知识,提倡摄入营养均衡饮食,锻炼身体,增强体质,提高抗病能力。

1. 开展社区传染病预防的健康教育。社区护士在传染病预防中扮演重要的角色,社区护士与居民接触的时间长而广泛,容易早期发现社区传染病的发生因素和可疑的传染病患者。社区护士可以利用各种手段,在多种场合进行传染病预防的健康教育,例如在工厂、机关等宣传传染病发生和发展以及典型症状和体征、预防传染病的方法、如何减少疾病的传播,对儿童宣传洗手的重要性,提醒父母按时带孩子接种疫苗,同时督促居民养成良好的卫生习惯与生活习惯。

2. 改善环境卫生。协助创建卫生社区,改造社区公共卫生设施,加强污水、垃圾、粪便的无害化处理,改善社区居民的居住环境、食品卫生、饮水卫生和公共场所卫生,保持环境通风,减少传染病的发生率。

3. 发动居民消灭传播媒介。全民参与做好环境消毒、杀虫和灭鼠工作,消毒可杀灭外环境中存活的病原体及传播疾病的昆虫媒介,有计划地消除各种病媒昆虫滋生地,降低社区媒介昆虫密度,切断传染病传播途径。

4. 完善医疗规章制度。建立健全的医疗保健机构、卫生防疫机构和微生物实验室消毒、隔离和出入等规章制度,并严格执行,可防止传染病的医源性感染、医院内感染、实验室感染和致病微生物的扩散。

5. 筛检服务行业中的病原携带者。通过对社区中的托幼机构、饮食行业、食品加工、宾馆、理发、旅游、销售等服务行业的人员开展定期体检,及时发现病原携带者,并调离该服务行业,同时要加强这些行业的生产、经营过程的卫生监督和检查。

6. 加强社区传染病监测。对社区特定环境、人群进行流行病学、血清学、临床症状及其有关因素的调查分析,可及早发现传染源,预测相应传染病的发生、流行,有效防止传染病的传入、传出和流行,减少传染病的发生率,以保障社区居民健康。

7. 计划免疫。通过免疫接种保护易感人群,广泛地应用疫苗大大降低传染病的发生,免疫接种是预防传染病最有效的措施,包括以下两种。

（1）预防接种见表9－3。

表9－3　预防接种时间

疫苗种类	卡介苗	乙肝疫苗	脊髓灰质炎三价混合疫苗	白百破混合制剂	麻疹疫苗	人用狂犬疫苗	人丙种球蛋白
接种时间	出生时	出生时 1月 6月	2月 3～4月	5月 6月 4岁	8月 7岁	被可能传染狂犬病的动物咬伤或舔到伤口,并立即经正确的伤口冲洗后	丙种球蛋白缺乏症患者,必要时用

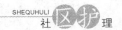

（2）暴露后预防。暴露后预防是有效预防传染病发生的重要措施，通过预防使个体或群体避免出现症状，通常能避免他们把疾病传播给他人的机会。社区应该建立起接触确认的机制，也就是医务人员应该通过与患者的交谈问清患者接触的人群，以便根据传染病特点对接触者采取相应的预防措施。社区护士因此可以帮助追踪到暴露者居住地，通知暴露者，并使居住地的护士能进行随访。暴露后预防通常根据所制订的方案进行处理，或是通过预防接种，或应用免疫球蛋白、抗毒素、抗生素和抗病毒药物。

碧云社区的护士积极查阅相关部门关于该社区传染病发生的情况，观察社区居民的生活文化习惯，分析并确认该社区易引起传染病发生的因素，制订具体的护理计划进行传染病预防的健康教育。

首先，采用问卷形式对居民传染病健康知识做调查，根据社区居民传染病健康知识缺乏的情况，制订针对性的健康教育计划，分次分批通过多种形式向居民介绍社区常见传染病。如流行性感冒、乙型肝炎、狂犬病的发生原因、传播途径、症状和体征、预防措施和治疗护理措施，使社区居民对传染病的形成有较全面的了解。

其次，配合居民委员会进行社区环境的管理，如采取措施制止居民在绿化带种菜、人粪施肥；协助社区规范养狗和灭鼠，保证碧云社区公共环境的卫生，控制传染源并切断传播途径。

另外，在超市促销季节或文艺汇演期间，提醒居民佩戴口罩，减少暴露在拥挤的或通风不良的场所。同时注意饮食卫生，养成正确洗手并经常洗手的习惯。

其他的预防措施包括鼓励社区居民按时预防接种，保证睡眠，保持良好的生活规律，保证营养，积极锻炼身体，休闲时可在江边或公园散散步，呼吸新鲜的空气，增强身体抵抗力。

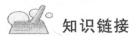 **知识链接**

预防接种的反应

一般预防接种反应是指由疫苗本身所固有的特性引起的，不会造成生理功能障碍。这类反应是由于疫苗本身含有的菌体蛋白、内毒素及其他毒性物质，以及附加物等物理和化学作用所造成的局部红肿、浸润，引起发热及伴随发热而致的全身症状。有时可表现为局部和全身症状加重，或发生的例数超过正常比例，或仅发生在个别批号的疫苗和某些次数的疫苗接种过程中，因而也被称为加重反应。其实这种反应在性质上仍属一般反应范畴，只要经过适当处理，一般都无严重后果。

1. 局部反应。 部分人群在皮下或肌内接种疫苗后 12～24 小时，在接种部位出现红晕、浸润，并有轻度肿胀和疼痛。一般红晕平均直径＜2.5cm 为弱反应；2.6～5.0cm 为中反应；＞5.1cm 为强反应。个别人除局部有红晕、浸润外，可能有局部淋巴结肿大或淋巴管炎，也称为强反应。以上反应一般在 48～72 小时内消退，很少持续 3～4 天。接种某种活疫苗，可出现特殊形式的局部反应。如皮内接种卡介苗，2 周左右在局部出现红肿，以后局部化脓，偶有同侧腋下淋巴结肿大，一般要在 2 个月左右结痂，形成疤痕。接种含有吸附的疫苗，少数人局部可出现硬结。

2. 全身反应。部分人群在接种疫苗后 8～24 小时体温 37.1℃～37.5℃ 为弱反应；37.6℃～38.5℃ 为中反应；＞38.6℃ 为强反应。发热一般持续 1～2 天。少数儿童接种麻疹或风疹疫苗 5～7 天左右可有发热、一过性皮疹,在发热的同时,部分人伴有头晕、头痛、乏力和周身不适,个别人可伴有恶心、呕吐、腹痛、腹泻等胃肠道症状。

(二)二级预防

即五早：早发现、早诊断、早报告、早隔离、早治疗。控制传染源是防止传染病的传播与流行的重要措施。

1. 早发现、早诊断。一些传染病在发病早期传染性最强,如流行性感冒、病毒性肝炎和细菌性痢疾等。早发现和早诊断患者是控制传染病传播的重要步骤,也是实施隔离、治疗和采取防疫措施的前提。社区工作人员应有高度的责任心,开展社区卫生宣教,普及、提高社区人群的卫生知识及对传染病识别能力;有计划地对集体单位人员进行健康检查,是早期发现和诊断传染病的关键。

2. 早报告。根据我国《传染病防治法》的规定,全面、迅速、准确的传染病报告是各级医疗保健人员的重要职责,也是防疫部门掌握疫情、做出判断、制定控制疫情的策略及采取控制措施的基本依据。因此做好传染病报告也是社区护士的一项法定职责,一旦发现传染病要按照我国《传染病防治法》的有关规定及时报告疫情。

3. 早隔离、早治疗。

(1)隔离传染病患者是切断传播过程,防止疫情扩散的有效方法。隔离的期限应根据各种传染病的最长潜伏期及检查结果而定,有条件时,应在临床症状消失后作 2～3 次病原学检查,结果阴性时方可解除隔离。隔离的方式应因时、因地、因病而定,如麻疹患者可在家隔离,急性乙肝患者应住院隔离。社区护士应同时教会患者及家属预防传染病的护理技术。早期治疗不仅能使患者早日治愈,降低病死率,减少后遗症的发生,也能尽早隔离传染源,防止传染病传播扩散。

(2)管理病原携带者。病原携带者在一定条件下能引起传染病流行,须检出与管理。其措施是：按病种进行有目的的检查、治疗、教育、建立健康登记卡、调整工作岗位及随访观察。重点是服务行业人员,疾病主要是病毒性肝炎、细菌性痢疾、伤寒、流脑等。

(3)管理接触者。接触者是指曾接触过传染源或受污染的环境而可能感染的人。对密切接触者采取登记和检疫,在检疫期间根据所接触的传染病的性质、特点,分别进行医学观察、隔离观察、卫生处理、预防服药或预防接种。

(4)管理动物传染源。对有经济价值的非烈性传染病的动物,应分群放牧或分开饲养,并予以治疗。对无经济价值或危害性大的病畜,如鼠疫、患高致病性禽流感的家禽、有传播非典型肺炎危险的果子狸、患疯牛病和炭疽病的家畜、患狂犬病的狗等要捕杀、焚烧或深埋。在流行地区对家畜进行预防接种和检疫,可减少发病率。患病动物的分泌物、排泄物要彻底消毒。

(5)保护易感人群。易感者在传染病发生后能否被感染患病,决定于对病原体防御能力的大小。保护易感人群可以提高人体对传染病的抵抗力和免疫力,从而降低传染病的发病率。其措施有：① 预防接种;② 药物预防;③ 增强机体一般抵抗力。

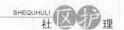

碧云社区护士调动社区居民积极性,配合社区卫生服务站积极做好五早工作(早发现、早诊断、早报告、早隔离、早治疗)。深入社区及时发现传染病早期人群或通过社区人群的传染病健康知识得到有关可疑患者的信息,及早安排诊断和隔离,同时进行家庭护理(具体参照各种社区常见传染病的护理),防止传染病的播散。

针对碧云社区居民的呼吸道传染病,教育患病居民家中进行空气消毒并加强室内通风,流行期间避免大型文艺演出,提倡戴口罩防止病原体扩散;对于社区居民食用路边小摊美食引起肠道传染病的特点,护士应做好污染食品、分泌物、排泄物及环境的消毒工作,保证饮食卫生、保护水源、消灭苍蝇、加强个人卫生。

发现相关疫情,立即按卫生部颁布的《突发公共卫生事件与传染病疫情监测信息报告管理办法》程序进行疫情报告。

 知识链接

《中华人民共和国传染病防治法》的有关规定

1. 分类。 按照 2004 年《中华人民共和国传染病防治法》规定传染病分为甲、乙、丙 3 类共 37 种:① 甲类传染病。包括 2 种,鼠疫、霍乱。② 乙类传染病。包括 25 种,人感染高致病性禽流感、传染性非典型肺炎(SARS)、病毒性肝炎、细菌性和阿米巴痢疾、伤寒和副伤寒、艾滋病、淋病、梅毒、脊髓灰质炎、麻疹、百日咳、白喉、流行性脑脊髓膜炎、猩红热、流行性出血热、狂犬病、钩端螺旋体病、布鲁氏菌病、炭疽、吸虫病、新生儿破伤风、流行性乙型脑炎、疟疾、登革热、肺结核。其中,SARS、炭疽中的肺炭疽和人感染高致病性禽流感因其传染性强、危害大,将这 3 种乙类传染病可直接采取甲类传染病的预防、控制措施。③ 丙类传染病。包括 10 种,黑热病、流行性及地方性斑疹伤寒、丝虫病、包虫病、麻风病、流行性感冒、流行性腮腺炎、风疹、急性出血性结膜炎、感染性腹泻(除霍乱、痢疾、伤寒和副伤寒)。

2. 疫情报告方式和时限。 根据卫生部颁布的《突发公共卫生事件与传染病疫情监测信息报告管理办法》,甲类传染病传染性强、病死率高,易引起大流行,应采取强制管理措施,迅速控制和扑灭疫情。发现甲类、传染性非典型肺炎和乙类传染病中艾滋病、肺炭疽患者、脊髓灰质炎患者、病原携带者和疑似传染病患者,城镇应在 2 小时内、农村应在 6 小时内,通过传染病疫情监测信息系统以最快的方式向发病地所属县(区)卫生防疫机构报告,同时上报疫情卡;发现乙类传染病患者、病原携带者和疑似传染病患者,城镇应在 6 小时内、农村应在 12 小时内通过传染病疫情监测信息系统向发病地所属县(区)卫生防疫机构进行报告;丙类传染病在传染病监测区中进行监督管理,如丝虫病、包虫病和麻风病,发现患者也应在 24 小时内向发病地所属县(区)卫生防疫机构报告。但丙类传染病中流行性感冒、流行性腮腺炎、风疹、感染性腹泻病为监测点上进行监测的,在监测点内按乙类传染病方法报告。

(三)三级预防

即预防并发症和伤残。对于传染病患者应积极治疗,并开展康复治疗护理,减少并发症和功能障碍的发生。

一旦社区居民发生传染病,社区护士立即安排患者及早治疗,目的是防止严重并发症的发生,如流行性感冒流行期间,社区护士对已被传染的轻症患者进行家庭隔离指导,采取措施缓解患者身体不适。而对于较重患者,社区护士应帮助联系医院住院治疗,防止肺炎等并发症的出现,因为并发症的发生增加了患者的痛苦和医疗费用。

四、实施社区传染病预防的护理计划

在社区传染病预防的护理过程中,社区护士应努力按制订的护理目标落实护理计划。具体策略有以下几点:

1. 社区人人参与。社区传染病的预防需要社区每个人的积极参与,没有社区居民的积极配合,社区传染病的发病率很难得到控制。

2. 各部门的通力协作。社区传染病的防治不仅仅依靠社区护士,应有各医疗工作人员、部门及居委会、办事处、各家庭、学校、企业单位等共同实施传染病防治计划,才能有效控制传染病的发生、传播与流行。

3. 传染病防治的各工作环节要认真填写有关表格、作好资料记录。

4. 疫情发生时,根据患者的疾病类型,实施相应的隔离措施,并立即对患者进行相应的治疗与护理;对接触者进行检疫与紧急预防;对患者所处的环境进行检查与消毒、灭菌处理;同时开展疫情调查及评估,社区居民的健康教育及必要的预防接种、药物预防等。

5. 工作过程中要做好各阶段的监督、检查与总结。

社区传染病的预防工作能否成功取决于所制订的护理计划能否落到实处,该社区卫生服务站人员少,所以依赖社区居民充分做好传染病预防知识的普及,使居民能自觉地改变不良行为并配合社区护士做好社区传染病的预防工作。特别是该社区有较多的老年人,种菜养狗等是他们主要的休闲方式,如果要求他们拔除小区的新鲜蔬菜,可能会遇到抵制,甚至会引起误解,从而出现被动局面,因此,在计划落实过程中讲究策略非常必要。

另外,社区护士游说各个部门一起参与管理,共同合作。如当该社区计划文艺演出之时,刚好有流行性感冒发生,社区护士应与社区居委会联系推迟或取消活动,确保社区居民免受传染病感染。

五、社区传染病护理的评价与总结

按年或每季度进行传染病社区护理总结。按流行病学的方法与要求计算社区传染病的发病率、死亡率、病死率、计划免疫率等,不同年龄、性别、外来人口的患病率,以分析、掌握本社区传染病的流行规律。检查传染病护理计划的制订与实施的成果及不足,并提出改进意见,为以后做好传染病的防治工作提供科学依据。

该社区的传染病护理评价主要是过程评价。如针对社区传染病知识缺乏的护理诊断,评价居民的传染病知识有无较以前有所提高,问卷调查或自测形式可作为健康教育前后对传染病预防知识比较的方式;或请相关部门提供该社区某疾病的发病率等。

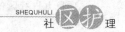
知识拓展

常见社区传染病的三级预防

一、流行性感冒

（一）流行性感冒的特点

流行性感冒，简称流感，是流感病毒引起的急性呼吸道传染病。潜伏期短、传播速度快、发病率高。患者表现为：发热（有时达 39～40℃）、咽痛、乏力、球结膜发红、全身肌肉酸痛等症状，一般持续 2～3 天。严重时可致病毒性肺炎或肺部继发感染；年老体弱者危害较大，因易出现并发症，若患者患有肺心病、冠心病则病情加重，甚至导致死亡；其流行具有明显的季节性，多发生在冬春季，一般 3～5 年形成一次小流行，8～10 年形成一次大流行。据报道，世界上近几次因流感暴发而死亡的人数有千万人。

（二）流行性感冒的社区三级预防

一级预防：

1. 洗手。 流感主要通过空气、飞沫传播。病毒通过说话、咳嗽或喷嚏等播散到空气中，并保持约 30 分钟，易感者吸入感染。同时，流感病毒还可通过污染的食物或玩具接触传播。所以，提倡社区人群勤洗手是预防流感的一种比较有效的方法。

2. 保持通风。 室内定期通风，保持空气新鲜，同时减少室内流感病毒的密度。

3. 加强体质。 鼓励居民带动家庭成员加强体育锻炼，多做户外活动，合理营养，提高其非特异性免疫力。

4. 减少压力。 保持良好的人际关系，友善的心态能够提高机体免疫力，而负面情绪和不良心态会降低免疫功能。

5. 茶水漱口。 茶叶中的儿茶素具有抑制流感病毒活性的作用，坚持用茶水漱口，对流感可起到一定的预防作用。乌龙茶、红茶和日本茶中都含有儿茶素，但绿茶预防流感的效果最好。

6. 多喝开水。 在流感季节或流感发病期，口腔、呼吸道黏液会促进流感病毒增殖，多饮水可促进代谢，减少病毒在口腔和呼吸道增殖。

7. 避免接触。 流感流行期间避免进入人口密集的场所，避免大型的聚会和集体活动，尤其是老年人、儿童和有慢性病者，同时应佩戴口罩。

8. 接种疫苗。 易感者和接触者及时接种流感疫苗，提高机体特异性免疫力，机体产生抗体一般需要 10～14 天，因此，必须在流感发生前就进行预防接种。

二级预防：

1. 休息。 流感患者要避免过劳，注意休息。高热患者应卧床休息。

2. 通风。 避免使用空调，注意室内通风，保持空气湿度。

3. 饮食。 饮食要清淡，多吃蔬菜、水果。儿童要注意化食通便，可以喝一些蜂蜜水；老人一般体虚，大便干结，多食蔬菜，早晨起来时喝一些淡盐水或蜂蜜水；流感患者一定要多饮水(每天喝 8 大杯及以上或一定量的果汁)可除燥排毒,有利于患者早日康复。

4. 指导家属。患者家属可适当服用一些双黄连类和板蓝根药物,注意补充维生素和矿物质营养,同时增加户外活动。

5. 隔离。患者是主要的传染源,自潜伏期末即有传染性,病初 2~3 天传染性最强。家中发现流感患者要尽快采取隔离措施,隔离至退热后 2 天;密切接触者,医学观察 3 天。隔离期间要谢绝访视,并保证厕所、毛巾、餐具等生活用品与健康者分开,并消毒;最好让患者独居一室,尽量避免接触,接触时家属应佩戴口罩。

6. 消毒。家中有流感患者应及时采用住宅熏蒸(煮)法用醋熏或进行空气消毒。即将门窗紧闭,把醋倒入铁锅或砂锅等容器,以文火煮沸,使醋酸蒸气充满房间,直至食醋煮干,等容器晾凉后加入清水少许,溶解锅底残留的醋汁,再熏蒸,如此反复 3 次。食醋用量为每平方米 5~10ml,严重流行高峰期间食醋用量可增加 1 倍,连用 5 天;患者用过的餐具、衣物、手帕、玩具等应煮沸消毒或阳光下曝晒 2 小时;患者住过的房间最好用消毒水或空气消毒机净化消毒。

7. 患者就诊须知。就诊时,患者要戴上口罩,避开其他咳嗽患者,不随意接触医院内的桌椅用具和其他物品,防止把病毒带回家。回家后,立即用肥皂、流水洗手,更换外套。

三级预防:流行性感冒有时可能并发会合并细菌感染,如扁桃腺发炎、鼻窦炎、中耳炎甚至肺炎,此时症状会比一般感冒严重,会出现发烧、全身筋骨酸痛、痰有黏稠或化脓等病征,这时就需要紧急就医,由医师做进一步的检查,诊断病患是否服用抗生素或住院治疗。

二、病毒性肝炎

(一)病毒性肝炎的特点

病毒性肝炎是由多种肝炎病毒引起的以肝脏损害为主的全身性传染病,具有传染性强、传播途径复杂、流行广泛,发病率较高等特点。我国其发病数位居法定管理传染病的第一位,仅慢性乙型肝炎病毒感染者就达 1.2 亿。患者主要临床表现食欲减退、恶心、厌油、肌肉疼痛、乏力、巩膜黄染、茶色尿、肝脏肿大与肝功能损害,部分患者可有黄疸与发热。临床主要分为五型:甲型、乙型、丙型、丁型和戊型。甲型和戊型主要经粪口传播,可引起暴发与流行,一般不转为慢性;乙型、丙型和丁型主要经血液传播,无季节性,多为散发,常转为慢性,少部分病例可发展为肝硬化或原发性肝癌。

甲型肝炎是由甲肝病毒引起的一种以肝脏损害为主的急性传染性疾病。该病呈世界性分布,发病率高,传染性强,严重危害人类健康。甲肝主要通过粪口途径传播,带有病毒的粪便污染水源、蔬菜、食品、用具等均可引起肝炎流行。感染甲肝病毒的人,在潜伏期最后 10 天的粪便中排出病毒,至发病后两周排毒停止。近年来我国人群对甲肝的免疫屏障明显下降,因而提高人群免疫屏障是防止暴发流行的重要手段。

乙型肝炎是由乙肝病毒引起的一种以肝脏损害为主的急慢性传染性疾病。全世界现有乙肝病毒携带者 3.5 亿,我国的乙肝表面抗原携带率约占总人口的 10%,也就是有 1.25 亿人携带乙肝病毒,占到全世界的 1/3,其中有 3000 万慢性乙型肝炎的现症患者在社会上流动,每年有 200 多万例的急性肝炎发生,乙肝病毒携带者 75%~80%肝活检都有不同程度的肝炎病理改变。他们中的大部分在成年人的某个时期发展为急、慢性乙型肝炎,也可带毒终

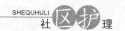

生。我国因肝病死亡的人数每年约 35 万,其中一半是肝炎后肝硬化引起的肝癌。乙型肝炎已成为对我国人民健康危害面最广、后果最为严重的一种传染病。

乙型肝炎除血源性传播、母婴传播、性接触传播外,日常生活接触也可导致乙肝病毒感染,家庭人员间的密切接触可造成家庭中乙肝病毒感染的集聚现象。约 30%~50% 的乙肝病毒慢性感染者唾液中可测到乙型肝炎表面抗原。乙肝患者或携带者的血液、精液、阴道分泌物、乳汁都可能含有乙肝病毒,这些病毒可污染器具、物品而具有传染性。在有皮肤粘膜破损的情况下共用一个饭盒、牙刷、毛巾、剃须刀等,也可传播。

(二)病毒性肝炎的社区三级预防

一级预防:

1. 注射肝炎疫苗。是预防和控制甲、乙肝病毒感染的有效手段。我国自 1992 年起已经将新生儿接种乙肝疫苗纳入计划免疫工作中。青年学生也是乙型肝炎疫苗的接种对象。注射疫苗可以防止乙型肝炎病毒的感染,同时又可以直接降低乙型肝炎的发病率。

2. 健康教育。让社区人群了解各型肝炎的传播途径,如甲、戊型肝炎把住"病从口入"关,做好"三管一灭"(饮水、食物、粪便的卫生管理及消灭苍蝇、蟑螂),做好环境卫生及粪便无害化处理;而乙、丙、丁型肝炎的重点是防止通过血液及体液的传染,严格血污染品的消毒处理,加强血制品的管理,做好血制品 HBsAg 和抗-HCV 检测,阳性者不得出售和使用;牙刷、剃须刀等个人用品要专用;加强母婴传播的阻断工作。

3. 接触后预防。尽量避免接触肝炎患者及携带者。甲型肝炎的接触者,在接触后 7 天内注射甲型肝炎减毒活疫苗,或注射丙种球蛋白。乙型肝炎的易感人群,可采用乙型肝炎疫苗、高效价乙型肝炎免疫球蛋白(HBIG)。

二级预防:

1. 早期发现。特殊行业(饮食、托幼、水源管理等)人员应定期体检,发现患者立即住院或回家疗养,隔离治疗。

2. 休息。急性肝炎早期应卧床休息,症状减轻后要控制活动,最好在饭后能卧床休息 1~2 小时,以利于肝脏血液循环;肝功能基本正常后,可适当增加活动,如散步、做操、打太极拳等,以不感觉疲劳为原则;已婚的患者要控制性生活,育龄妇女最好不要怀孕,以利肝脏恢复;急性肝炎患者最好全休 3 个月,半年内不参加体力劳动,并定期门诊复查 1~2 年。慢性重度患者以静养为主,慢性轻度患者可适当从事力所能及的工作。待症状消失,肝功能正常 3 个月后,可恢复原工作,但仍须注意工作强度,随访 1~2 年。乙型肝炎表面抗原(HBsAg)携带者,无症状,体征、各项肝功能检查正常,除不能献血外,可正常工作和学习。但 HBsAg 和 HBcAg 同时阳性者,不宜做直接接触入口食品及婴幼儿工作。

3. 饮食。清淡为主,不宜摄入大量的蛋白类食物和过量的糖,并记录其出入量,以评估其营养情况。但慢性肝炎患者有肝硬化倾向时应保证优质蛋白质摄入,并保证各类维生素供给;有糖尿病倾向及肥胖病的患者,不宜高糖高热量饮食,防止诱发糖尿病及脂肪肝;腹胀时减少产气食品(如牛奶、豆制品的摄入);各型肝炎患者要绝对禁止饮酒及含酒精饮料。

4. 隔离消毒。甲、戊型肝炎患者自发病之日起隔离 3 周,饮食、起居用品分开并单独洗涮消毒;实施分餐制;饭前、便后用流水洗手,且患者不要用手直接触及自来水龙头(包括厕所水箱柄),可垫纸、用瓶子口套住水龙头或做一个特制的木把开关水龙头供患者专用,这些均视为污染物,病愈后丢弃。

患者的餐具、衣服、床上用品等生活用品要单独使用,与其他人分离开。用0.3%～0.5%的优氯净或1%～5%的含氯消毒剂浸泡15分钟再用清水冲净药液。其他已被污染的用具可用上述药液擦拭消毒。

患者的呕吐物、排泄物,要用漂白粉或5%优氯净(或其他含氯消毒剂)混合后静置2小时再倾倒,消毒剂的用量为呕吐物、排泄物的1倍。

患者住院后或在家痊愈后,要做一次全面消毒,即除患者接触过的一切用品消毒外,还要用0.3%～0.5%的优氯净喷雾擦拭室内地面、墙壁,做一次终末消毒。

乙、丙、丁型肝炎病程较长,一般3个月左右,有的还可能转为慢性肝炎或病毒携带者,其隔离期要根据情况而定,一般自发病之日起至少隔离40天,要到肝功能正常、抗原消失后方可解除。因经血液传染,要做到患者的牙刷、剃须刀、指甲刀、修脚刀专用。

凡患者接触过的物品、用具(包括门把手、电话机、桌椅等),可根据其性能采用浸泡法、喷雾法或擦拭法消毒。一般用0.3%～0.5%的优氯净或其他含氯消毒剂消毒。

5. 观察。评估皮肤、黏膜、巩膜颜色,观察其粪便、尿液颜色,了解黄疸情况;随时监测患者肝功能,了解患者病情进展;了解患者症状、心理情况并给予心理支持;嘱咐患者按时服药并观察疗效。

三级预防:肝炎的社区三级预防主要是防止慢性肝炎发展成肝硬化和原发性肝癌。治疗慢性肝炎缺乏特效药,干扰素和利巴韦林等均为对症治疗,因此,对患者应进行适当有效的抗病毒和支持治疗,促进心理和生理康复,减少并发症的发生。

 知识链接

关于乙型肝炎疫苗接种的几个问题

乙型肝炎发病率在我国一直居高不下,目前,有10%的健康人成为乙肝病毒的慢性携带者,要想控制这种疾病,最有效的手段就是接种乙型肝炎疫苗。一般来说,凡是没有感染过乙肝病毒的人均应注射乙肝疫苗(即经化验乙肝病毒标志物阴性且肝功能正常)。

1. 接种对象。① 新生儿。新生儿对乙肝病毒没有免疫力,而且免疫功能尚不健全,我国大多数乙肝病毒携带者都来源于新生儿及儿童期的感染,所有的新生儿都应当接种乙肝疫苗。② 学龄前儿童。③ HBsAg阳性者的配偶及其他从事有感染乙肝危险职业的人,如密切接触血液的人员、医护人员、血液透析患者等。④ 意外受乙肝病毒感染的人,如意外被HBsAg阳性血液污染的针头刺伤,或被HBsAg阳性血液溅于眼结膜或口腔黏膜、输入HBsAg阳性的血液等。

2. 接种前检查。乙肝疫苗接种前要检查乙型肝炎病毒表面抗原(HBsAg)、表面抗体(抗-HBs)和核心抗体(抗-HBc),也就是常说的乙肝"两对半"。当化验结果出来时,根据结果来决定是否进行接种疫苗,比如,阴性者就必须注射,表面抗体(抗-HBs)阳性者就不需注射,因为体内已经产生抗体。另外,2岁以内的婴幼儿如没有密切接触史,可以不用化验,直接注射乙肝疫苗。

3. 注意。注射乙肝疫苗后所产生的抗体只能预防乙肝病毒感染和乙肝发病,对其他类型的病毒性肝炎没有预防作用。接种者还可能感染甲、丙、戊、庚肝等病毒。

4. 接种乙肝疫苗后有效免疫时间。接种乙肝疫苗是预防乙肝病毒感染的最有效手段,一般在接种 3 针乙肝疫苗后,90%以上的接种者体内可产生针对乙肝病毒的抗体,而获得免疫力。据我国的医学调查,初次接种 3 针乙肝疫苗后 15 年,51%的接种者体内仍含有对乙肝病毒的中和抗体,接种疫苗人群的乙肝病毒表面抗原携带率仍比未接种者明显偏低。半数人群的免疫力至少能保持 15 年。但每位接种者的情况是不同的,因此,乙肝疫苗需不需要复种,多长时间需要复种,对每个人来说应区别对待。

5. 乙肝疫苗具体接种方法。

(1) 常用乙肝疫苗剂量。一般每针剂量 5μg 或 10μg。免疫程序为:注射乙肝疫苗一共需要 3 针,接种时间为 0、1、6 个月。即接种第 1 针后 1 个月接种第 2 针,接种第 1 针后的第 6 个月接种第 3 针。对于已经接种过乙肝疫苗的人,经过一段时间,抗体浓度可能会降低,失去对乙肝病毒的抵抗力,此时需要再次接种疫苗。但一般先要化验检查抗体的浓度,如果浓度大于 10IU/L,就不需要再接种了;否则,就应按照"0、1、6 方案"再次注射 3 针疫苗。

(2) 母亲 HBsAg 阳性的新生儿。最好是联合接种乙型肝炎免疫球蛋白和乙肝疫苗,采用注射 2 支乙型肝炎免疫球蛋白及 3 次乙肝疫苗(出生时、1 个月后、6 个月后各注射 1 次)的方案。母亲 HBsAg 阴性的新生儿单用乙肝疫苗就可以了,一般每次注射 10μg,注射 3 次(出生时、1 个月后及 6 个月后)即可取得满意的预防效果。

(3) 学龄前儿童。接种方法有两种,一种是先抽血查 HBsAg 及抗-HBs,两者均阴性时再进行接种。另一种方法是不进行血清学检查,直接进行接种,采取 0、1、6 方案(首次接种、1 个月后接种、6 个月后接种),3 次各注射 10μg 乙肝疫苗。

(4) 成年人。由于成人中大多数已接触过乙肝病毒,易感者仅属少数,接种前应先检测 HBsAg 及抗-HBs,两者均阴性时再进行接种,采取 0、1、6 方案接种,各注射 10μg 乙肝疫苗。

(5) 意外暴露时。如发生意外感染,应立即(24 小时之内,越早越好)肌注乙型肝炎免疫球蛋白 10IU/kg(成人 200IU:3~4 支),两周后再按 0、1、6 方案接种,各注射 10μg 乙肝疫苗。

(6) 婚龄女性。有条件的妇女可以在婚前接种乙肝疫苗。婚前接种不排斥新生儿出生后接受常规接种,两者结合更佳。妇女婚前接种乙肝疫苗有利于阻断"母—婴"或"父—婴"传播途径。注射疫苗后,未来的母亲可将通过接种所产生的对乙肝病毒的免疫力直接传递给胎儿,如果她们的丈夫感染了乙肝病毒,则通过接种在体内所产生的抗-HBs 可以抵抗丈夫精液中进入的乙肝病毒,保护卵细胞和受精卵不被感染。

(7) 复种。新生儿和学龄前儿童按《乙肝疫苗接种规程》完成全程免疫接种后,在 4~6 年内,抗体阳性率仍可保持在 75%以上,免疫后 9~10 年有效抗体降至 50%左右,但保护效果仍在 80%以上,故一般 9~10 年内可不考虑加强,10 年后则应加强 1 针。加强免疫的剂量为 5μg/针,共 2 次,间隔 1 个月。

(8) 接种相关事项。接种方法采用上臂三角肌肌注。发热、急性传染病或其他严重疾病者,过敏体质者应暂缓接种。应备用肾上腺素,当过敏反应发生时使用。未见严重不良反应,约有 10%~15%接种者可发生局部反应,偶有低热、上呼吸道及胃肠道症状。

三、狂犬病

（一）狂犬病的特点

狂犬病是狂犬病病毒引起的以累及中枢神经系统为主的人畜共患急性传染病。人主要通过被病犬咬伤而感染发病，患者表现为特有的高度兴奋、恐水、怕风、恐惧不安、咽肌痉挛、进行性瘫痪等。预后极差，病死率几近 100%。

（二）狂犬病的社区三级预防

一级预防：

1. 社区宣教。加强社区预防狂犬病的宣传教育，让社区居民了解狂犬病的发生、发展规律、传播途径及危害、预防该病发生措施；教育社区居民严格遵守国家、社区规定的私人饲养动物的规章制度与法律条例。

2. 避免接触。尽量避免接触犬、猫等动物，防止被咬伤或被舔伤口。

3. 严管犬类。捕杀野犬；狂犬、狂猫及其他狂兽要立即击毙焚烧或深埋；家犬要进行社区登记与疫苗接种；被咬伤的家犬、家猫应设法捕获，隔离观察 10 天；对可疑病犬、猫和在隔离期内死亡动物的脑组织，封入冰瓶，速送防疫部门检验狂犬病毒。

4. 预防接种。人对狂犬病毒普遍易感，被病犬咬伤后发病率一般为 15%～30%。国内报告全程接种疫苗者的发病率仅为 0.15%，未注射全程者发病率为 13.93%。接种狂犬疫苗是降低发病率的有效措施。对接触动物机会较多的人员，可采用人二倍体细胞疫苗 0.1ml 皮内或 1ml 肌肉注射，分别在第 1、7、28 日各接种一次，以后每两年给予 0.1ml 皮内注射，以增强免疫；触摸或饲养动物，完整皮肤被舔，不需处理。

二级预防：

1. 隔离。狂犬病患者要实施严密隔离。医护人员及其他接触者必须穿隔离服、戴口罩及手套，避免与患者的分泌物、血液及排泄物直接接触，以减少感染机会。

2. 消毒。患者的血液、分泌物、排泄物及其污染物品、环境均须严格消毒。

3. 休息与饮食。将患者安置于安静的单人房间内，绝对卧床休息，避免一切刺激，如水、光、声、风，以免诱发兴奋、狂躁；卧床要加装床栏，以保护或适当约束患者在痉挛发作时受伤；卧床期间保证患者日常活动所需；患者因恐水及吞咽困难，应禁食禁饮，采用鼻饲高热量流质饮食，必要时静脉输液维持。

4. 伤口处理。及时有效地处理伤口可明显降低狂犬病发病率。被犬咬伤或猫抓伤，要立即（伤后 3 小时内）用 20% 肥皂水、清水反复彻底冲洗所有伤口至少半小时，力求去除狗涎，并挤出污血。冲洗后涂上 2%～3% 的碘酊，伤口一般不予缝合或包扎，并经皮肤试验阴性后，在伤口底部或周围作浸润注射抗狂犬病免疫血清（皮下及肌内），同时还要注射狂犬疫苗。最后可酌情选用抗生素及破伤风抗毒素或类毒素。咬伤后局部处理越早越好，即使延迟了 1～2 天，甚至 3～4 天，也不应忽视局部处理，此时如果伤口已结痂，应将结痂去掉后再用肥皂水反复清洗，直至稍有出血为止，然后用清水冲洗，再涂上 2% 或 3% 碘酒。并且，要尽早进行免疫接种。

5. 免疫接种。① 轻度咬伤的暴露者需全程注射有效的人用狂犬病疫苗，于咬伤当天即 0、3、7、14、30 天各肌肉注射 1 针狂犬疫苗（液体疫苗 2ml，冻干疫苗 1ml 或 2ml），儿童用量与成人相同。② 重度咬伤的暴露者要进行联合免疫,即注射人用狂犬病疫苗与抗狂犬病血清(咬伤局部浸润注射),以利于早期保护,并在 0、3 天注射加倍量狂犬疫苗,在全程注射后的 15、75 天或 10、20、90 天加强注射。但抗狂犬病血清在使用前,必须作过敏试验,如反应呈阳性,应采取脱敏治疗以防意外。③ 人二倍体细胞疫苗接种方法也可采用,于咬伤后当日及第 3、7、14、30 和 90 天各肌肉注射本疫苗 1ml,共接种 6 次。暴露前已接种狂犬病疫苗者,只需在咬伤当日及第 3 日再各肌注人二倍体细胞疫苗 1ml 即可达免疫目的。

狂犬病疫苗供成人上臂三角肌肌肉注射,儿童在大腿前侧区肌肉注射,禁止臀部注射。伤者在接种狂犬病疫苗和血清后,切忌饮酒、浓茶等刺激性食物及剧烈运动等。

6. 心理护理。 居民一旦出现被狂犬咬伤的情况,社区护士应积极对被咬伤者采取紧急处理措施,同时指导正确对待疾病,避免焦虑、愤怒等不良情绪。

三级预防: 狂犬病三级预防无特殊处理方法,最重要的是在二级预防中及时妥善处理伤口和预防接种,一旦感染狂犬病,死亡率 100%。

四、肺结核

(一)肺结核的特点

目前,肺结核呈全球明显上升趋势。我国约有 600 万肺结核患者,每年因结核而死亡的人数约 23 万,严重影响我国居民健康状况。所以,结核病的防治是社区卫生服务的重要任务之一。

肺结核是结核杆菌主要感染肺部引起的慢性传染病。其典型临床表现是全身中毒症状(如长期低热、乏力、盗汗、食欲减退等)及呼吸道症状(如咳嗽、咳痰、胸痛、呼吸急促等)。其传染源主要为排菌的患者,多由患者咯出的痰或打喷嚏、说笑中喷出的飞沫传给接触者,污染空气、尘埃及生活用品。易感人群多为生活贫困、居住拥挤、营养不良等社会经济条件较差的人。

(二)肺结核的社区三级预防

一级预防:

1. 健全的社区预防体系。 健全的社区肺结核预防机制是管理上的保证,各相应部门应切实落实相应的疾病预防职责,社区护士要配合各部门进行疾病的预防及治疗管理。

2. 健康教育。 社区护士应采取多种形式给社区居民讲授有关结核病的发病原因、病原体、传播途径、临床表现、检查及治疗方法、治疗原则、预防方法等方面的知识,使社区居民养成良好的卫生习惯,保持环境卫生,多接触紫外线。

3. 人群的监测。 调查本社区肺结核病发生、发展与分布规律,掌握本社区的肺结核病疫情。

4. 预防接种。 对于社区婴幼儿及学龄期儿童进行卡介苗接种。

5. 预防用药。 对有结核病暴露的人群做结核菌素试验,对强阳性者也要服药预防。

二级预防:

1. 休息与活动。 肺结核患者在疾病处于进展期、病灶处于高度活动状态、有严重中毒症状或咯血时应住院治疗,卧床休息。当毒血症状消失,病灶好转后可适当活动,但应保证有充足的睡眠,做到动静结合。病灶趋于稳定后,经一定时间室外活动,无不良反应者,可在护理人员指导下进行适当的体育锻炼,如散步、打太极拳、做保健操等。

2. 加强营养。 肺结核是一种慢性消耗性疾病,体内分解代谢加速,在治疗过程中应辅以合理的饮食,即保证足够的热量、高蛋白、高维生素,饮食清淡易消化等,补充体内消耗,并戒烟忌酒,提高抗病能力,达到彻底治愈。

3. 落实监督化疗。指导和监督患者合理化疗,强调规律服药的重要性,要求患者和家属一定要坚持服药,若漏服一定要在 24 小时内补服。常了解患者每日服药情况及化疗过程中的反应与效果,并督促、提醒患者复查。同时让患者和家属了解药物的毒副反应及观察毒副反应的要点,如注意巩膜有无黄染、肝区是否疼痛、胃肠道反应的有关症状等。

4. 观察病情。教会患者、家属测生命体征,要求患者白天每 4 小时测体温 1 次,观察体温变化情况;密切观察患者病情变化,如有大量咯血、胸痛、呼吸困难且伴大汗淋漓、血压下降等症状,立即送医院救治;特别注意预防感冒;做好患者发生自发性气 胸的护理。

5. 心理护理。由于肺结核治疗期长、恢复慢,耐心坚持全程化疗方可治愈;社区护士应开导患者尽快适应环境,消除顾虑及孤独,保持愉快的心情,有利于早日康复;家属也要多关心照顾患者。

6. 家庭隔离和消毒。痰内有结核菌阳性的新发患者,在监督化疗 2 个月内传染性很强,家中应做好隔离消毒工作。

(1)隔离。患者咳嗽、打喷嚏时要用手绢捂口鼻,不大声喧哗,以免细菌扩散;有条件的患者在家中可独居朝阳或通风良好的房间,或用布帘隔开分床睡眠,必须同睡一床时要分头躺卧;饮食用具、衣服、手绢等要分开独用。

(2)消毒 。① 痰的消毒:患者的痰要吐在专用的有盖且能被煮沸的容器内,使用比痰量多 1 倍的消毒液浸泡至少 2 小时后再倒掉,盛痰的容器要每天煮沸消毒,每次煮沸 10～20 分钟。痰量不多时,也可吐在纸内,将有痰的纸放在塑料袋内一并烧掉;② 用具消毒:食具要单独使用,单独消毒洗刷;日用品要煮沸消毒或用 2% 漂白粉浸泡消毒;被服应经常在阳光下曝晒;图书、玩具不宜煮沸,可日光曝晒,每次 2 小时以上,经常翻动,连晒 2～5 天;③ 空气消毒:房间要经常通风换气,每天不少于 3 次,每次 15 分钟,以保持室内空气新鲜,减少病菌数量。

在患者住院后或患者迁出、死亡离开住家后,可用含氯消毒剂喷雾消毒,用消毒剂擦拭门窗家具。有条件的,也可用紫外线灯照射消毒。

7. 家庭成员定期检查。社区护士对本社区内每个肺结核者要登记、立案、追踪,记录发病诊断时间,监督化疗及康复情况,以及家属成员的检查续发情况。15 岁以下儿童可做结核菌素试验(P.P.D 前臂注射),强阳性(皮丘范围 20mm×20mm、或有水疱、血疹)者须服用抗结核药物预防;3 岁以下幼儿服异烟肼半年,学龄儿童服异烟肼、利福平(或利福喷汀)3 个月;15 岁以上少年及成人,可接受 X 线透视或拍胸片检查,以利于早期发现患者。

三级预防:对社区已患结核病患者,采取及时有效的治疗措施,控制疾病、促使病灶愈合、消除症状、防止复发。帮助患者心理康复和促进功能的恢复,重新获得劳动能力。

五、艾滋病

(一)艾滋病的特点

艾滋病又名获得性免疫缺陷综合征(简称 AIDS),是艾滋病病毒(人免疫缺陷病毒

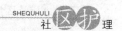
HIV)引起的,以细胞免疫功能缺损为基本特征的严重的全身性传染病。患者表现为长期不规则发热、淋巴结肿大,最后并发反复严重的机会性感染和恶性肿瘤。其传染源是艾滋病病毒感染者(HIV)和艾滋病患者,传播途径以性传播为主(如性接触)、血液和母婴传播。该病目前尚无有效治愈办法,病死率近100%。

1981年美国首次发现和报道了AIDS,这种疾病迅速传播,并已成为全球性的灾难。1985年,艾滋病传入我国,目前已进入"快速增长期",感染人数急剧增加。有专家测算,全国实际HIV感染者已超过60万。社区护士工作在社区基层,在艾滋病的预防护理、控制其流行方面发挥重要作用。

(二)艾滋病的社区三级预防

一级预防：

1. 健康教育。社区护士要积极进行预防艾滋病的健康教育,让每一个社区公民都懂得艾滋病的流行过程及其危害,了解艾滋病的发生、发展规律及流行特点,掌握预防艾滋病的相关知识,避免危险行为,让群众自觉预防艾滋病,达到知、信、行、改的自我保护目的。如遵守性道德是预防艾滋病的根本措施,而树立健康积极的恋爱、婚姻、家庭的性观念是预防和控制艾滋病的传染的根本;拒绝毒品,珍爱生命;使居民们了解与艾滋病患者及病毒感染者的日常生活和工作接触,如握手、拥抱、共同进餐、共用家具和办公用品等不会被感染艾滋病,消除害怕被传染的恐惧、焦虑;怀疑自己有性病或生殖器官感染,要及时到性病防治机构或正规医院检查咨询和治疗,以减少艾滋病的感染机会。

2. 个人防护。医护人员要严格执行各项有关消毒的规章制度,这是防止艾滋病经血液传播的重要环节。医疗单位要使用经艾滋病病毒抗体检测过的血液及血制品,限制及严格管理一切进口的血制品;所用各种医疗器械均要严格消毒,做到一人一针一管一用一消毒或使用一次性器械或用品;注意个人卫生,不共用毛巾、牙刷、刮脸品、指甲刀等用具;正确使用质量合格的避孕套;禁止卖淫、嫖娼和吸毒;作好理发、美容和洗浴等服务性行业的卫生管理,避免接触感染;加强血液、血制品的管理;社区内的宾馆等单位,做好床上用品、用具的消毒。

二级预防：

1. 健全监测系统。及时发现和合理管理患者及HIV感染者,并作好隔离与治疗工作;加强高危人群的监测,对受到公安机关处理的暗娼、嫖客、性病患者及吸毒者,要强制其做HIV血清检查。对献血员、性病患者和吸毒者等高危人群要进行重点监测,并对新发现患者及HIV感染者依法报告疫情;在国外居留1年以上的各类出国人员,在回国后2个月内到指定卫生专业机构做HIV血清检查;对密切接触者给予具体医学指导。密切接触者或怀疑接触艾滋病者,要做病毒感染检查,定期(3个月、6个月及1年)进行血液检测。

2. 患者管理。确诊的患者需住院治疗,HIV感染者或艾滋病早期的患者应给予访视管理。HIV感染者每半年左右到指定医院检查健康状况,并禁止感染者献血、献精液、献器官;对患者的血液、排泄物及分泌物进行彻底消毒。

3. 休息与饮食。为艾滋患者提供良好的休息环境,保证充足的休息和睡眠。患者长期发热、频繁腹泻、消耗明显增多,给予高热量、高蛋白、高维生素、富有营养的易消化食物,以增强机体抗病能力。

4. 隔离。采取血液、体液隔离措施。接触患者血液、体液或其污染物品时，应戴手套、使用镊子、毛巾、纱布、纸张等，以避免直接接触。患者生活用具（牙刷、剃须刀等）应单独使用。处理污物、利器时防止皮肤刺伤，处理污物后一定要洗手。正确使用质量合格的避孕套可减少感染艾滋病的危险，每次性交都应使用避孕套。女性患者行经期间防止经血污染室内设施，预防疾病传播，患者用过的卫生纸、纸巾、处理伤口的敷料或被血液污染的废物废料，应收放在塑料袋内，尽快焚烧。

5. 消毒。患者的血液、排泄物及分泌物进行彻底消毒及被其污染的一切物品应随时严密消毒，常用 0.2% 次氯酸钠溶液。

6. 心理护理。开展家庭关怀，使患者树立生活的信心。因患者害怕自己将疾病传染给家人或遭到家人遗弃，而产生犯罪感、绝望感甚至轻生念头；或因艾滋病预后不良，疾病折磨又要被他人歧视等原因使患者内心痛苦，患者常有焦虑、抑郁、恐惧等，部分患者还会有报复、自杀等行为。对患者来讲最有效的治疗措施是让其回归正常生活（学习、工作、娱乐及与他人交往），也可缓解医院、家庭和社区的负担。

7. 定期医院复查。患者可在医生指导下服用提高免疫功能的中西药，密切观察病情变化，一旦病情恶化及时就诊。HIV 感染者每半年左右到指定医院检查健康状况。

三级预防：目前艾滋病尚无特别治疗方法，可采取抗病毒治疗，免疫治疗，支持和对症治疗，预防性治疗，以控制疾病的发展，预防或减缓并发症的发生。

六、细菌性痢疾

（一）细菌性痢疾的特点

细菌性痢疾，简称菌痢，是痢疾杆菌引起的经粪口传染的急性肠道传染病。患者主要表现为发热（39℃以上）、腹痛、腹泻、里急后重、黏液脓血便。其传染源是患者和带菌者，急性菌痢早期传染性强，部分慢性菌痢可持续或间歇排菌数年，在流行病学上有较大意义。致病菌从传染源粪便排出，污染食物、水、生活用品或手，经口感染；人群普遍易感，儿童及青壮年多见；病后免疫力短暂，易重复感染或复发；夏秋季节多发，环境卫生及个人卫生习惯不良的情况下易于流行。

（二）细菌性痢疾的社区三级预防

一级预防：

1. 健康教育。教育居民养成良好的个人卫生习惯，加强饮食、饮水和粪便管理，必要时消毒水源，灭蝇灭蛹，搞好环境卫生及粪便无害化处理；饮食行业工作人员要严格执行食品卫生管理法及有关规章制度；注意个人卫生，工作前、饭前便后必须洗手。

2. 保护易感者。在疾病流行期间，易感者口服多价痢疾减毒活疫苗，如"依连"株菌苗，保护率可达 85%~100%，免疫期维持 6~12 个月。口服大蒜、马齿苋、地锦等，也有一定预防效果。

二级预防：

1. 隔离。单位中发现菌痢患者，要住院或在家隔离治疗。患者的食具、用具要单独使用，要有专用便盆。待患者离开后，疫源地要进行一次全面彻底的消毒（同甲型肝炎的要

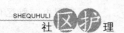

求）；凡从事主食、副食、水源工作及托幼保教的工作人员，发病后要离开单位隔离治疗，待症状消失、大便镜检阴性，停药后大便培养连续2次阴性，由卫生防疫站开具"痊愈证明"方可恢复工作。但这些人员确诊为慢性痢疾及带菌者，应立即调离原工作岗位，不接触直接入口的食品、餐具或婴幼儿工作。经治疗症状消失，由卫生防疫站做粪便培养连续3次（每次间隔1周）均为阴性，开具"痊愈证明"方可恢复工作。

2. 消毒。 ① 食具、用具消毒：同甲型肝炎。② 手的消毒：患者及护理人员要做到饭前用流水、肥皂洗手。处理完患者大便后，必须用消毒水（如0.2%的优氯净等）泡手2分钟，然后用流水将药液冲洗干净。③ 粪便消毒：痢疾患者的大便要排在便盆内，用20%漂白粉乳剂（100ml水＋漂白粉20g）或用10%的优氯净消毒。消毒液要比粪便多1倍，搅拌均匀后，放置2小时再倒掉。便盆及搅拌棍要用同样的消毒液浸泡、洗刷。患者粪便污染的卫生纸要烧掉，污染的布、内裤要用0.3%～0.5%的优氯净浸泡15分钟后再洗净。

3. 休息与饮食。 高热、严重腹泻、软弱无力的患者应卧床休息；大便次数频繁的患者要使用便盆或垫纸，以保存体力；以少渣、易消化的流质或半流质饮食为主，多饮水（如淡糖水、果子水、米汤、蛋花汤等），不进牛奶，以减少腹胀，并补充足量维生素；病情好转后给普食，切忌过早给予刺激性、多渣、多纤维的食物；不要吃生冷食物，可鼓励患者适量吃点生大蒜。

4. 保护肛周皮肤。 每次便后，用软卫生纸轻擦，再用温水清洗，肛门周围涂上凡士林油膏或抗生素类油膏，尤其是老人和小孩。

5. 按时服药。 要坚持按医嘱服药7～10天，刚停腹泻即停服药，易使细菌产生抗药性，转为慢性痢疾。

6. 慢性痢疾患者的护理。 少食多餐，病情较重者要摄入少油、少渣、高蛋白、高维生素的食物，如豆浆、蛋汤、瘦肉末、菜泥等，达到全面营养，以提高机体抗病能力；防止着凉感冒及过于劳累；进行适当的体育锻炼，如散步、体操、气功、太极拳等，以增强体质；一般采用中西医结合的方法治疗，也可采用保留灌肠的方法给药，以提高疗效。

三级预防： 社区痢疾患者应积极采取及时有效的治疗，对病情严重，出现高热、惊厥、痉挛性腹痛者，则需住院对症治疗，防止转为慢性病。

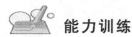 **能力训练**

1. 作为一名社区护士，请给下列乙型肝炎家庭制订一份详细的家庭护理指导方案。

李某，39岁，工程师，因"厌油、乏力、巩膜黄染一周"就诊于社区卫生服务站，经检查被诊断为"急性乙型肝炎"，虽然医生建议李某最好住院治疗，但李某考虑家里离卫生服务站较近，治疗输液等也较方便，坚持回家治疗和修养。李某有一老母亲，70岁，身体比较硬朗；李某爱人王女士，38岁，中学教师；他们的女儿12岁，小学五年级，体质比较虚弱，经常感冒。

2. 请您给目前自己居住的小区做一传染病护理评估，看小区存在哪些传染病发生的因素。

项目小结

　　本项目通过学习社区传染病发生的条件,评估社区传染病发生的因素,从而发现社区在传染病预防中存在的问题,根据社区常见传染病的特点和三级预防措施,制订社区传染病三级预防方案,贯彻落实并进行护理评价。使学生掌握社区护士在社区传染病预防中的工作内容和工作方法,对社区作为一个整体的传染病预防知识和技能有一宏观的理解。学习本项目后,学生能应用传染病的三级预防措施去管理社区传染病。

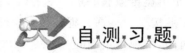 自.测.习.题.

一、选择题(A1 型题)

　　1. 经常性社区大型活动的举办是导致社区传染病发生的 （　　）

　　　　A. 社区的生物物理因素　　　　　　B. 社区的心理因素

　　　　C. 社区的物理环境　　　　　　　　D. 社区的社会文化因素

　　　　E. 社区的健康系统因素

　　2. 社区传染病的传染源是指 （　　）

　　　　A. 传染病发生的初始处　　　　　　B. 能散播病原体的人或动物

　　　　C. 细菌、病毒、寄生虫　　　　　　D. 病原体传播的路线

　　　　E. 已被污染的物品

　　3. 在社区传染病的护理管理过程中,护士应知道传染病传染性最强的时候是 （　　）

　　　　A. 发病前,症状未出现时　　　　　B. 发病初期,表现出病症的时候

　　　　C. 发病中期,病重的时候　　　　　D. 发病末期,病将要好的时候

　　　　E. 病好后,病症刚刚消失的时候

　　4. 社区传染病的易感人群是指 （　　）

　　　　A. 没有接种疫苗的人群

　　　　B. 对某种传染病缺乏免疫力而容易感染该病的人群

　　　　C. 经常感染传染病的人群

　　　　D. 未曾感染过某种传染病的人群

　　　　E. 社区医务工作人员

　　5. 社区传染病的一级预防是指 （　　）

　　　　A. 病因预防　　　B. 行为干预　　　C. 管理预防　　　D. 三早预防

　　　　E. 康复预防

　　6. 社区传染病患者的护理措施下列不妥的是 （　　）

　　　　A. 控制传染患者外出

　　　　B. 暴露呼吸道传染病的患者应戴口罩

　　　　C. 对社区人群进行预防接种

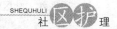

D. 对传染患者的用物进行消毒

E. 对重症传染患者进行居家护理

7. 下列常见社区传染病中,属于消化道传染病的是 （　　）

A. 肺结核 B. 流行性乙型脑炎

C. 乙型肝炎 D. 细菌性痢疾

E. 淋病

8. 某城镇社区发现一例艾滋病疑似患者,应于(　　)小时以内向卫生防疫机构报告

A. 4 B. 6 C. 8 D. 12 E. 24

9. 社区护士应知道以下属于甲类传染病的是 （　　）

A. 霍乱 B. 淋病 C. 猩红热 D. 细菌性痢疾 E. 肺结核

10. 关于预防接种的初种时间,哪项是正确的 （　　）

A. 2 月时开始接种脊髓灰质炎疫苗

B. 2 月后接种卡介苗

C. 4～5 月时接种麻疹疫苗

D. 6～8 月时接种乙型脑炎疫苗

E. 1 岁后开始接种百白破混合疫苗

二、选择题(A2 型题)

1. 一个银行科室的一位职员被诊断为急性乙型肝炎,科室同事们都比较紧张,害怕被传染,该银行请社区护士去做一次乙型肝炎的健康教育课,社区护士在讲课中应告之集体单位乙肝患者的隔离要求,下列哪项不妥 （　　）

A. 发现患者住院或回家疗养

B. 重点行业人员隔离治疗

C. 自发病之日起至少隔离 4 个月

D. 症状消失肝功正常还不能恢复原工作

E. HBsAg 携带者除不能献血外可正常工作学习

2. 实习护士小李准备以后在社区护理岗位就业,目前在社区妇女儿童保健院实习,护士小李应该知道,在我国,1 岁内小儿需完成的基础计划免疫中不包括下列哪项 （　　）

A. 卡介苗 B. 脊髓灰质炎疫苗

C. 麻疹疫苗 D. 百日咳-白喉-破伤风混合疫苗

E. 乙型脑炎疫苗

3. 社区唐某,26 岁,因从事销售工作,上周刚从西部出差回家,本想好好休息几天,却被有关部门告之,唐某出差回家所乘的班机发现一例疑似非典患者,考虑唐某与该患者有接触史,虽无临床表现,也应进行医学隔离观察,问：唐某需要观察多长时间 （　　）

A. 1 周 B. 2 周 C. 3 周 D. 4 周 E. 5 周

4. 目前我国艾滋病的发病率急剧上升,社区护士应积极发动社区居民进行艾滋病的预防工作,其中社区居民必须要知道艾滋病的传播途径,下列传播途径哪项是错误的

（　　）

A. 静脉注射吸毒 B. 接受血液和血制品

C. 献血员感染　　　　　　　D. 医源性感染

E. 拥抱

三、选择题(A3 型题)

(1~5题共用以下题干)

社区赵女士,29 岁,晚饭后陪 5 岁儿子甜甜在小区散步,突然邻居家的宠物狗跑出来了,甜甜便上去抱起了小狗,并且亲了亲小狗,一不小心让小狗的前爪在小脸上划了一道血痕。

1. 社区居民一旦被犬类咬伤,应立即进行处理,下列哪项措施不妥　　　　　( )

　　A. 立即用 20%肥皂水冲洗 5 分钟　　B. 立即用清水冲洗 30 分钟

　　C. 用 75%乙醇涂擦　　　　　　　　D. 用 2%碘酊涂擦

　　E. 冲洗,消毒后缝合包扎伤

2. 被犬类咬伤后狂犬病发病与否,影响最小的因素是　　　　　　　　　　( )

　　A. 伤口深浅　　　　　　　　　B. 咬伤部位

　　C. 衣着厚薄　　　　　　　　　D. 患者的年龄和性别

　　E. 伤口的处理情况

3. 被犬类咬伤后应立即预防接种狂犬疫苗预防狂犬病的发生,关于疫苗接种下列不正确的是　　　　　　　　　　　　　　　　　　　　　　　　　　　　( )

　　A. 轻度咬伤的暴露者需全程注射有效的人用狂犬病疫苗

　　B. 重度咬伤的暴露者要进行联合免疫

　　C. 儿童在臀部肌肉注射狂犬病

　　D. 疫苗供成人上臂三角肌肌肉注射

　　E. 注射时间分别为咬伤当天即 0、3、7、14、30 天各肌肉注射 1 针

4. 对预防接后的反应描述错误的是　　　　　　　　　　　　　　　　　( )

　　A. 弱反应:红肿直径 0.5~2.5cm　　B. 中反应:红肿直径在 2.6~5.0cm

　　C. 体温在 37.6~38.5℃是中反应　　D. 体温在 39℃是强反应

　　E. 可分为局部反应和全身反应

5. 关于狂犬病的相关知识错误的是　　　　　　　　　　　　　　　　　( )

　　A. 主要累及中枢神经系统　　　　B. 人对狂犬病毒虽普遍易感,但仍可治愈

　　C. 动物饲养员应进行疫苗接种　　D. 常表现为高度兴奋、咽肌痉挛

　　E. 狂犬应击毙焚烧或深埋

(泮昱钦)

项目十　社区临终护理

任务1　护理社区临终患者及其家庭

案例导入

陈女士,44岁,患卵巢转移癌于2010年9月13日在硬膜外麻醉下行全子宫切除＋双附件切除＋肠管表面病灶清除术,术程顺利,术后医嘱给予抗感染支持治疗。9月25日进行第一疗程化疗,出院后无腹胀、腹痛、发热等情况,但经常掉头发,且容易疲倦。为接受第二疗程化疗,于10月30日入院。入院后完善各项检查,白细胞$3.8 \times 10^9/L$,11月2日开始第二疗程化疗。化疗当天又出现恶心、呕吐、食欲下降等情况。由于前两次化疗反应比较严重,出院后一直胃纳欠佳,且经常感冒,陈女士决定暂停化疗,在家休养一段时间再继续化疗。在家休养期间,时有头昏、头痛、咳嗽等症状,陈女士一直以为这些问题与化疗后身体抵抗力比较弱有关。3个月后一天中午,陈女士突然晕厥,家人即送她住院检查,CT提示"颅内占位",胸片提示肺部有多处阴影,医院诊断:卵巢转移癌术后肺转移、脑转移。医生告知陈女士目前病情,生存期限可能只有3个月了,陈女士情绪十分低落,不吃不喝,再加上头痛、咳嗽等不适,对即将到来的死亡十分恐惧。她丈夫一直在她身边照料她,儿子正在读高三,因怕影响孩子学习,所以没有告诉孩子其病情的实际情况。陈女士和丈夫均在一家私人零件加工厂工作,在城里的亲戚朋友也很少,无宗教信仰,有问题需要自己解决。由于较长时间两人均未能工作,积蓄治病也用得所剩无几,儿子读书也需要一部分生活费,家庭经济问题接踵而来,陈女士爱人也十分焦虑。

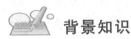 **背景知识**

一、临终关怀的发展

临终关怀是近代医学领域中新兴的一门边缘性交叉学科,是社会的需求和人类文明发展的标志。临终关怀(hospice care)被译为"安息护理"或"终末护理",香港学者称之为"善终服务",在台湾被称为"安宁照顾"。英国桑德斯博士(Dr. Eicely Saunders)是临终护理的创始人,1976年她创办了世界著名的临终关怀机构 ST. Christophers' Hospice,"点燃了临终关怀运动的灯塔"。我国1988年7月在天津医学院成立第一个临终关怀研究中心,同年10月上海诞生了中国第一家临终关怀院——南汇护理院。临终关怀涉及每个人的生命质量,随着生命质量论的提出,社会及理论界对人生的最后一站给予了越来越多的关注,既要"优生"又要"优死"成了现代医学的热点。

二、临终的定义

死亡是一个逐渐发生、发展,由量变到质变的过程。临终是指由于疾病末期意外事故造成人体的主要器官的生理功能趋于衰竭,生命活动走向完结,死亡不可避免地将要发生,是生命活动的最后阶段。临终是临近死亡的阶段,濒死是临终的一种状态。临终者在接受医疗和护理后,病情仍继续恶化,尽管有些病人意识还清醒,然而各种征象已显示生命即将完结。

目前世界上对临终的时限尚无统一的标准。不同国家对临终的时限界定各有不同,以下条件可作为对临终判定的国际共识标准:

1. 自然衰老,各主要脏器衰竭,生活不能自理者。
2. 各种意外伤害,生命垂危无抢救意义者。
3. 无治疗意义的晚期癌症病患者。
4. 慢性疾病终末期,存活3～6个月以内者。

三、临终关怀的定义

临终关怀是一种特殊的卫生保健服务,是由社会各层次(医生、护士、社会工作者、宗教人士、志愿人员以及政府和慈善团体人士等)组成机构为临终患者及其家属所提供的生理、心理和社会的全面支持与照顾,使临终患者缓解极端病痛,维护其生命的尊严,提高生命的质量,家属的身心健康得到维护和增强,使患者舒适安宁地度过人生最后旅程。临终关怀是一种以照顾关怀和提高临终阶段的生命质量为主的护理服务。它涉及临终医学、临终护理学、临终心理学、临终关怀伦理学和社会学等领域,体现了新的生物—心理—社会医学模式的特点。

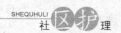

四、临终关怀的主要哲理

1. 强调照护。 临终关怀的对象是各种疾病末期患者、晚期肿瘤患者等生命不可逆转的人,临终关怀的主要任务是为这些患者提供全面的姑息性的身心照护。

2. 注重生命质量。 临终关怀的目的是丰富患者有限生命、提高临终阶段生命质量。在护理工作中社区护士要尊重患者最后生活的价值,重视患者的实际需求,帮助患者满足未了的心愿。

3. 维护尊严和权利。 患者尽管处于临终阶段,但个人尊严和权利不该因生命活力降低而递减或剥夺。在护理过程中社区护士应保留临终者个人隐私和生活方式,提供合适的个性化护理。

4. 服务对象包括临终患者及其家属。 临终关怀除了对临终者的全面照料,同时应关注家属的健康。家属由于长期陪护,身心十分疲惫与痛苦,往往会影响到患者的心情,所以对家属的安抚十分重要。特别是在患者死亡的前后时期,要使家属能够承受"丧失"的打击,并能尽快适应新的生活。

5. 共同面对死亡。 社区护士自身首先要建立正确的生死观,将临终患者的经历视为自己的体验。同时要教育和指导临终患者坦然地面对和接受死亡,临终患者才会以主动的态度去追求临终阶段生活的质量,在死亡来临时保持一种平静的心态。

 工作过程

> 案例中的陈女士虽然经历了大手术和多次化疗,但癌肿已经转移,死亡不可避免,预计生存期限为3个月,根据临终判定的国际共识标准,陈女士属于临终患者。晚期癌症患者都可能存在躯体和心理上的痛苦,需要社区护士实施临终关怀,护士在对陈女士实施临终关怀前必须对陈女士及其家属的情况做一个全面的评估,帮助陈女士舒适安宁地、有尊严地走到生命的终点,并对家属予以身心的保护和支持。

一、护理评估

(一)身体变化

临终患者身体各系统会出现一系列生理方面的变化,如以下几种。

1. 疼痛。 是癌症患者临终前最严重的症状,引起癌性疼痛是多方面的,癌组织直接压迫神经和邻近组织;或癌细胞转移导致病理性骨折;或癌症手术治疗疼痛等。患者临终时疼痛难忍或对疼痛的恐惧导致部分癌症患者要求安乐死。

2. 肌张力逐渐丧失。 临终者肛门及膀胱括约肌松弛表现为大小便失禁,喉部肌肉失去张力表现为吞咽困难,肢体肌肉张力下降表现为软弱无力,脸部则表现为希氏面容(面肌消瘦,面部灰色,下颌下垂,眼睛凹陷,双眼半睁半闭)。

3. 胃肠蠕动逐渐减弱。 表现为恶心、呕吐、食欲缺乏、脱水。

4. 循环功能减退。 表现为皮肤苍白、湿冷、出汗、四肢发绀、出现斑点、脉搏快而弱、不规则或测不出,血压逐渐降低或测不出,心尖搏动常为最后消失。

5. 呼吸功能减退。表现为呼吸频率由快变慢,呼吸深度由深变浅,甚至出现潮式呼吸、张口呼吸、点头呼吸等,常因呼吸道分泌物潴留,微弱呼吸中伴有痰鸣音。

6. 意识和感知的改变。患者死时仍可能神志清醒。但如病变在脑部,患者可出现嗜睡、意识模糊、谵妄、昏睡和昏迷。感知改变表现为视力逐渐模糊,能看近物到只有光感,最后消失。听觉通常是最后消失的感觉功能。

7. 临近死亡的体征。各种反射逐渐消失,肌力逐渐丧失,脉搏快而弱,血压降低,呼吸急促、困难,出现潮式呼吸,皮肤湿冷,通常呼吸先停止,随后心跳停止。

> 陈女士目前神志清楚,身体功能没有出现急剧下降的状况,但存在癌症导致的头痛和咳嗽症状。由于情绪的影响,消化系统功能减退明显,表现为食欲缺乏。

(二)心理反应

临终患者除了身体的变化外,还可能出现各种心理反应。

1. 否认期。患者不承认自己患了绝症或病情已恶化,认为可能是医生错诊,企图逃避现实。患者焦虑急躁、心神不定,要求复查,少数者有自杀行为。

2. 愤怒期。患者已知病情,但不能理解,气愤命运捉弄自己和将失去的健康与生命。患者痛苦、怨恨、常以破坏性行为向家属或照顾者发泄内心之不满。

3. 协议期。患者承认已存在事实,不再怨天尤人,而是不断地提出要求、期待好的治疗效果。他对过去错误行为表示悔恨,请求宽恕。

4. 抑郁期。患者认识自己的病治疗无望,身体日益衰弱、痛苦日渐增长,并消沉、低落和绝望,急于向家人交代后事,愿亲人守候。

5. 接受期。患者感到已完成人生一切,重要事情已安排妥当。他对死亡不再恐惧和悲伤,情绪变得平静和安详。

以上5个阶段不一定按顺序发展,有时交错、有时缺如。各个阶段时间长短也不同。我国学者临床观察发现,由于中国传统文化的影响,临终患者否认期前存在回避期,即患者和家属均知真情,却彼此隐瞒、故意回避。

> 陈女士原来对自己身患卵巢肿瘤及接受化疗这些事一直知情,她也一直积极配合治疗,但是,化疗后癌肿还是发生了转移这个现实是她预料之外的。陈女士情绪十分低落,不吃不喝等这些表现说明她的心理反应既有否认期的表现又有愤怒期和抑郁期的表现。

(三)社会文化状况

临终患者和家庭及其成员相互作用和影响。护理人员对临终者家庭评估的内容主要包括家庭功能;家庭压力及其来源;家庭成员亲密程度与情感支持;有无家庭危机存在,家庭危机是否与临终患者有关;家庭资源状况;家庭医疗资源利用情况及家庭对患者的照顾能力;休息和睡眠环境;膳食是否符合营养要求等情况。

另外,护理人员对临终者的精神信仰和死亡方式的选择都应该详细了解,如佛教中认为只要此生此世积好"善德",便有希望在来世进入极乐世界,进入者即可永生不死地享受一切幸福快乐。宗教信仰也会影响临终者的情绪。

> 经过对陈女士的社会文化评估了解到,陈女士的儿子因读高三学习负担较重,没有时间回来照顾母亲,而陈女士夫妇怕影响儿子学习,没有告诉儿子她的病情,因此只有陈女士

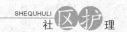

爱人在家照顾她。由于爱人已放弃工作并持续照顾她三月余,家庭没有其他经济来源,再加上陈女士的医疗费用和儿子的学习费用,陈女士夫妇均感觉从未有过的压力。陈女士家庭没有宗教信仰,亲戚朋友也很少,家庭应对压力的资源缺乏,陈女士对死亡充满着恐惧,她爱人也倍感无奈和悲痛,心力交瘁。

二、护理问题

通过对陈女士身体、心理和社会文化等方面的评估,陈女士存在着以下主要护理问题:

1. 舒适的改变:疼痛、消化道反应。
2. 恐惧。
3. 家庭应对无效。

三、护理计划和实施

临终者面对死亡,渴望精神上的支持,躯体上的抚慰,期望能够舒适、有尊严地离开人世。正如美国社会学家昆特(Quint)所说:"如果一个晚期病患者得到了成功的护理,他死时就会感到活得有价值。"临终关怀是对那些已不能治愈的患者在生命即将结束时所实施的一种积极的身心整体护理。

社区护士针对陈女士目前的情况,制订了初步的护理计划并付诸实施,主要的护理措施包括以下三方面:疼痛的处理、死亡的教育以及其他支持性护理。可以使陈女士在短期内缓解疼痛,改善各种不适症状,学会心理调适并正视现实。通过对其家属的关怀,使他们能尽快稳定情绪,明确对陈女士的照顾及对她的情感支持。

(一)控制疼痛

疼痛的控制是临终患者护理的一个重要方面。有效地控制疼痛症状,直接关系到临终患者的生活质量,同时对其家属也有重要影响。癌性疼痛的控制方法为三阶梯方法,即对癌痛的性质和原因作出正确评估后,根据病人疼痛的程度和原因适当地选择相应的镇痛剂,对于轻度疼痛的患者应主要选用解热镇痛剂类的止痛剂;若为中度疼痛应选用弱阿片类药物;若为重度疼痛应选用强阿片类药物。注意镇痛剂的使用应由弱到强逐级增加。在临终疼痛控制的过程中,应以提高临终患者的生活质量为宗旨,采取综合治疗控制疼痛的方法,遵循疼痛药物治疗的基本原则,根据患者个体差异确定药物使用剂量,在疼痛发生前按"时钟"给药;将疼痛控制在0级或1级为宜。在护理过程中,社区护士须认真观察记录患者每次疼痛发作的时间、部位、强度、性质变化、缓解药剂量和给药途径,认真填写患者疼痛评估表,并进行相应处理。

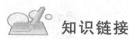 知识链接

疼痛的分级

0级:无痛。

1级(轻度疼痛):虽有疼感但仍可忍受,并能正常生活,睡眠不受干扰。

2级(中度疼痛):疼痛明显,不能忍受,要求服用镇痛药物,睡眠受干扰。

3级(重度疼痛):疼痛剧烈不能忍受,需要镇痛药物,睡眠严重受到干扰,可伴有自主神经功能紊乱表现或被动体位。

癌痛药物治疗的主要原则

1. 口服给药。 应选择口服给药途径,尽可能避免创伤性给药途径,这样便于病人长期用药。尤其是对于强阿片类药物(如吗啡片及糖浆等),适当口服用药极少产生精神依赖性(成瘾性)或生理依赖性(<1%)。这是因为癌症病人所要求的是镇痛效果,而不是精神上的享受。同时,口服吗啡不符合吸毒者的需求和效果。

2. 按时给药。 止痛药应当有规律地"按时"给药(3~6小时给药一次),而不是"按需"给药(只在疼痛时给药)。

3. 按阶梯给药。 见表10-1三阶梯止痛方法。

表10-1 三阶梯止痛方法

阶 梯	治 疗 药 物
轻度疼痛	非阿片类止痛药±辅助药物
中度疼痛	弱阿片类±非阿片类止痛药±辅助药物
重度疼痛	强阿片类±非阿片类止痛药±辅助药物

注:非阿片类药物包括阿司匹林、对乙酰氨基酚、索米痛片、布洛芬、吲哚美辛栓剂等。
   弱阿片类药物包括可待因、氨酚待因、布桂嗪、曲马朵等。
   强阿片类药物包括吗啡、哌替啶、美散酮等。
   辅助药物包括解痉药(卡马西平、苯妥英钠)、精神治疗药(奋乃静、氯丙嗪、氟哌啶醇)、皮质激素(泼尼松、地塞米松)。

4. 用药应个体化。 即应注意具体病人的实际疗效。止痛药剂量应当根据病人的需要由小到大直至病人疼痛消失为止。而不应对药量限制过严,导致用药不足。

> 陈女士近期头痛症状属于轻度(I度),为提高临终期间的生活质量,减少癌性疼痛的困扰,社区护士应指导陈女士适当使用非阿片类止痛药,并随着病程变化持续随访陈女士疼痛情况,及时控制。对于陈女士的爱人,护士更应耐心进行心理疏导,帮助应对目前的多重压力。

(二)解除恐惧

1. 死亡恐惧原因。 死亡对每一个人来说都可以称为不能预知的未知,对于陌生的、不能预计的东西所抱有的深深的恐惧是临终者的常见表现,而这种恐惧心理并不只是对死亡这一事件本身的恐惧,而是有诸多因素交互影响的结果。社区护士应对这些恐惧心理应进行细致的分析,有助于对临终患者和家属亲人的关怀照护。引起这些恐惧心理的原因常包括:

(1)对死亡境况的想象。是指对死亡时刻凄惨悲凉境况或痛苦可怖的想象。

(2)死亡恐惧的时间因素。是指死亡迫近时临终者对时间快慢的感觉(是否决意要面对死亡)。

(3)死亡恐惧的躯体痛苦因素。是指患者疾病的发展造成生活上不能自理以及行动的

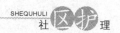

障碍等残疾表现。

（4）死亡恐惧的心理痛苦因素。是指临终时未能得到妥善的医疗照顾，在工作或家庭中失去原来的社会地位或被遗弃的"社会性死亡"现象。

（5）忧虑个人消失因素。指对于生命的停止及个人形体和精神消失的恐惧。

（6）对于死亡本身的恐惧。是指临终者感觉到死亡本身最终是一种真正的灭绝。

2. 死亡教育。

（1）死亡教育的概念。死亡教育是实施临终关怀的首要条件。所谓的死亡教育是讨论生与死的一个教学历程，是针对死亡有关的医学、心理学、精神、经济、法律、伦理学等知识进行教育，使受教育者更加珍惜生命、欣赏生命。社区护士在实施临终关怀过程中，通过与患者和家属的沟通，使他们接受现实，形成正确的死亡观。

> 就如许多临终患者一样，陈女士的恐惧心理来源于对死亡的未知和诸多因素的影响，解决陈女士这种恐惧心理是目前社区护士的护理重点，社区护士决定对陈女士及其家庭成员进行一次必要的死亡教育。

（2）死亡教育的内容。

1）死亡的概念。我们在理解死亡概念时，必须了解人的生命的生物学、社会学、心理学等诸多方面特征，死亡的概念实际上就是所有"人"的生命特征的消失。传统的死亡概念是把呼吸和心跳停止作为判断死亡的标准，也称临床死亡。医学界和社会伦理学界人士提出了比较客观的死亡标准，即脑死亡标准。

脑死亡（brain death）即全脑死亡，包括大脑、中脑、小脑和脑干在内的全脑功能不可逆地停止，此时尽管有被动心跳呼吸的存在，仍可宣告死亡。不可逆的脑死亡是生命活动结束的象征。1968 年美国哈佛大学在世界第 22 次医学会上提出的脑死亡标准为：① 对刺激无感受性及反应性；② 无运动、无自主呼吸；③ 无反射；④ 脑电波平坦或消失。上述标准 24 小时内反复测试无改变，并排除体温过低（低于 32℃）及中枢神经系统抑制剂的影响，即可做出脑死亡的诊断。

2002 年，我国脑死亡诊断标准（成人）首次披露。国家卫生部脑死亡法起草小组制定了这一诊断的四项标准。明确指出脑死亡是包括脑干在内的全脑功能丧失的不可逆转的状态，其标准包括：① 先决条件为昏迷，原因明确，排除各种原因的可逆性昏迷。② 临床诊断是深昏迷，脑干反射全部消失，无自主呼吸。③ 确认试验是脑电图平直；经颅脑多普勒超声呈脑死亡图形；体感诱发电位 P14 以上波形消失。（确认试验中三项必须有一项阳性）④ 脑死亡观察时间是首次确诊后，观察 12 小时无变化，方可确认为脑死亡。

2）正确面对死亡。死亡教育的真正内涵其实就是生命的教育，正确理解人为什么活着就是教人如何懂得生命的意义和价值。生存权是人权的基本理念，生命就是一个过程，重要的是这个过程是否丰富多彩，既然生命只有一次，那就应该尊重生命。临终阶段是生命的最后阶段，珍惜生活就是珍惜生命的每一阶段，克服轻生意念，培养自护能力。

社区护士自身首先培养和学习正确的生命观、价值观和死亡观，这样才能更好地把握临终者面对死亡不同阶段的身心特点，并从临终照护的每一个言行之中去影响临终者的死亡观念、死亡心理、增进临终者及家属的死亡知识以及对死亡的自我调适能力的活动，而并非直接与患者谈"死"，或者想方设法鼓励临终患者和家属倾诉，社区护士耐心倾听临终患者和家属谈论死亡,从而帮助患者理清思路,缓解临终患者对死亡的恐惧,同时缓和亲属对死亡的悲伤。

社区护士组织陈女士一家进行一次死亡的讨论,再加上平时接触中鼓励陈女士谈谈对死亡的看法,社区护士从中进行耐心的开导和劝慰,循循善诱,帮助陈女士树立正确的生命观和死亡观,陈女士感觉明显轻松了许多,并以积极的态度安排临终相关事宜,如对儿子学习的期望;对死后家庭的重建等的交代,实现了她的临终愿望,现在她感觉一切准备妥当,再也不担心死亡的降临。

(三)其他支持性护理

支持性护理是临终关怀的常规的工作内容,应与患者及家属合作完成,并在实施中不断完善改进。

1. 基础护理。国外学者马里诺(Marino)认为"舒适实际上是临终病患者接受所有护理措施的综合结果"。临终患者能否舒适地走完人生最后时光,很大程度上取决于基础护理的实施,虽然这些护理只是最基本的,但却是最重要的。

(1)创造有利于临终患者休养的居住环境。临终患者的病居环境应该整洁、安静、阳光充足、空气新鲜、温度与湿度合适、色调和谐,可放置一些绿色植物与鲜花。控制居室的音量在 50~60dB,温度以 20~22℃为宜,湿度在 50%~60%之间。可按临终患者的喜好在其房间墙上或床头摆放一些素雅的装饰画、艺术品、家庭照片、玩具动物等,尽量增加家庭温馨气氛。患者最好不住单人房间,床的放置不宜离家人太远以便照顾。床的软硬度以床垫不下陷为好,最好使用木板床,床上加软垫以避免局部受压。床的两侧放置有靠背的木椅,以便手扶靠背椅帮助移动体位,也能替代床档。

(2)保证营养。缺乏食欲和味觉改变是癌症晚期和其他临终患者最常见的问题,营养不良、消瘦、全身衰竭是最终结局。社区护士应根据患者的饮食习惯、家庭经济条件及病情要求,设计适合患者的食谱。按照少量多餐,富含营养,易于消化吸收的饮食原则,调剂饮食花样品种,鼓励患者进食。如果需要控制恶心,则进餐前用止吐药、助消化药,必要时给予口腔护理。进食困难时,以人工方法给予足够热量的均衡营养物及水分。

(3)排泄护理。便秘或腹泻、尿潴留或尿失禁常给临终患者带来很大的痛苦。为提高患者的生活质量,社区护士应与家属密切协作做好大小便的护理,如便秘时给予定期灌肠或缓泻通便药物。尿潴留可留置导尿管。大、小便失禁应及时清洗臀部与会阴部,保持床褥清洁干燥、平整,以防压疮发生。

(4)皮肤、口腔护理。临终患者常因体质过弱翻身困难或因为躯体局部疼痛而长期采取某一卧位,这样机体局部因长期受压血循环障碍易导致压疮发生,社区护士应与患者家属一起讨论制订为患者翻身、擦浴、按摩受压处等皮肤护理计划,认真做好皮肤护理工作。

保持口腔清洁与舒适,每日用生理盐水漱口二次,减少口腔并发症的发生。患者口腔如果发生特殊改变,护士则需采用不同的护理方法进行处理。如出血时使用3%过氧化氢液;真菌感染可使用2%碳酸氢钠液;溃疡时可使用西瓜霜、锡类散外涂等。口腔护理可增加病患者的食欲,减少口腔溃疡的发生,增加舒适感。

(5)保证睡眠质量。社区护士应根据患者的习惯和愿望指导家属为其做好睡眠环境及卧具的安排等各项睡前准备工作。指导患者睡前采取正确卧位,做松弛活动,喝少量热牛

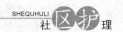

奶、热水擦身等方法以促进入睡。必要时可给适量的镇静剂或安眠药。

（6）减轻感、知觉改变的影响。提供舒适的环境,适当的照明,避免临终患者视觉模糊产生害怕、恐惧心理,增加安全感。听力常为死亡前最后消失的感觉,护理中应避免在患者周围窃窃私语和哭泣,以免增加患者的焦虑。可采用抚摸患者的非语言交流方式,配合温和的语调、清晰的语言交谈,使临终患者感到即使在生命的最后时刻,也并不孤独。

2. 症状护理。临终患者出现各种不适症状,如恶心、呕吐、睡眠障碍、呼吸困难、大小便失禁、压疮等症状,也会出现因各种治疗所致的免疫功能低下、营养失调、口腔炎等多种不适。社区护士应积极为患者提供各种对症护理,使其舒适、安详。

3. 心理支持。临终患者在生命的最后这段旅程中的心理感受是相当复杂多变的。社区护士在护理工作中,应针对临终患者不同心理阶段的特点,为其提供以下不同的护理。

（1）否认期。否认是抵御严重精神创伤的一种自我防卫机制,可以起到应激缓冲的作用。社区护士与患者沟通时,既不要戳穿患者的心理防卫,也不要对患者撒谎,应了解患者对自己病情的认知程度,理解患者当时的心情,耐心倾听患者的倾诉,以维持临终患者适度的希望,在此基础上因势利导使其逐步面对现实。

（2）愤怒期。愤怒是一种健康的适应性反应,对患者是有益的。社区护士不应把患者的攻击看作是针对某个人并予以反击。对于患者的不礼貌行为应保持忍让和克制;同时,也应做好患者家属的工作,共同给予患者宽容和理解,使其能宣泄情感,密切注意患者的情绪,必要时辅以小剂量的药物稳定其情绪。

（3）协议期。处在此阶段的患者心理反应对健康是有益的。患者积极配合治疗,希望友善的态度能改变命运。护理人员应抓住时机,关心患者,给予及时的指导,尽量满足患者的要求。

（4）忧郁期。抑郁和悲伤对临终患者而言是正常的,护理人员应多给予同情、照顾和安抚,允许患者用认为适当的方式宣泄情感。建议家属在其周围陪伴,让患者有更多的时间和亲人在一起,尽量帮助完成患者未尽的事宜,注意安全,预防自杀。

（5）接受期。在此期间社区护士应让患者宁静、安详地告别人世,不应过多地打扰患者,不要勉强与其交谈,但要保持适度的陪伴和支持,应尊重临终患者的信仰,保证患者临终前的生活质量。

4. 家属的照护。

（1）满足家属照顾患者的需要。指导并配合家属对患者的照护活动,如护理计划的制订、生活护理等,以减轻患者的孤独情绪,使家属在照料亲人的过程中获得心理上的安慰。

（2）帮助家属宣泄情感。鼓励家属将内心的痛苦和真实想法说出。提供适当的场所或机会让家属宣泄内心的悲伤并给予安抚。

（3）满足家属对患者治疗、护理和生活上的要求。若不能满足者,应给予耐心解释。对家属过激的言行,给予容忍和谅解,避免纠纷。

（4）心理照护。防止家属因长期精神痛苦和疲劳导致疾病的发生。指导其保持健康、保存精力及进行心理自我疏导方法,如平衡饮食、合理休息、松弛术等。

5. 善后护理。临终关怀工作不仅有生前的关怀照护,还应包括善后工作。按死者生前愿望和家属的要求,以及当地的风俗习惯进行善后护理,是临终关怀的一项重要工作。其主要内容包括尸体料理和对丧亲家属的照护两方面。

(1)尸体料理。社区护士应协助死者家属进行遗体清洁和处理,遗物处理,联系殡葬服务,拟定好遗体告别的人数和仪式等,并在仪式前一天做好准备工作,摆放好遗像、花圈等,减轻家属的负担和压力,同时帮助家属接受患者离去的现实。

(2)丧亲家属的照护。丧亲者比死去的亲人所经历的心理痛苦历程要更为漫长。死亡对于患者是痛苦的结束,但同时又是丧亲者悲哀的高峰,长期思想抑郁和痛苦,必将影响到丧亲者的身体健康和生活质量。社区护士应对丧亲者予以同情、理解和帮助,给予情绪和心理上的疏导和支持,以缓解他们的身心痛苦。在进行护理时,应遵守以下原则:多倾听、多理解、多同情等。

1)心理疏导调适。通常丧亲家属最需要一位能理解、有同情心的"听众"。因此,社区护士应认真倾听他们的诉说,鼓励他们尽情宣泄痛苦的感情,以便做出全面评估,针对不同的心理反应阶段制订不同的护理措施。另外,可提供有关知识,对丧亲家属进行指导,安慰他们面对现实,使其意识到安排好未来的工作和生活是对亲人最好的悼念。

2)生活指导和建议。如平衡饮食、合理休息、松弛术等,使他们保持健康、保存精力,帮助他们进行调适,重建生活的信心。

3)利用社会支持系统。当一个人经受压力时,一个强有力的社会支持网可以帮助其渡过困难。社区护士应积极帮助其争取可能得到的社会支持,缓和压力所带来的不良影响,减少丧亲家属的心身疾病的发生,使丧亲家属感受到人世间的情谊。

4)随访。在患者死后1年内,临终关怀机构应通过电话、访视、邀请参加聚会、信件等形式与亡者家庭保持联系,帮助解决实际问题,继续提供心理支持和健康指导。

社区护士在陈女士临终期间对陈女士一家进行经常性随访,除了评估陈女士及其家属的身心状况外,同时也不忽略对陈女士家的环境做一些指导,为陈女士营造一个温馨而有生机的生活环境,如在陈女士休息的卧室窗台上摆上一盆鲜花或者绿色植物;为陈女士的卧室更换柔和的窗帘;让温暖的太阳照射到房间里来等等。良好的休养环境缓解了陈女士临终的负面情感体验。另外,社区护士对陈女士的身体不适都给予及时的关注和处理。陈女士通过接受护士的死亡教育,对死亡的恐惧感有了明显的减轻。目前能进食一些容易消化的饮食,社区护士嘱咐陈女士爱人为其准备蒸鸡蛋、汤面条、肉末软饭等食物,陈女士对这些饮食都基本能耐受。睡眠也安稳些了。

陈女士对其死亡的事实已经能正确面对,但是陈女士的爱人却还是心事重重,社区护士帮助陈女士联系到了护校一些志愿者护生来陈女士家做一些义务服务,同时也向社区居民委员会反映了陈女士家的情况,社区居民们都纷纷来关心陈女士,并给予陈女士家部分经济上的帮助,陈女士爱人在大家的疏导、鼓励和帮助下逐渐开朗起来。

四、护理评价

护理评价主要是检查护理目标是否达到,未达到目标者应及时寻找原因,修正计划;对护理过程中出现的新问题,要重新制订计划。

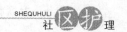

陈女士为恶性肿瘤晚期患者,身心的折磨和对死亡的恐惧使陈女士一度萎靡不振,在社区护士的关怀照护下,陈女士消除了对死亡的恐惧、疼痛得到了控制、身体不适得到了安抚。同时在大家的疏导和支持下,陈女士爱人的种种担忧和焦虑情绪也得到了很大的缓解,临终患者及其家属的身心健康都得到了积极的维护。护理目标达成。

ZHI SHI TUO ZHAN

知识拓展

社区临终关怀服务模式

一、以患者为中心的模式

临终关怀是一种以临终患者及其家属为中心的照顾模式。这项服务是通过一个多元化的专业团队,提供全方位关怀,包括生活照顾、症状控制、心理疏导、社会支持和帮助家人度过哀伤期的居丧照护。

二、以家庭为单位的服务模式

以家庭为单位,为临终患者实施全面照顾并给予家属以关怀,这也是临终关怀工作一个很重要的服务模式。在国外,常常通过"居家护理"去体现这种服务模式。"居家护理"往往采取24小时全天候、巡回医疗、日间照护、电话咨询等多种形式提供以家庭为单位的临终关怀服务。

三、团队合作性服务模式

临终关怀在具体实践中是一种团队的集体合作性服务模式,又称为团队照顾。由于临终关怀服务工作的特殊性,工作人员必须经过专业训练。又因临终患者病因、症状与处置上的多学科性,就需要各个学科相互配合及团队各种专业人员的集体合作。

四、非营利性服务模式

临终关怀是一种带有慈善性质的非营利性的服务。国外临终关怀机构的经费来源主要靠民间慈善性捐赠、各种医疗保险、各个学术团体的资助、国家政府的资金提供等,因此,临终关怀病院对患者只收一些最基本的费用。而在我国,临终关怀工作是一种有偿服务,大多数临终关怀机构还是具有营利性质的。许多临终关怀专家和学者正在努力探索一种适合我国的临终关怀服务模式,力图达到非营利服务模式。

 能力训练

1. 请根据患者林某的具体情况制定合适的临终关怀护理计划。

患者林某,女,65岁,离休干部,因喉癌住院。住院后她曾告诉过医生,如果肿瘤已到晚期,不要告诉她任何关于她死亡的消息,只要能让她舒适即可,也不做更多的抢救,并且立下字据,交给医生。当患者病危时,其家属希望尽量延长患者的生命,并表明可不惜一切代价进行抢救。此时,患者已神志不清,家属强烈要求,并且经医生与护士劝导后仍坚持要求抢救。

2. 如果您是当班护士,您应如何应对下列情景?

患者李某,女,17岁,在一次车祸中脑部受重伤。入院两天后,医生告诉其家属"患者已处于脑死亡状态,不能康复,属于事实死亡"。建议撤销人工呼吸机。但家属不愿承认这一事实,因为他们看到在呼吸机的帮助下,李某有呼吸,并感觉到脉搏的跳动,坚决不同意撤销呼吸机。

项目小结

本项目通过临终关怀护理案例阐述临终关怀的相关概念和理念,并具体介绍了应用护理程序对临终者及其家属进行临终关怀护理,使学生掌握临终患者及家属的身心、社会文化等方面的护理评估内容,制订个性化临终关怀护理计划。特别强调在临终关怀个案护理的过程中熏陶和渗透临终关怀护理的理念。学习本项目后,学生能应用临终关怀护理的知识去解决临床或社区临终者及其家属的护理问题,帮助临终者安宁地死去,并且最大限度地抚慰临终者家属。

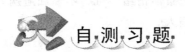 自测习题

一、选择题(A1 型题)

1. 临终关怀的首要工作是　　　　　　　　　　　　　　　　　　　　　　（　　）
   - A. 多学科协作
   - B. 有效地控制症状
   - C. 对临终病人进行死亡教育
   - D. 对家属进行悲伤辅导
   - E. 积极治疗原发病

2. 下面不是病人临近死亡时的常见表现的有　　　　　　　　　　　　　　（　　）
   - A. 极度虚弱和疲乏
   - B. 食物和液体摄入量减少
   - C. 昏睡或认知能力下降
   - D. 吞咽药物困难
   - E. 抑郁状态

3. 对癌症患者止痛三阶梯用药原则的正确理解是　　　　　　　　　　　　（　　）
   - A. 根据病人疼痛强度选择不同阶梯的止痛药物
   - B. 选择止痛药从第一阶梯开始
   - C. 不到万不得已不用阿片类药物
   - D. 第一阶梯止痛药物是最安全的
   - E. 疼痛治疗必须加辅助药物

4. 关于阿片类药物引起的恶心呕吐,不正确的叙述是　　　　　　　　　　（　　）
   - A. 用药数天后症状逐渐减轻至消失
   - B. 初次使用可服甲氧氯普胺预防,数天后停用
   - C. 如出现呕吐,立即停用阿片类药物
   - D. 初次使用阿片类药物的病人发生率高
   - E. 应排除其他原因引起的恶心呕吐

5. 关于疼痛的社会心理干预方法,不正确的叙述是　　　　　　　　　　　（　　）

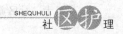

A. 转移或分散注意力　　　　　　　B. 放松

C. 臆想　　　　　　　　　　　　　D. 可以代替药物治疗疼痛

E. 适用于疼痛伴有焦虑、抑郁症状的病人

6. 对临终病人及家属进行死亡教育的要点不包括　　　　　　　　　（　　）

A. 尊重病人的权利　　　　　　　　B. 针对不同心理阶段实施死亡教育

C. 经常教育病人要面对死亡　　　　D. 死亡教育对象应包括家属在内

E. 告诉病人的信息内容取决于病人希望了解的信息

7. 常用的促进有效沟通的方法不包括　　　　　　　　　　　　　　（　　）

A. 倾听　　　　　B. 反馈　　　　C. 开放性问题　　　　D. 闭合性问题

E. 认同

8. 告诉临终病人实情,下列哪项做法不妥　　　　　　　　　　　　（　　）

A. 选择合适的时间和地点　　　　　B. 从病人的角度来考虑他的感受

C. 给病人足够的时间来宣泄情绪　　D. 不要回避病人提出的问题

E. 让家属迂回地告诉病人

9. 临床死亡期的特征是　　　　　　　　　　　　　　　　　　　　（　　）

A. 心搏骤停,血压测不到　　　　　B. 血压、脉搏测不到

C. 呼吸停止,反射性反应消失　　　D. 呼吸心跳停止,反射性反应消失

E. 呼吸停止、瞳孔散大

10. 脑死亡的判断标准下列哪项错误　　　　　　　　　　　　　　　（　　）

A. 不可逆的深昏迷,对各种内外刺激均无反应

B. 自主呼吸停止

C. 自主心跳停止

D. 脑干反射消失

E. 脑电波消失

二、选择题(A2 型题)

1. 李某,男性,78 岁,肺癌晚期,非常虚弱,家属要求带李某回家休养,社区护士对其实施临终关怀护理,此时下列哪项护理措施不符合临终关怀的理念　　　　　（　　）

A. 给患者输注化疗药物　　　　　　B. 与患者家属及时沟通

C. 给患者进行生活护理保持舒适　　D. 给患者积极止痛

E. 给患者及家属进行死亡教育

2. 陈某,男性,43 岁,胃癌手术后 1 年随访时发现癌肿转移,医生告知李某关于病情的恶化的消息,李某顿时反应很强烈,认为手术当时医生告诉他癌肿已经得到清扫,并要转院复查。你认为此时李某的心理反应属于哪一期　　　　　　　　（　　）

A. 协议期　　　　B. 愤怒期　　　　C. 否认期　　　　D. 忧郁期

E. 接受期

3. 王某,女性,51 岁,乳腺癌晚期疼痛剧烈,医嘱予以吗啡镇痛,关于阿片类药物引起的便秘,正确的叙述是　　　　　　　　　　　　　　　　　　　　　　　（　　）

A. 服用阿片类药物同时应服用缓泻剂预防

    B. 出现便秘时再使用缓泻剂

    C. 阿片类药物使用一段时间后便秘可耐受

    D. 常规使用开塞露解除便秘

    E. 阿片类药物引起便秘的发生率很低

4. 赵某,女性,37 岁,伊斯兰教徒,宫颈癌全身转移,在对赵某实施临终关怀时,社区护士就患者的宗教信仰方面应有所了解,下列哪项与赵某的宗教信仰有关 (　　)

    A. 对待临终病人不支持采用注射强心针等抢救措施

    B. 通过神父向上帝忏悔,以请求神宽恕自己的罪过

    C. 认为死后能复活,后世生活根据各人在世时的善恶表现决定永居天国还是打入火狱

    D. 通过宗教仪式包括焚香、化符、念咒、上章、诵经等的实施,临终者心灵上获得极大的平安感

    E. 吸气时想象自己正把关爱吸进身体,呼气时想象自己正把体内的毒素呼出

5. 胡某,女性,35 岁,卵巢肿瘤晚期,有一女正读小学六年级,丈夫为机械技术员,丈夫得知不久便要痛失爱妻,非常悲伤。对于临终者家属护士也应采取积极有效措施进行护理,下列哪项不妥 (　　)

    A. 鼓励亲属相互抚慰　　　　　　B. 鼓励家属表达感情

    C. 指导家属对患者的生活照料　　D. 协助维持家庭的完整性

    E. 对孩子隐瞒关于母亲的病况

三、选择题(A3 型题)

(1～3 题共用以下题干)

唐某,男性,68 岁,诊断为晚期肝癌,病人了解病情后及时写好遗嘱,并向家人交代后事,随后病情恶化,病人有时意识模糊,体质极度虚弱,情绪平静。

1. 针对病人心理反应特点,护士应 (　　)

    A. 与家属商量安排后事　　　　　B. 安抚、疏导病人

    C. 让病人安静,并给予适当支持　D. 停止一切治疗和护理

    E. 疏散陪护家属

2. 上述病人临终时会出现一系列表现,下列哪项不正确 (　　)

    A. 希氏面容　　　　　　　　　　B. 呼吸道分泌物潴留

    C. 低血压　　　　　　　　　　　D. 意识和听力同时消失

    E. 两便失禁

3. 对上述病人,下列哪项护理措施不妥 (　　)

    A. 适当喂食,满足病人饮食的嗜好　B. 经常翻身,并按摩骨突处

    C. 必要时给予吸氧　　　　　　　　D. 通过语言和触觉给予精神支持

    E. 催促家属安排后事

(4～5 题共用以下题干)

马先生,32 岁,单身,因车祸导致颅脑损伤,抢救无效,医生确定死亡后,护士为其进行尸体护理。

4. 尸体料理的目的不包括 (　　)

A. 使尸体清洁无味   B. 使尸体无流液

C. 利于尸体保存   D. 易于鉴别

E. 姿势良好

5. 下列操作哪项不正确   (   )

A. 填写尸体识别卡   B. 尸体仰卧,取下枕头,洗脸闭合眼睑

C. 给病人装上义齿,以避免脸部变形   D. 用不脱脂棉填塞身体孔道

E. 态度真诚严肃,表示同情理解

四、选择题(B型题)

(1~2题共用以下选项)

A. 临床死亡   B. 脑死亡   C. 生物学死亡   D. 细胞学死亡

E. 社会学死亡

1. (   )是指人处在临终阶段,他的社会活动、社会影响等社会存在性逐渐减少或消失。

2. (   )是指新陈代谢的停止。

(3~5题共用以下选项)

A. 3~6小时   B. 12小时   C. 7天   D. 3~6个月   E. 1年

3. 晚期癌症患者应有规律每(   )使用止痛药。

4. 国际共识标准中认为生命存活(   )内为临终者。

5. 临终关怀机构通常(   )内对丧亲家庭进行随访。

五、名词解释

1. 临终

2. 临终关怀

六、问答题

1. 刘女士,62岁,副教授,肺癌晚期。端坐呼吸困难不能平卧,恶病质,诉极度胸闷、胸痛,臀部久坐发痛,但站起来全身发虚,出冷汗,觉得活着痛苦,死又恐惧,挣扎在生死两界。同事看她时,深深感到同情和无奈,想鼓励她积极战胜病魔却连自己都觉得徒劳无益,想说生不如死,早点解脱算了,却觉得不近人情。你认为看望临终患者,如何开导较合适?

(泮昱钦)